# MEDSiの新刊

## 複雑な症例を通してわかる,循環器専門医たちのリアルな診療と臨床感覚!

# 循環器臨床のリアルワールド

### [1] 研修医・内科医・コメディカル編

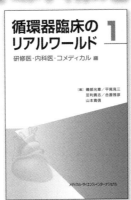

- ●定価:本体**4,500**円+税
- ●A5変 ●頁146
- ●図201 ●2017年
- ●ISBN978-4-89592-895-3

### [2] 循環器専門医志望者編

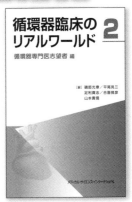

- ●定価:本体**5,500**円+税
- ●A5変 ●頁312
- ●図198 ●2017年
- ●ISBN978-4-89592-896-0

●編集:磯部 光章　東京医科歯科大学特命教授・名誉教授/日本心臓血圧研究振興会附属榊原記念病院院長
　　　　平尾 見三　東京医科歯科大学大学院医歯学総合研究科循環制御内科学/心臓調律制御学講座教授/循環器内科科長・不整脈センター長
　　　　足利 貴志　東京医科歯科大学大学院医歯学総合研究科茨城県循環器地域医療学講座教授
　　　　合屋 雅彦　東京医科歯科大学医学部附属病院循環器内科准教授/不整脈センター副センター長
　　　　山本 貴信　東京医科歯科大学医学部附属病院循環器内科助教

▶現実の循環器診療では、エビデンスやガイドラインに示された疾患別の治療が通用しないケースも多い。救急患者・紹介患者を含め難しい患者が集まる東京医科歯科大学の臨床専門医たちが、日常臨床で遭遇する典型的とはいえない症例を提示し、教科書ではわからないリアルな対応と考え方を示す。

[1]研修医・内科医・コメディカル編では、コモンな症候を中心にしており、循環器診察の基本、非典型例への初期対応、適切なタイミングで専門医に委ねる判断力を身につけることができる。

[2]循環器専門医志望者編では、複雑な患者に対して大学病院の循環器専門医が行っている最新の検査・治療など、リアルな循環器診療の知識とイメージをつかみ、自身の診療に活かすことができる。総合内科医、救急医にも。

## 循環器関連新刊

# ハーバード大学テキスト
# 心臓病の病態生理 第4版

Pathophysiology of Heart Disease, 6th Edition

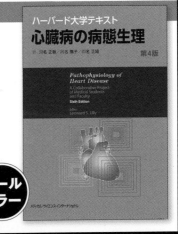

- ●訳:川名 正敏・川名 陽子・川名 正隆
- ●定価:本体**7,800**円+税
- ●B5 ●頁520 ●図254 ●2017年
- ●ISBN978-4-89592-891-5

ハーバード大学の医学生と循環器内科の教官が共同で作り上げたテキスト、オールカラーに生まれ変わった第4版。

**MEDSi メディカル・サイエンス・インターナショナル**　113-0033 東京都文京区本郷1-28-36鳳明ビル　TEL 03-5804-6051　FAX 03-5804-6055　http://www.medsi.co.jp　E-mail info@medsi.co.jp

# 循環器ジャーナル 2018 Vol. 66 No. 1 CONTENTS

## 特集

# 循環器診療　薬のギモン
## ——エキスパートに学ぶ薬物治療のテクニック

企画：坂田泰史（大阪大学大学院医学系研究科循環器内科学）

## I. 心不全診療でのギモン

- 6　急性心不全の利尿薬は一律フロセミド20 mg静脈投与ではいけないのか？ ……………… 土肥 薫
- 14　急性心不全の強心薬は，ドパミン？ドブタミン？それともPDE III阻害薬？いつ始めたほうがいいの？ …………… 佐藤直樹
- 20　HFrEFの心筋保護薬．ACE阻害薬からかβ遮断薬からか？いつ始めて何をどれだけの量，使ったらいいの？
……………………………………………………………… 木田圭亮・鈴木規雄
- 30　投与中の心筋保護薬．やめたらどうなるの？ ……………………… 奥村貴裕
- 40　糖尿病を合併した慢性心不全患者にDPP-4阻害薬とSGLT2阻害薬をどのように使用していくか？ ………… 朝倉正紀・西村晃一

## II. 高血圧診療でのギモン

- 48　収縮期血圧140 mmHg．薬剤を追加して下げるべきか？ ……… 斎藤重幸
- 58　コントロール不良の早朝高血圧．薬剤選択，内服時間，どうしたらいいの？ ……………………………… 本行一博・山本浩一・楽木宏実
- 62　拡張期血圧がなかなか下がらない人．どの薬剤を使ったらいいの？ ……………………………… 湯淺敏典・大石 充
- 66　腎機能障害の高血圧．どこまでACE阻害薬・ARBは使えるのか？ …………………………… 長澤康行

## Ⅲ. 虚血性心疾患・SHD診療でのギモン

- 72 PCI後の抗血小板薬は，やめるタイミングはいつ？ …… 北原秀喜・小林欣夫
- 80 PCI後の非心臓手術時にヘパリンによる"bridging therapy"は必要か？ …… 粟田政樹
- 86 狭心症の慢性期投与は，冠血管拡張薬？β遮断薬？ …… 浅海泰栄
- 94 TAVI後の内服は何がどれだけ必要か？ …… 津田真希・溝手 勇

## Ⅳ. 不整脈診療でのギモン

- 100 高齢者の抗凝固療法はどうしたらいいの？ …… 井上耕一
- 108 AFに対する抗不整脈薬，抗コリン薬は，どういう人に使ったらいいの？アミオダロンはどういうときに使うの？ …… 萩原かな子・岩崎雄樹・清水 渉
- 116 心不全の人のAF．β遮断薬はどう考えるの？ …… 平井雅之・山本一博
- 122 VTでは薬剤の使い分けはあるの？ …… 篠原徹二・髙橋尚彦

## Ⅴ. 肺高血圧症診療でのギモン

- 132 upfront治療って実際にどうするの？ …… 上田 仁・大郷 剛
- 142 重症でなく単剤でいいような症例では，薬剤の使い分けはあるの？ …… 小川愛子
- 150 良くなったら薬をやめることはできるの？ …… 波多野将

- 13 バックナンバーのご案内
- 159 次号予告
- 160 奥付

特集

# 循環器診療　薬のギモン
―エキスパートに学ぶ薬物治療のテクニック

　心臓はやはりポンプであり，拍出し臓器に酸素と栄養を届けることが最も重要な任務である．よって，心臓病治療にはデバイスの活躍が大きな地位を占めてきた．経皮的冠動脈インターベンション，ペースメーカー，心臓再同期治療，植込み型補助人工心臓はもちろんのこと，近年 structural heart disease（SHD）の分野にまで新しいデバイスが開発され，経皮的に大動脈弁置換，さらに僧帽弁治療も行えるようになっている．しかし，一部の急性疾患を除くと慢性的に病状が進行した後に行われるものであり，予防的な効果，また増悪を防ぐ効果にはやはり各種薬物治療が現在でも必要である．よって，薬物治療のテクニックを学ぶことは，車の両輪としてデバイス治療を習得することと同様引き続き重要である．

　この特集では，それぞれの病態を診療するときに現場で聞こえてくるクリニカルクエスチョンを集め，エキスパートに回答いただくという形式をとっている．心不全では心筋保護薬の使

い方のみならず，難しいとされる強心薬，利尿薬の使い方に言及している．これからの循環器医は，このような予後を改善しないと考えられている治療薬をいかに「かっこよく」使えるかが求められているのである．高血圧治療において，近年新薬が発売されていないことは，必ずしも病態が解決されたことを意味しない．むしろ循環器医全体が広く精密な降圧治療を行う時代が来たと考えるべきである．虚血性心疾患について，デバイス治療はかなり完成度が高くなっているが，その時代の新しいデバイスに応じて抗血栓療法の強弱，期間を検証し続けなければいけない．またSHD治療は日本における薬物治療サポートは現在進行形である．この分野は今後多くの日本でのエビデンスを必要とするであろう．不整脈治療において，現在最も多くの症例が積み重ねられているのは心房細動アブレーションである．この新しいデバイスに応じた抗凝固療法の薬剤選択，強弱，期間も日本におけるエビデンスが待たれている．しかし，抗不整脈薬も決して不要ではなく，患者さんに合わせたオーダーメイド投薬が行われれば今でも役に立つことはあるであろう．そして，現在新しい薬剤が最も多く世に出てきている肺高血圧治療については，早期診断・治療の枠組みのなかでコストを意識した投薬戦略が求められている．

　上記のテーマの多くについて，解決策ないしは少なくとも今後の問題提示を行っていただいている．是非楽しみながら読んでいただければ幸いである．

大阪大学大学院医学系研究科循環器内科学　坂田泰史

特集 循環器診療 薬のギモン——エキスパートに学ぶ薬物治療のテクニック
心不全診療でのギモン

# 急性心不全の利尿薬は一律フロセミド20 mg静脈投与ではいけないのか？

土肥 薫

## Point

- うっ血所見を呈するすべての急性心不全患者に対し，利尿薬の静脈投与はクラス1の適応である．
- "Door-to-Furosemide"の短縮が良好な院内予後に関連する．
- 初期治療ではフロセミド20 mg静脈投与がスタンダードだが，慢性心不全患者の急性増悪時には，治療歴や利尿薬内服量を勘案して初期投与量を決定する．
- フロセミドのボーラス投与と持続投与の効果や安全性は，ほぼ同等とされている．
- 選択的バソプレシン$V_2$受容体拮抗薬であるトルバプタンの有用性に関する知見も多く積み上げられ，治療選択の幅が広がった．

## はじめに

　利尿薬は心不全治療にはなくてはならない薬剤である．急性心不全では，フロセミドの静脈投与が最も効果的で，うっ血の改善に伴う血行動態の是正と酸素化の改善をもたらす．近年，急性心不全治療において，急性冠症候群と同様に，"Time-to-Therapy"の重要性に対する認識が高まり，利尿薬についても"Door-to-Furosemide"が院内予後に関連すると報告された．フロセミドの初期投与量は20 mgが最も一般的であるが，重症例や腎機能低下症例ではフロセミド抵抗性が多くみられ，このような場合には利尿薬の増量や強心薬の併用など，病態に応じた迅速な対応が必要となる．また，選択的バソプレシン$V_2$受容体拮抗薬であるトルバプタンの有用性に関する知見も多く積み上げられ，治療選択の幅が広がった．本稿では，最新の知見を紹介しながら，急性心不全における利尿薬の活用法について述べる．

## 急性心不全の病態と利尿薬早期投与の意義

　急性心不全は，原因疾患にかかわらず，肺水腫，体液貯留，組織低灌流といった3つの病態に集約される．このような概念に沿ってクリニカルシナリオ（CS）が提唱され，病態に応じて血管拡張薬を中心に据えた治療を選択するか，あるいは強心薬を中心に据えた治療を選択するか判断される．一方で，多くの急性心不全症例が，CS分類にかかわら

---

どひ かおる　三重大学医学部附属病院循環器内科（〒514-8507 三重県津市江戸橋2-174）

ず肺水腫，体液貯留などのうっ血所見を主体として発症するため，利尿薬の投与が必要となる．心不全ガイドラインでは，うっ血症状を呈するすべての患者に対して，利尿薬の静脈投与はクラス1の適応であると明記されている[1,2]．特に救急搬送される患者の多くは，肺水腫による起坐呼吸を呈し，刻一刻と全身状態が悪化するため，治療開始までの時間が予後を左右する[3]．したがって，時間軸を念頭に置いた急性心不全診療を医療者が共有することが重要である．利尿薬についても早期投与の重要性がエビデンスとして示された．Matsueらは，急性心不全で入院し，病院到着から24時間以内にフロセミドの静脈投与が行われた1,291名の患者における，"Door-to-furosemide time；D2F"，つまり病院到着からフロセミド静脈投与までの時間と院内予後の関係を前向き観察研究で検討した．D2Fが60分未満の患者群では，60分以上の患者群に比べ，院内死亡率が低く（2.3% vs. 6.0%，p＜0.002），多変量解析では，D2F＜60分が院内死亡率低下の独立した関連因子であった[4]．

## フロセミドの初期投与量

フロセミドは，主に腎尿細管のHenle上行脚に作用し，ナトリウムの再吸収を阻害する．投与後15～20分で最大血中濃度に達するため，20分以内で効果判定が可能である．単回投与の場合，利尿効果の持続は3～4時間とされる．また，尿量の増加が得られる前に肺うっ血による呼吸困難の改善が得られる場合があり，これは，フロセミドの血管拡張作用によるものと考えられている．日本の急性心不全治療ガイドラインでは[2]，急性心不全におけるフロセミドの初期投与量は20～120mgとなっており，慣例的には20mgが圧倒的に多いと推測される．一方，ヨーロッパ心臓病学会から発行されたガイドラインでは，初発急性心不全と慢性心不全急性増悪で，推奨されるフロセミドの初期投与量は一律でない[1,5]．初発急性心不全患者では，まずフロセミド20～40mgを静脈投与し，利尿薬内服中の慢性心不全患者が急性増悪した場合，経口投与量と同量のフロセミドを静脈投与する．効果がなければ，初期投与量が20mgの場合，40mg，80mgと増量して反復投与し，24時間で160mgを超えないよう推奨している[6]．急性心不全に対するフロセミド投与量および投与方法と院内予後の関連について，前向き研究によるエビデンスはこれまで極めて限定的であったが，Diuretic Optimization Strategies Evaluation（DOSE）試験で興味深い結果が得られた[7]．DOSE試験では，308例の急性非代償性心不全患者（平均年齢66±13歳）を，受診から24時間以内にフロセミド「12時間毎のボーラス投与（156例）vs. 持続投与（152例）」「低用量（151例）vs. 高用量（157例）」に無作為に割り付け，「低用量」群では，服用中の経口ループ利尿薬の1日用量と等力価用量のフロセミドを静脈投与し，「高用量」群では2.5倍に相当するフロセミドを静脈投与した．フロセミド投与開始から48時間後に臨床症状に基づいて①50%増量，②試験治療を継続，③静脈投与からオープンラベルでの経口投与への切り替えのいずれかを選択し，試験薬は最大72時間まで投与した．フロセミド投与開始72時間後までの視覚的アナログ尺度スコアの曲線下面積から算出した症状改善度を，有効性の一次エンドポイントとした．本試験では，投与法や投与量の違いによる一次エンドポイントおよび二次エンドポイントである60日後の予後に差異は認められなかった[7]．このような結果から，前述したように，ヨーロッパ心臓病学会から発行されたガイドラインでは，慢性心不全の急性増悪に対し経口ループ利尿薬の1日用量と等力価用量のフロセミドを静脈投与することが推奨されている[1]．一方で，DOSE試験は，血管拡張薬や強心薬の静脈投与を必要としない患者を対象としたものであり，より重症例に対する利尿薬治療のストラテジーについては，未だ十分に確立されていない．また，この試験に組み入れられた患者の入院前における利尿薬内服量はフロセミド換算で134±53mg/日と，本邦の実臨床で用いられる用量に比べ，明らかに高用量である．欧米では，心不全患者の入院期間は，1週間前後（米国は中央値で4日間）と非常に短いこともあり[8~10]，

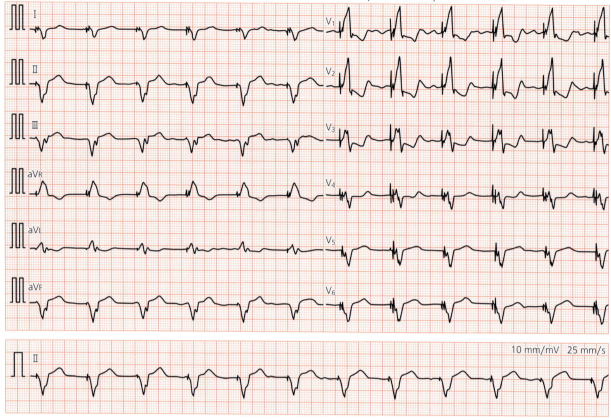

**図1** 入院時心電図

72時間（3日間）といった短期間でうっ血を解除する必要に迫られるが，本邦では入院期間の中央値が3週間程度と比較的長いため[11]，欧米よりもやや安全かつ緩徐に利尿薬治療が行われていると推察される．速やかな利尿による入院期間の短縮は重要なポイントではあるが，日本人の体格も考慮に入れると，フロセミドの静脈投与を初発患者で20 mgボーラス，利尿薬内服患者で20〜40 mgボーラスから開始し，治療効果を見ながら増量あるいは持続点滴への切り替えを考慮するという治療戦略で問題なさそうである．

## 重症例，血圧低下症例に対する利尿薬治療

重症例，血圧低下症例に対する利尿薬の初期投与量や使用法については，一定の見解が得られていない．急性心不全診療では，心原性ショックや呼吸・循環動態が不安定な患者を素早く同定して，機械的補助あるいは強心薬を用いて循環管理を行うのは当然である．一方で，このような患者以外でも，CS3の状態で来院した患者を中心に，治療開始時から強心薬併用下で利尿薬の静脈投与を用いるべき患者は比較的多く存在する．心不全入院を繰り返す患者では，過去の治療歴を参考に急性期治療のストラテジーを決定するとよい．

● 症例提示

症例を提示する．心不全入院を繰り返す55歳男性である．虚血性心筋症，永続性心房細動，2型糖尿病および慢性腎臓病を基礎疾患にもち，両心室ペーシング機能付埋込型除細動器（CRT-D）埋め込みおよび房室結節アブレーション治療を受けている．この3年間で5回の入院歴がある．左室駆出率は15〜20％程度で，安定期でも1回拍出量は26 mlと低心拍出状態であった．高度肥満があり，食事の自己管理が苦手な患者で，入院ごとに前回退院時に比べて10〜15 kgの体重増加が認められる．

| 第1病日 | 第14病日 | 第25病日（退院前） |

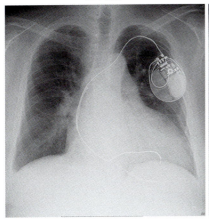 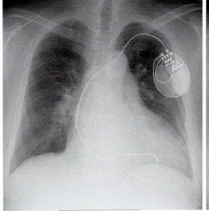 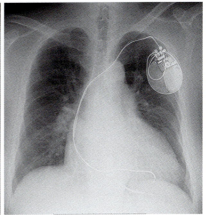

図2 入院中の胸部X線写真経過

今回は退院から約3カ月後に，15.8 kg 増加した 104.9 kg で労作時呼吸困難と全身浮腫を訴えて循環器内科外来を非受診予定日に来院し，慢性心不全の増悪と診断され同日に入院した．入院前の経口利尿薬は，フロセミド換算で 100 mg/日，トルバプタン 7.5 mg/日，およびスピロノラクトン 25 mg/日であった．入院時は，血圧 95/60 mmHg，心拍数 70/分（ペースメーカー調律），SPO$_2$ 97% であった．血液検査では，BNP 325 pg/ml，BUN 27.8 mg/dl，クレアチニン 2.10 mg/dl，eGFR 27.3 ml/min/1.73 m$^2$，Na 139 nmol/L，K 3.7 nmol/L，Cl 98 nmol/L であった．12 誘導心電図は両室ペーシング調律で（図1），胸部X線写真では心胸郭比 67% と拡大し，経度の肺うっ血と胸水貯留が認められた（図2左）．ドブタミンアレルギーの既往がある．本症例の入院前経口利尿薬は，フロセミド換算で 100 mg と高用量であったが，過去の入院でドパミンとミルリノンの持続点滴と少量利尿薬静脈投与の併用で心不全の改善が得られており，今回も同様に直ちにフロセミド 20 mg・12 時間ごとのボーラス投与，およびドパミンとミルリノンの持続点滴が開始された．グラフに示すように，治療に反応し，尿量の増加と体重の減少が速やかに認められたが，フロセミドのボーラス投与後にふらつきを訴えたこともあり，持続点滴に変更され，さらに尿量と体重減少に応じてフロセミド用量が調節され，第 14 病日で約 −10 kg と良好な経過をた

どった（図2中央，図3）．この間，明らかな血圧低下やクレアチニンの上昇は認められなかった（2.10 mg/dl→2.04 mg/dl）．その後も利尿薬やミルリノンの投与量調節を要したが，最終的に第 27 病日に患者の強い希望もあり −13.4 kg の 91.5 kg で独歩退院した（図2右，図3）．退院前の BNP 値は 222 pg/ml であった．本症例は，フロセミドの初期投与量を欧米のガイドラインと同様に経口投与量と等価の 100 mg/日に設定したほうが入院期間短縮に繋がった可能性も否定できない．しかし，フロセミド静脈投与量の入院後の調節で，血圧やクレアチニン値が安定した状態で体重は継続的に低下し，うっ血所見も順調に改善した．フロセミドの使用量と予後不良との密接な関連が多数報告されており，入院初期から不必要に高用量のループ利尿薬を投与することは避けたい．実際，ESCAPE 試験のサブ解析ではループ利尿薬の使用量が多いほど死亡率が高く，これは影響しうる他の因子の影響を統計的に補正しても同様であったと報告している（図4）[12]．高用量のフロセミド投与が予後を悪化させることの一因として，ループ利尿薬による神経体液性因子の活性化が挙げられる．ループ利尿薬は，Henle 上行脚内腔に存在する Na・K・2Cl 共輸送担体に結合して緻密斑の Cl$^-$ 濃度を抑えることでレニン分泌を促進し，アンジオテンシンIIの産生を亢進させる．ただし，図4 からもわかるように，1 日当たりのフロセミド静脈投与量が 200 mg を超え

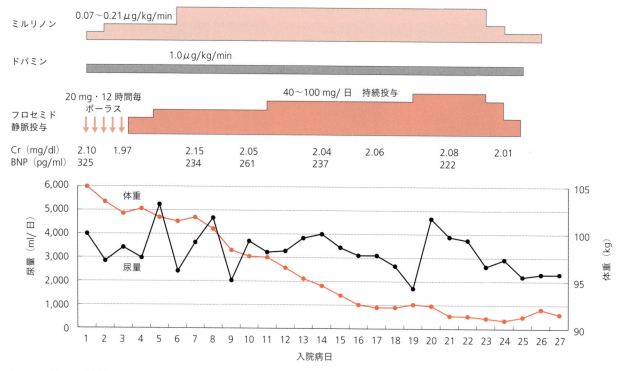

図3 入院中の経過

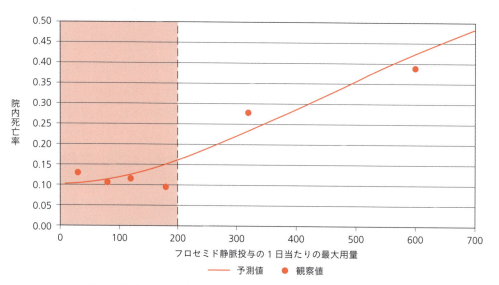

図4 フロセミド静脈投与の1日当たりの最大用量と院内死亡率との関連（文献[12]より引用改変）

ない範囲では，予後悪化を懸念する必要はなさそうである．

## 急性期利尿薬としてのトルバプタンの役割

選択的バソプレシン$V_2$受容体拮抗薬であるトルバプタンは，主に集合管における自由水の再吸収抑制を介して，強力かつ速やかな利尿効果と低ナトリウム血症補正効果を発揮する．Shirakabeらは，183名のICUに収容された急性心不全患者を対象に，通常のフロセミド静脈投与による利尿治療を行った群と，通常治療に加えてトルバプタン7.5

mgを12時間ごとに投与する群との短期治療成績および中期治療成績を，propensity matching法を用いて比較検討した．入院1日目と2日目の尿量はトルバプタン群が通常群よりも有意に多く，ループ利尿薬の使用量は有意に少なかった．興味深いことに，180日後の全死亡は，トルバプタン群で有意に少ない結果であり，Cox回帰分析では，トルバプタンを投与したことが死亡減少の独立した因子であった[13]．この研究結果は，無作為割り付け試験ではなく，治療選択は主治医に任されているため，トルバプタン治療の予後改善効果については引き続き検証が必要だが，入院早期からの積極的な利尿治療の重要性を示唆する結果であると考えられる．また，MatsueらはAQUAMARINE研究において，腎機能低下（eGFR 15〜60 ml/min/1.73 $m^2$）を伴う急性心不全患者に対し，フロセミド20 mgの静脈投与後に，入院から6時間以内に無作為割り付けにより，トルバプタン15 mg/日内服群と非トルバプタン内服群に割り付け，48時間での尿量と症状の改善について比較した．興味深いことに，腎機能の推移には両群間に差は認められなかったが，トルバプタン群では有意な利尿効果と12時間以降の呼吸困難改善効果が認められた[14]．

一方で，海外で最近発表された2つの二重盲検プラセボ対照無作為化比較試験では，いずれも急性心不全における急性期の臨床症状改善効果や短期予後にトルバプタンの明らかな優位性はみられなかった．Felkerらは，TACTICS-HF研究で，257名の急性心不全患者に対し，発症24時間以内に患者をトルバプタン（30 mg/日）治療群とプラセボ治療群に割り付け，併用するループ利尿薬は固定用量とした[15]．一次エンドポイントであるトルバプタン治療開始から24時間後における7-point Likert scaleで評価された症状軽減効果が中等度以上認められた患者の割合は，トルバプタン治療群16%，プラセボ治療群20%で同等であった．トルバプタンはプラセボと比較してより大きな体重減少および正味の体液損失をもたらしたが，治療中の腎機能悪化の割合は高かった．病院内または退院後の臨床転帰に差は認められなかった．Konstamらは，SECRET of CHF研究で心不全発症から36時間以内に入院した症例のうち，少なくとも1カ月以上前からの心不全加療歴があり，Na≦134 mEq/LないしeGFR＜60 ml/min/1.73 $m^2$ないし40 mg以上のフロセミドの静脈投与にかかわらず尿量≦125 ml/hが2時間続いた場合のどれか1つを満たした250名の急性心不全患者を対象とし，トルバプタン（30 mg/日）治療群とプラセボ治療群に割り付けた[16]．トルバプタンはプラセボと比較してより早期から大きな体重減少および正味の体液損失をもたらしたが，一次エンドポイントであるトルバプタン治療開始から8時間および16時間での7-point Likert scaleで評価された症状軽減効果は同等であった．30日以内の死亡率や心不全再増悪率は両群で有意差は認められず有害事象にも有意差は認められなかった．これらの二重盲検プラセボ対照無作為化比較試験の結果から，トルバプタンの強い利尿効果は揺るぎないものではあるが，利尿に伴う臨床所見や血行動態の改善効果については通常治療を上回るというエビデンスが十分とはいえず，効果の予測指標確立や併用薬の最適化などさらなる検討が必要と思われる．

他方，トルバプタンは経口薬であるため，特に高齢患者の点滴治療を回避することによる早期離床，早期退院に対する有用性も期待される[17]．

## おわりに

ループ利尿薬，特にフロセミドは急性心不全に対する初期治療薬として，長年にわたり重要な役割を果たしてきた．近年のエビデンス蓄積により，"Time-to-Therapy"の重要性が医療者間で共有されるようになり，利尿治療についても素早い対応が求められる．その第一手としてフロセミド20 mgの静脈投与が最もオーソドックスかつ効果的な方法である．迅速かつ安全に心不全治療を継続するためには，治療反応性をこまめに観察し，ループ利尿薬の投与量や投与方法，さらにはトルバプタンとの併用など，個別の工夫が必要となる．本邦でのさらなるエビデンス蓄積が，心不全患者の入院期間短縮，院

内予後改善，さらには長期予後改善に繋がることを期待する．

## 文献

1) Ponikowski P, Voors AA, Anker SD, et al : 2016 ESC Guidelines for the diagnosis and treatment of acute and chronic heart failure : The Task Force for the diagnosis and treatment of acute and chronic heart failure of the European Society of Cardiology (ESC) Developed with the special contribution of the Heart Failure Association (HFA) of the ESC. Eur Heart J 37 : 2129-2200, 2016
2) JCS Joint Working Group : Guidelines for treatment of acute heart failure (JCS 2011). Circ J 77 : 2157-2201, 2013
3) Takahashi M, Kohsaka S, Miyata H, et al ; Tokyo CCU Network Council : Association between prehospital time interval and short-term outcome in acute heart failure patients. J Card Fail 17 : 742-747, 2011
4) Matsue Y, Damman K, Voors AA, et al : Time-to-Furosemide Treatment and Mortality in Patients Hospitalized With Acute Heart Failure. J Am Coll Cardiol 69 : 3042-3051, 2017
5) Mebazaa A, Yilmaz MB, Levy P, et al : Recommendations on pre-hospital & early hospital management of acute heart failure : a consensus paper from the Heart Failure Association of the European Society of Cardiology, the European Society of Emergency Medicine and the Society of Academic Emergency Medicine. Eur J Heart Fail 17 : 544-558, 2015
6) Peacock WF 4th, Fonarow GC, Emerman CL, et al ; ADHERE Scientific Advisory Committee and Investigators ; Adhere Study Group : Impact of early initiation of intravenous therapy for acute decompensated heart failure on outcomes in ADHERE. Cardiology 107 : 44-51, 2007
7) Felker GM, Lee KL, Bull DA, et al ; NHLBI Heart Failure Clinical Research Network : Diuretic strategies in patients with acute decompensated heart failure. N Engl J Med 364 : 797-805, 2011
8) Adams KF Jr, Fonarow GC, Emerman CL, et al ; ADHERE Scientific Advisory Committee and Investigators : Characteristics and outcomes of patients hospitalized for heart failure in the United States : rationale, design, and preliminary observations from the first 100, 000 cases in the Acute Decompensated Heart Failure National Registry (ADHERE). Am Heart J 149 : 209-216, 2005
9) Gheorghiade M, Pang PS, Ambrosy AP, et al : A comprehensive, longitudinal description of the in-hospital and post-discharge clinical, laboratory, and neurohormonal course of patients with heart failure who die or are re-hospitalized within 90 days : analysis from the EVEREST trial. Heart Fail Rev 17 : 485-509, 2012
10) Fonarow GC, Heywood JT, Heidenreich PA, et al ; ADHERE Scientific Advisory Committee and Investigators : Temporal trends in clinical characteristics, treatments, and outcomes for heart failure hospitalizations, 2002 to 2004 : findings from Acute Decompensated Heart Failure National Registry (ADHERE). Am Heart J 153 : 1021-1028, 2007
11) Sato N, Kajimoto K, Keida T, et al ; TEND Investigators : Clinical features and outcome in hospitalized heart failure in Japan (from the ATTEND Registry). Circ J 77 : 944-951, 2013
12) Hasselblad V, Gattis Stough W, Shah MR, et al : Relation between dose of loop diuretics and outcomes in a heart failure population : results of the ESCAPE trial. Eur J Heart Fail 9 : 1064-1069, 2007
13) Shirakabe A, Hata N, Yamamoto M, et al : Immediate administration of tolvaptan prevents the exacerbation of acute kidney injury and improves the mid-term prognosis of patients with severely decompensated acute heart failure. Circ J 78 : 911-921, 2014
14) Matsue Y, Suzuki M, Torii S, et al : Clinical Effectiveness of Tolvaptan in Patients With Acute Heart Failure and Renal Dysfunction. J Card Fail 22 : 423-432, 2016
15) Felker GM, Mentz RJ, Cole RT, et al : Efficacy and Safety of Tolvaptan in Patients Hospitalized With Acute Heart Failure. J Am Coll Cardiol 69 : 1399-1406, 2017
16) Konstam MA, Kiernan M, Chandler A, et al ; SECRET of CHF Investigators, Coordinators, and Committee Members : Short-Term Effects of Tolvaptan in Patients With Acute Heart Failure and Volume Overload. J Am Coll Cardiol 69 : 1409-1419, 2017
17) Ueda K, Kasao M, Shimamura M, et al : Impact of Oral Treatment on Physical Function in Older Patients Hospitalized for Heart Failure : A Randomized Clinical Trial. PLoS One 11 : e0167933, 2016

---

MEDICAL BOOK INFORMATION ———— 医学書院

## 循環器Physical Examination　[動画・心音186点付]
診断力に差がつく身体診察！

山崎直仁

●B5　頁188　2017年
定価：本体5,000円＋税
[ISBN978-4-260-03235-3]

サンプルページは
こちらから→

循環器疾患の異常所見を豊富なカラー写真、動画・心音を用いて解説。実際の身体所見・心音を呈示することで、指導医からベッドサイドで循環器診察を教えてもらっている雰囲気を再現している。また、心音聴診だけでなく、視診・触診所見までをリアルに学べるいままでにない内容となっている。循環器診察のマスターに大いに役立つ1冊。

## バックナンバーのご案内

年4冊刊（1月・4月・7月・10月）　1部定価　本体4,000円+税

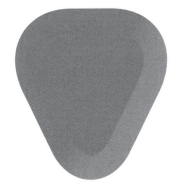

**65巻4号（2017年10月号）**
### ACSの診断と治療はどこまで進歩したのか
企画：阿古潤哉

Ⅰ．ACSの基礎知識／Ⅱ．ACSの診断／Ⅲ．ACSの治療／Ⅳ．ACSの二次予防／Ⅴ．ACSの非薬物療法

**65巻3号（2017年7月号）**
### 不整脈診療
―ずっと疑問・まだ疑問
企画：村川裕二

**65巻2号（2017年4月号）**
### 心電図診断スキルアップ
企画：池田隆徳

**65巻1号（2017年1月号）**
### Clinical Scenarioによる急性心不全治療
企画：加藤真帆人

---

### お得な『年間購読』がオススメです！

**❶ 1冊ずつ購入するよりも割安な購読料でお求めいただけます．**
- 冊子版　　　　　15,480円＋税
- 電子版　　　　　15,480円＋税
- 冊子＋電子版／個人　20,480円＋税

**❷ 発行後すぐに送料無料でお届けします．**

**❸**「電子版」なら，1年分の購読料で『呼吸と循環』（旧誌名）2000年（48巻）からのバックナンバーがすべて読み放題！

お申し込みは，
▶医学書院ホームページ　http://www.igaku-shoin.co.jp/mag/junkan
または弊社販売部まで　TEL 03-3817-5659／FAX 03-3815-7804

特集 循環器診療 薬のギモン──エキスパートに学ぶ薬物治療のテクニック
**心不全診療でのギモン**

# 急性心不全の強心薬は，ドパミン？ドブタミン？それともPDE Ⅲ阻害薬？いつ始めたほうがいいの？

佐藤直樹

**Point**
- 低心拍出・低灌流をしっかり評価し，不確定な場合は確実な血行動態評価法により評価を行う．
- 必要と判断したらすぐに開始する．
- 低用量から開始し時間単位で効果判定して増減する．

## はじめに

　昇圧薬・強心薬であるカテコラミン類は，1950年から1970年代にかけてヒトに応用されるようになった．代表的なカテコラミンとして，ノルアドレナリン[1]，ドパミン[2]，ドブタミン[3]が挙げられるが，ショックを代表とする病態で血圧維持，陽性変力作用を期待して使用されるようになった．ところが，2000年頃よりレジストリー研究の結果を踏まえて，強心薬は悪とする風潮が欧米を中心に広がった．とはいえ，実臨床において，重症急性心不全あるいは心原性ショックにおいては，強心薬はなくてはならないものである．本稿では，症例を参考にどのように強心薬を選択し，使用したらよいのかについて解説する．

## 強心薬を要する病態をどのように判断するのか

　低心拍出・低灌流が強心薬を用いる病態であるが，この病態を一つの指標で判断することはできないので，以下に挙げた評価方法から得た情報により総合的に判断する．

**症状・徴候：**心不全の診断に用いられる症状・徴候のなかで，低心拍出・低灌流に関連する症状は，意識レベルの低下，倦怠感である．身体所見のなかで，末梢低灌流を示唆するのは四肢冷感，冷汗，チアノーゼ，意識障害，乏尿であり，これらを認める場合も心係数が 2.0 L/分/m² 以下であると言われている[4]．

**バイタル：**入院時心拍数は低いほど，予後不良である[5]．圧受容体反射や自律神経機能などが適切に機

さとう なおき　日本医科大学武蔵小杉病院循環器内科・集中治療室（〒211-8533 神奈川県川崎市中原区小杉町1-396）

能していれば，心不全の状態が悪化している場合ほど，1回心拍出量が不十分であれば頻拍になり心拍出量を維持しようとする．入院時収縮期血圧は，院内予後規定因子として極めて重要であり，有用である[6]．ATTEND registry の結果では，100 mmHg 未満の場合，院内死亡率は約 20％ と高率である．ここで重要なことは，収縮期血圧高値で入院してきた患者の約半数は左室駆出率が低下しており，入院後の加療や病態変化により低心拍出に陥るリスクがあることは，把握しておくべきである[7]．収縮期血圧だけでなく脈圧も参考になる．脈圧あるいは脈圧を収縮期血圧で除した相対的脈圧も心係数と関連性があることが示されている．相対的脈圧 25％ 未満は心係数 $2.2 L/分/m^2$ に相当すると言われている．さらに，平均動脈圧も末梢血管抵抗を含めて後負荷の指標として重要で，65 mmHg 未満はショックを反映すると言われているので参考にする．

**心臓超音波検査**：入院時可及的に速やかに心機能は評価すべきであり，左室駆出率，弁膜症，左室流出路時間速度積分値（velocity time integral；VTI）を参考に低心拍出を判断する．

**血液検査**：末梢の灌流状態を評価するために血中乳酸値は重要である．一般的にショックの定義に 2 mmol/L（18 mg/dl）以上が利用されている[8]．これ以外に，重症度判定に，血清ナトリウム値も大切で，低ナトリウム血症を呈している急性心不全の予後は不良であることは多くの研究結果で示されている[9]．さらに，血中尿素窒素を考慮した判断も重症度判定に有用である[10]．これ以外に，B 型ナトリウム利尿ペプチド，心筋障害マーカーであるトロポニンも予後判定に有用である．

**血行動態評価**：治療開始から刻々と変化する病態を的確に把握し，症状・徴候，バイタル，心臓超音波検査で病態把握が明確でない場合は，スワンガンツカテーテルを標準とするなんらかの正確な血行動態評価を迅速に行うことが大切である．実際，ATTEND レジストリーでは，スワンガンツカテーテルによる血行動態評価により予後改善がもたらされる可能性が示唆されている[11]．

## どのように強心薬を用いるべきか？

以下の症例について，どのように強心薬を選択するかを検討することとする．

> 症例は，55 歳，男性．主訴は，息切れ，食思不振，倦怠感であった．現病歴は，特記すべきことはないが，健康診断も受けていなかった．入院 4 カ月前より徐々に上述した主訴が悪化してきたために，当科受診した．来院時，意識清明，血圧 96/48 mmHg，心拍数 110/分・整，眼瞼結膜貧血なし，眼球結膜黄染あり，高度の頸静脈怒張あり，甲状腺腫大なし．聴診では，明らかな心雑音は聴取しなかったが，Ⅲ音は心尖部で聴取された．両下肺野で軽度 coarse crackle が聴取された．腹部所見は，著明な肝腫大（肋骨下 5 cm）以外は明らかな異常は認めなかった．下腿浮腫は両側高度，四肢冷感あり，爪床は白色であった．神経学的には異常所見は認めなかった．

この段階で，前述したいくつかの所見より，低心機能で低灌流状態であることは推測できる．すなわち，主訴が倦怠感であり，入院時収縮期血圧が低いが，脈圧は問題ない（相対的脈圧は 50％）．頸静脈怒張は高度で，肝腫大も認めることより，両心不全の重症例を示唆する．さらに，四肢冷感，爪床白色であることもその予測を裏付ける所見である．この段階で，心拍出量を保持あるいは改善させるためにドブタミンが必要である可能性を想定しておく．次に，血液検査，心電図，胸部 X 線，および心臓超音波検査を行い，結果を以下に示す．

**血液検査所見**：Hb 15.4 g/dl，AST 440 IU/L，ALT 441 IU/L，ALP 396 IU/L，T-bil 3.0 mg/dl，Na 132 mEq/L，K 5.6 mEq/L，Cl 93 mEq/L，BUN 64.0 mg/dl，Cre 1.53 mg/dl，NT-proBNP 7,646 pg/ml，Troponin T 0.052 ng/ml．血中乳酸値 7 mg/dl．

**心電図**：洞調律 109/分．完全右脚ブロック，心室

期外収縮を認める．

**胸部X線**：心胸郭比59.8%，軽度肺野うっ血所見を認めるものの胸水貯留は認めない．

**経胸壁心臓超音波検査**：左室駆出率14.7%（modified Simpson法），左室拡張終期径70 mm，左室収縮終期径63 mm，左房径47 mm，1回心拍出量51 ml，下大静脈：呼吸性変動なし．三尖弁逆流圧較差34 mmHg．僧帽弁閉鎖不全：軽度．

以上を踏まえて，病態把握の過程とそれに応じた治療，さらにそれによる病態変化についてまとめる．

### ステップ1

**病態判断**：総合的な判断から，おそらく拡張型心筋症による重症心不全であることが想定される．しかし，一部代償されていて，末梢血管抵抗はそれほど高くなく，心拍出量は保たれている状態である．

**治療方針**：以上を踏まえて，少量の利尿薬のみで体液バランスを調整するという方法も考えられたが，右心負荷もかなりかかっているので，心拍出量を保持しながら，体液バランスを整える方針とした．そのため，低用量ドブタミンと経口利尿薬と少量のアンジオテンシン変換酵素阻害薬から治療を開始した．

**臨床経過**（図1）：脈圧の変化をみていただきたい．徐々に狭小化し拡張期血圧が上昇している．つまり，治療開始より，尿量増加も相まって，血圧低下を防ぐために末梢血管抵抗が高くなり，それに伴い低心拍出が前面に出てきている可能性が示唆される．このように，ドブタミンは，心拍出量を増加させるが，同時に末梢血管拡張作用を有し，利尿薬と併用して尿量が増加すると，一時的に血圧低下を招くことがあり，注意を要する．

**考察**：ドブタミンによる末梢血管抵抗低下作用に加えて，レニンアンジオテンシン系の抑制も重要と考え投与したアンジオテンシン変換酵素阻害薬併用が，元々高くない末梢血管抵抗の過剰な低下とそれに伴う血圧低下を招いたと考えらえる．その後，その代償で末梢血管抵抗を逆に上げ，脈圧狭小化にみられるように低心拍出を招いてしまったと考えられる．さらに，利尿薬が経口とはいえ，利尿効果が出ていることも血圧低下を助長している．早期に尿量をみて投与量を調整するか，この時点からトルバプタンを使用していたほうが血圧の低下を防ぐことができたかもしれない．

### ステップ2

**病態把握**：低心拍出，末梢血管抵抗増大した状況と判断した．

**治療方針**：血圧を保持，改善するために経口利尿薬を中止した．利尿を維持しつつ，血圧低下を防ぐために，少量のドパミンの投与，調整しやすくするために静注フロセミド投与とした．その結果，尿量は増加したため，ドパミンは中止し，トルバプタンも併用しながら，血管内容量を維持し血圧低下を防ぎながら治療を行った．

**臨床経過**（図1）：尿量は維持できているものの，肺うっ血は改善せずに胸水貯留も認めた．

**考察**：末梢血管抵抗の上昇と肺うっ血の悪化が主病態となっており，利尿を中心とした体液管理では，もはや心拍出量を維持できない状態に陥っている．このように，重症両心不全では，治療により病態は刻々と変化し，それを適宜，判断をしながら迅速に軌道修正することが重要である．

### ステップ3

**病態把握**：前述したように，末梢血管抵抗の上昇と肺うっ血の悪化が主病態である．

**治療方針および臨床経過**（図1）：肺うっ血改善にはドブタミンを増量するより，PDE Ⅲ阻害薬追加のほうが妥当と判断し，ミルリノンを投与した．この際，腎機能も考慮して，少量で投与開始した．これにより，図1に示されているように収縮期血圧，脈圧は改善し，全体的な灌流所見は改善を示した．

## 強心薬使用法の基本

この症例を通じて，強心薬の使い方の基本をまとめると，心拍出量・末梢低灌流改善目的にドブタミ

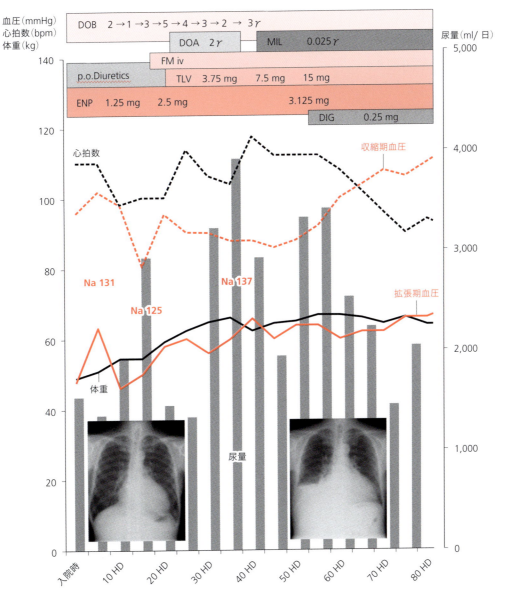

**図1** 症例：重症拡張型心筋症例
DOB：ドブタミン, ENP：エナラプリル, FM：フロセミド, DOA：ドパミン, TLV：トルバプタン, MIL：ミルリノン, DIG：ジゴキシン, Na：血清ナトリウム, p.o. Diuretics：経口利尿薬（トラセミド, アゾセミド, スピロノラクトン）, γ：μg/kg/分, 経口薬投与量は1日量.

ンが使用される．ドブタミン投与にもかかわらず，末梢血管抵抗や肺うっ血が改善しない場合は，PDE Ⅲ阻害薬を併用する．ドパミンは強心薬として使用されることは少なく，ショックにおいても，血圧維持という観点からはノルアドレナリンのほうが推奨される[12]．ドパミンを使用するとすれば，多くの研究結果から腎機能改善効果は認めないが，体液コントロール目的で，腎血流増加による利尿作用を期待して[13]，あるいは，カルペリチドの利尿効果を増強させる作用もあることから[14]，利尿薬としての使用が心不全治療として行う価値はあると考えられる．ただし，頻拍あるいは不整脈を来さないように低用量での使用に限るべきである．

## 強心薬投与に関しての注意点

### 1 ▪ 使用するなら早期に開始を

急性心不全は，低心拍出・低灌流時はより早期に改善を図る必要があることは，ショックの場合を想

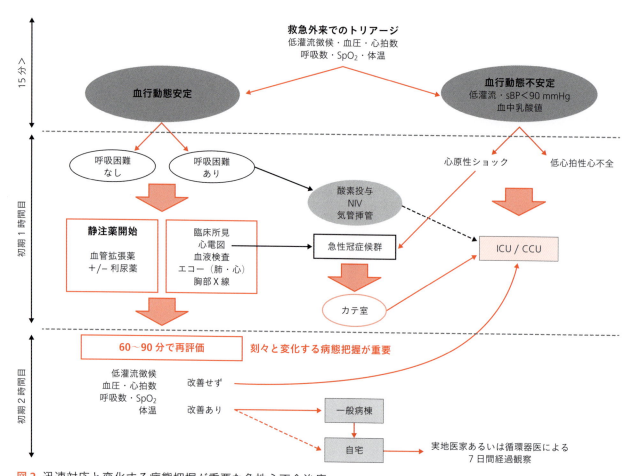

**図2** 迅速対応と変化する病態把握が重要な急性心不全治療
SpO₂：経皮的動脈血酸素飽和度，NIV：非侵襲的陽圧呼吸，ICU：集中治療室，CCU：心臓血管治療室（文献[16]より引用改変）

定すれば自ずと理解できると思う．実際，急性心不全において，血管作動薬投与が遅れるほど院内死亡率が高まることが示されている[15]．これらを踏まえて，図2 に示すように時間軸を想定した治療が必要であることをしっかりと把握しておいていただきたい[16]．

### 2 ▪ 開始は低用量から

ドブタミンに関しての使用量は，一般的に 0.5〜20 μg/kg/分とされている[17]．ドブタミンによる心不全の予後を悪化させるとのサブ解析はいずれも，その投与量は 5〜9 μg/kg/分である．実際の過去の治験も含めての投与量を見てみると 2 μg/kg/分未満の投与量によるデータはほぼ皆無である．したがって，低用量のドブタミンが心不全の予後を悪化することに関するエビデンスはない．実際，実臨床でどうであろうか？ 症例のなかには 0.5〜2.0 μg/kg/分でも効果がある例を経験することは多い．したがって，今後，この検証を可能な限り行うことと，低心拍出をより迅速に判断し得た場合は，少量のドブタミンを開始することは決してエビデンスに反することでないと考える．

このような安全性も考慮しながら，低用量から開始した強心薬は，病態改善を適宜判断しながら，増量する．その際に，頻拍や新たな致死的不整脈や心房細動の発症には注意を要する．個人的な経験則では心拍数が 20% 以上増加しても病態改善を得ることができない場合は，それ以上の増量はすべきでない．この際も，低心拍出や肺うっ血改善が思わしくない場合は，PDE Ⅲ阻害薬を併用するべきである．

## 最後に

このように強心薬の使用に際しては，各薬剤特性を念頭に置きつつ起こるべき病態変化をいかに先読みして対応していくかが大切であることは，今回提示した症例からも明らかである．先読みが必ずしも十分な効果を上げられずに，むしろ，新たな病態変化をもたらしてしまうのが実臨床である．これを最小限に食い止めるためには，繰り返しの病態再評価が重要で，急性期は少なくとも60〜90分の間隔で評価を行うことが重要である．強心薬は，急性心不全治療薬としては，欧米では，特殊な場合を除いて，見捨てられたような薬剤群であるが，実はまだエビデンスが不十分であり，その使い方次第で，安定した治療経過をもたらすことも十分あり得ることを認識しておいていただきたい．予後不良な病態に対する治療薬であり，今後しっかりとしたエビデンスづくりが必要である．

## 文献

1) Barnett AJ, Blacket RB, Depoorter AE, et al : The action of noradrenaline in man and its relation to pheochromocytoma and hypertension. Clin Sci 9 : 151-179, 1950
2) Horwitz D, Fox SM, Goldberg LI : Effects of Dopamine in man. Circ Res 10 : 237-243, 1962
3) Jewitt D, Birkhead J, Mitchell A, et al : Clinical cardiovascular pharmacology of dobutamine. A selective inotropic catecholamine. Lancet 2 : 363-367, 1974
4) 佐藤直樹：急性心不全を診る．日本医科大学雑誌 71：426-429, 2004
5) Kajimoto K, Sato N, Keida T, et al : Low admission heart rate is a marker rather than a mediator of increased in-hospital mortality for patients with acute heart failure syndromes in sinus rhythm. Int J Cardiol 171 : 98-100, 2014
6) Gheorghiade M, Abraham WT, Albert NM, et al : Systolic blood pressure at admission, clinical characteristics, and outcomes in patients hospitalized with acute heart failure. JAMA 296 : 2217-2226, 2006
7) Kajimoto K, Sato N, Sakata Y, et al : Relationship between systolic blood pressure and preserved or reduced ejection fraction at admission in patients hospitalized for acute heart failure syndromes. Int J Cardiol 168 : 4790-4795, 2013
8) Cecconi M, De Becker D, Antonelli M, et al : Consensus on circulatory shock and hemodynamic monitoring. Task force of the European Society of Intensive Care Medicine. Intensive Care Med 40 : 1795-1815, 2014
9) Sato N, Gheorghiade M, Kajimoto K, et al : Hyponatremia and in-hospital mortality in patients admitted for heart failure (from the ATTEND registry). Am J Cardiol 111 : 1019-1025, 2013
10) Kajimoto K, Minami Y, Sato N, et al : Serum sodium concentration, blood urea nitrogen, and outcomes in patients hospitalized for acute decompensated heart failure. Int J Cardiol 222 : 195-201, 2016
11) Sotomi Y, Sato N, Kajimoto K, et al : Impact of pulmonary artery catheter on outcome in patients with acute heart failure syndromes with hypotension or receiving inotropes : from the ATTEND Registry. Int J Cardiol 172 : 165-172, 2014
12) De Backer D, Biston P, Devriendt J, et al : Comparison of dopamine and norepinephrine in the treatment of shock. N Engl J Med 362 : 779-789, 2010
13) Elkayam U, Ng TM, Hatamizadeh P, et al : Renal vasodilatory action of dopamine in patients with heart failure : magnitude of effect and site of action. Circulation 117 : 200-205, 2008
14) Kamiya M, Sato N, Nozaki A, et al : Renal effects of added low-dose dopamine in acute heart failure patients with diuretic resistance to natriuretic peptide. J Cardiovasc Pharmacol 65 : 282-288, 2015
15) Peacock WF, Emerman C, Costanzo MR, et al : Early vasoactive drugs improve heart failure outcomes. Congest Heart Fail 15 : 256-264, 2009
16) Mebazaa A, Tolppanen H, Mueller C, et al : Acute heart failure and cardiogenic shock : a multidisciplinary practical guidance. Intensive Care Med 42 : 147-163, 2016
17) 日本循環器学会：急性心不全治療ガイドライン（2011年改訂版）http://www.j-circ.or.jp/guideline/pdf/JCS2011_izumi_h.pdf（2017年1月5日アクセス確認）

---

MEDICAL BOOK INFORMATION　　医学書院

# 誰も教えてくれなかった胸部画像の見かた・考えかた

小林弘明

● B5　頁266　2017年
定価：本体5,000円＋税
[ISBN978-4-260-03008-3]

見えかたのメカニズムから理解する目からウロコの胸部画像診断の入門書がついに登場！　胸部X線写真は，その仕組み，陰影の写り方，見方がわかれば，たった1枚の画像からより多くの情報を取り出すことができる．本書では，「疾患ありきではなく，どうしてその陰影・線が見えるのか？」「反対にどうして見えないのか？」などから紐解き解説．医学生，研修医をはじめ，すべての臨床医必読書．読影に役立つポケットシート付き．

特集　循環器診療　薬のギモン——エキスパートに学ぶ薬物治療のテクニック
**心不全診療でのギモン**

# HFrEFの心筋保護薬．ACE阻害薬からかβ遮断薬からか？いつ始めて何をどれだけの量，使ったらいいの？

木田圭亮／鈴木規雄

> **Point**
> - HFrEFの心筋保護薬，ACE阻害薬とβ遮断薬，どちらから始めてもよい，2剤とも導入しよう．
> - 導入は少量から，副作用，うっ血と低心拍出に注意して，可能な限り増量を試みよう．
> - 患者と家族へ，薬が増えることは悪いことではありません，長生きのためと伝えよう．

## はじめに

　左室収縮能の低下した心不全（heart failure with reduced ejection fraction；HFrEF）においては交感神経系，レニン-アンジオテンシン-アルドステロン（RAA）系が賦活化され，進行性の左室拡大と収縮性の低下，すなわちリモデリングが生じ，死亡，心不全の悪化などのイベントにつながると考えられている．したがって，このような神経内分泌系を阻害することにより左室リモデリングを抑制し，心不全の予後を改善することが最近の慢性心不全治療の中心となっている．

　HFrEFの薬剤といえば，ACE阻害薬とβ遮断薬を中心とした心筋保護の観点から組み立てをして，症状や病状に合わせ，フロセミドなどのループ利尿薬，抗アルドステロン薬，トルバプタンなど治療の選択肢が増えている．

　そこで本稿では，初期研修医もしくは後期研修医，若手循環器内科医が苦労している，病棟で入院されたHFrEF患者の薬物療法導入について，開始のタイミングと用量などについて解説したいと思う．

## まずは心不全のステージ分類について知ろう

　心不全は進行の程度によりステージAからDに分類される（図1）．
　ステージAは心機能障害や心不全症状はなく，危険因子を有している状態である．心不全の危険因子として，高血圧，脂質異常症，糖尿病，肥満，喫

きだ　けいすけ・すずき　のりを　聖マリアンナ医科大学循環器内科（〒216-8511 神奈川県川崎市宮前区菅生2-16-1）

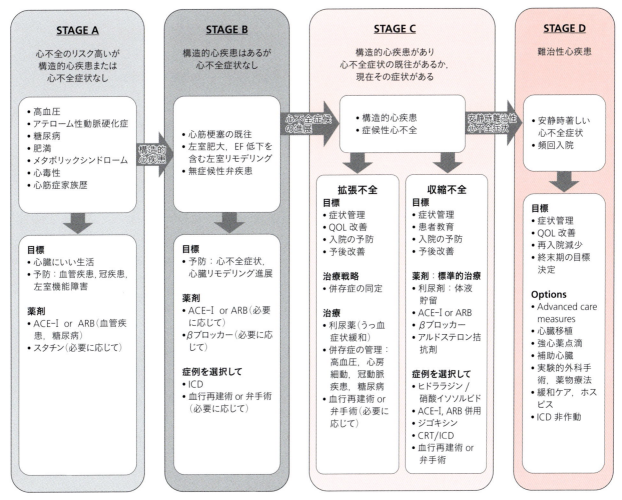

**図1** 心不全のステージ分類

煙などがあり，これらの因子の是正がステージの進行を抑制する．つまり，ステージBの中心となる，急性冠症候群の予防である．

ステージBは心機能障害があるが，心不全徴候や症状がない状態である．HFrEFであれば，この時点でACE阻害薬とβ遮断薬の使用が推奨されている．

ステージCは，心機能障害があり，症候性の心不全の状態である．病棟に入院されたHFrEFで，本章のテーマである薬物療法導入が必要な心不全の多くはこちらのステージCであると思われる．

ステージDは，治療抵抗性の心不全であり，重症心不全という意味合いと末期心不全という2つの側面を持ち合わせる．ステージCまでに必要な治療を十分行っているかという検討も重要であり，そのうえで強心薬や補助循環装置，心移植という治療選択を考慮する．一方で，末期心不全である場合は，長期予後の観点でのACE阻害薬とβ遮断薬の使用は不要であり，減量や中止を考慮する．

ステージ別の5年生存率は，ステージA 97％，ステージB 96％，ステージC 75％，ステージD 25％と報告されており[1]，いずれのステージにおいても，決してより早期のステージに戻ることがないことを意識して，進行を抑制するための適切な治療戦略を組み立てることが重要である．

## 次にHFrEFについて知ろう

2016年のESCの心不全ガイドラインにおいてHFrEF, heart failure with preserved ejection fraction（HFpEF）の中間に，mid-range（HFmrEF）という新たな概念が提唱された[2]．LVEF＜40％が

表1 EFの新たな概念について

| Type of HF | | HFrEF | HFmrEF | HFpEF |
|---|---|---|---|---|
| クライテリア | 1 | 症状±徴候 | 症状±徴候 | 症状±徴候 |
| | 2 | 左室駆出率＜40% | 左室駆出率 40～49% | 左室駆出率≧50% |
| | 3 | ― | 1. ナトリウム利尿ペプチド値の上昇<br>2. 少なくとも1つの追加クライテリア<br>　a) 明らかな構造的心疾患（左室肥大および/または左房拡大）<br>　b) 拡張機能障害 | 1. ナトリウム利尿ペプチド値の上昇<br>2. 少なくとも1つの追加クライテリア<br>　a) 明らかな構造的心疾患（左室肥大および/または左房拡大）<br>　b) 拡張機能障害 |

表2 心不全に適応のあるACE阻害薬

| ACE阻害薬 | 用法・用量 | 副作用 |
|---|---|---|
| エナラプリル | 10 mg/day<br>2.5 mg/day より開始 | 過度の血圧低下・腎機能障害・高カリウム血症・空咳・血管浮腫 |
| リシノプリル | 10 mg/day<br>腎障害・高齢者では 2.5 mg/day より開始 | |

HFrEF，LVEF 40～49% がHFmrEF，LVEF≧50% がHFpEFということになるが，BNP（B型ナトリウム利尿ペプチド）＞35 pg/ml および/またはNT（N末端）-proBNP＞125 pg/ml がHFrEF以外の診断基準に明記されることにもなった（表1）．

また，本稿のテーマであるACE阻害薬とβ遮断薬によって心機能の改善した心不全は heart failure with recovered ejection fraction（HFrecEF）とされ，HFrEFやHFpEFと比較して予後良好であるとの報告[3]もされ，心不全，心機能の一側面にすぎないEFであるが，されどEF，心機能評価指標の中心であることは間違いなく，EFに関して今後のさらなる研究が期待されている．

## さあ，ACE阻害薬について知ろう

ACE阻害薬は，多くの大規模臨床試験でHFrEFに対する予後改善効果が証明されており，心不全症状の有無にかかわらず左室収縮不全患者の予後を改善する（レベル1，グレードA），すべてのHFrEF患者に用いるべき第一選択治療薬として評価が最も確立されている．

では，どのようなACE阻害薬を選択すべきであろうか．最もエビデンスがあり，わが国でHFrEFに対する保険適用となっているACE阻害薬のうち，汎用されているのが，エナラプリルである．エナラプリルは，無症状のHFrEF患者に対するSOLVD prevention試験[4]，軽症～中等症を対象にしたSOLVD試験[5]，最重症を対象にしたCONSENSUS試験[6]のすべてで，予後を有意に改善させた．

急性心不全患者では，ACE阻害薬を加えるとより早く身体所見が改善するとする報告があり，なるべく早期に開始する[7]．

既にACE阻害薬やARBの投薬を受けている慢性心不全患者の急性増悪時の対応については，別稿を参照して頂きたい．

投与開始時には，以下の点に留意する．
① 過度の血圧低下
② 腎機能障害
③ 高カリウム血症

急性心不全では，慢性心不全と異なり循環血液量が増え，常に過剰な体液貯留となっているわけではないので，血圧低下の副作用に注意する．特に血圧低下に伴う尿量の低下，腎機能の増悪，そして，いわゆる低心拍出（low output）は，急性心不全の治療を困難にさせる．心不全管理において，うっ血と低心拍出の理解，評価は大変重要であり，別稿を参照していただきたい．

さらに，両側性腎動脈狭窄症においてはACE阻害薬の使用が腎機能障害を増悪させるとされ，両側性腎動脈狭窄症への使用は原則禁忌となっている．腎動脈狭窄症のスクリーニングには，腎動脈超音波ドプラ法，MRアンジオグラフィ（MRA）もしくはCT血管造影が推奨されている．

表3 心不全に適応のあるβ遮断薬

| β遮断薬 | 用法・用量 | 副作用 |
|---|---|---|
| カルベジロール | 1回 1.25 mg<br>1日2回食後投与から開始<br>維持量：1回 10 mg を1日2回食後投与 | 立ちくらみ |
| ビソプロロール | 1回 0.625 mg<br>1日1回投与から開始<br>維持量：1回 5 mg を1日1回投与 | |

　ACE 阻害薬の導入に当たり，さらに次の2つの事項についても留意が必要である．1つは十分な利尿がついたあとでは ACE 阻害薬の反応性が良く，利尿反応前と同一量で維持すると血圧低下の可能性があること，もう1つは ACE 阻害薬が利尿薬の反応を低下させる可能性がある点がある[8]．したがって，ACE 阻害薬の投与は少量から開始し，漸増するようにする．

　具体的には，エナラプリル 2.5 mg から，場合によっては 1.25 mg から開始する．日本では 10 mg まで増量可能である．

　リシノプリルは ATLAS 試験において，高用量群が低用量群に比べて死亡や入院を抑制した[9]．そのため，忍容性がある限り，高用量に近づけるべきである．リシノプリルは 2.5 mg から開始し，日本では 10 mg まで増量可能である．ただし，欧米と内服量に差異があるので，注意が必要である．

　ACE 阻害薬の有名な副作用として，5〜10％ の頻度で空咳があり，忍容性がないと判断した場合は ARB に変更して対応する．

　本邦で心不全に対する保険適用のある ARB はカンデサルタンのみであり，現状では ARB の ACE 阻害薬に対する心血管イベントにおける非劣性は確認できているものの，ARB の優越性を示せた試験はなく，国内外のガイドラインでは ACE 阻害薬に忍容性のない HFrEF に対する投与が推奨されている．なお，ACE 阻害薬と ARB の併用は基本的に行うべきではない．

　同じ咳でも，心不全の増悪時にも咳が出るので，鑑別も重要である．その一方で，副作用である空咳が高齢者では誤嚥性肺炎の予防に役立つとの報告もある[10]．

　また，症候性低血圧（ふらつき，倦怠感など）が生じた場合は，減量を検討する．また，ACE 阻害薬と併用して抗アルドステロン薬を用いることが多く，血清クレアチニンおよびカリウム高値もしくは上昇例に，投与量だけでなく，高カリウム血症の予防と改善には，食事指導が重要である．カリウムは細胞の中に存在し，水やお湯に溶けるので，野菜などは小さく切って「茹でこぼし」「流水にさらす」などを行い，カリウム成分を少しでも除くことができる．また，果物は缶詰から取り出した実はカリウムが少なくなっている．カリウム含有量の多い主な食品を提示し，適切な食事指導をすることで，薬剤の減量や中止をせずに治療を継続することができるので，知っておくべきである．

　さらに，高齢心不全患者に対して，従来の心不全ガイドラインをそのまま適応することにはしばしば無理があり，患者自身の管理能力に限界があることを前提として，多職種からなる心不全チームによる介入が重要となる．

## 続いて，β遮断薬について知ろう

　β遮断薬も ACE 阻害薬同様，多くの大規模臨床試験で HFrEF に対する予後改善効果が証明されており，心不全症状の有無にかかわらず左室収縮不全患者の予後を改善する（レベル1，グレード A），すべての HFrEF 患者に用いるべき第一選択治療薬として評価が最も確立されている．

　では，どのようなβ遮断薬を選択すべきであろうか．現在，わが国で HFrEF に対する保険適用になっているβ遮断薬は，カルベジロールとビソプロロールの2つである（表3）．無症状の HFrEF を

対象にした CAPRICORN（カルベジロール）[11]，軽症〜中等症を対象にした US Carvedilol study（カルベジロール）[12]や CIBIS II（ビソプロロール）[13]，最重症を対象にした COPERNICUS（カルベジロール）[14]のすべてで，予後を有意に改善させた．有症状の HFrEF 患者のみならず，無症状の患者においても $\beta$ 遮断薬導入を試みることが勧められている．

うっ血状態にあるときに通常量を投与すると，かえって心不全が増悪することがあるので，$\beta$ 遮断薬開始のタイミングは心不全急性増悪からの回復期で，退院前が望ましいとされている．一方で，導入，増量するに当たり低心拍出への注意も重要であり，特に超低心機能による重症心不全ではそのさじ加減と，場合によってはカテコラミンを併用して低心拍出に陥らない戦略も必要である．

カルベジロールは $\beta$ 遮断薬であるが，$\alpha$ 遮断作用もあり，立ちくらみを来す場合もあり，初期投与量を 1.25〜2.5 mg/日（分 2）とごく少量からにしておく．

ビソプロロールの初期用量は 0.625 mg/日（分 1）になり，$\beta_1$ 選択性の高い $\beta$ 遮断薬であり，カルベジロールと比較してより徐拍化作用が強く，気管支などへの影響も少ないことが特徴である．$\beta$ 遮断薬の開始に当たっては，徐脈性不整脈や喘息などの合併疾患を確認し，2 つの $\beta$ 遮断薬を上手に使い分けることが重要である．

ACE 阻害薬と同様，欧米の目標用量とわが国の常用量との間にかなりの開きがあり，薬剤忍容性をみながら，できるだけ増量すべきとの意見もあるが，至適用量についての明確な結論は出ていない．入院中に初期用量を開始し，以後外来でカルベジロールは 20 mg/日，ビソプロロールは 5 mg/日まで徐々に増量していく．

増量に際しては，自覚症状，血圧，心拍数，尿量，体重，身体所見（ギャロップリズム，頸静脈怒張，浮腫，四肢の冷感）などの変化に注意を払うこと．増量の過程で心拍数や血圧の低下が顕著な場合は，薬剤の一時減量を考慮する．また，II 度または III 度の心ブロックが生じた場合は薬剤の減量，または中止する．うっ血の増悪を来した場合は，利尿薬の増量や薬剤の一時減量にて対処する．

$\beta$ 遮断薬は心筋障害を抑制するとともに致死性不整脈の発生，心臓突然死の防止に有効であり，HFrEF についてはうっ血や低心拍出の管理だけでなく，不整脈イベントにも注意を払う必要がある．

慢性心不全の急性増悪患者の対応については，別稿を参照していただきたい．

## ACE 阻害薬と $\beta$ 遮断薬，どちらを先に導入するの？

$\beta$ 遮断薬と ACE 阻害薬のどちらを先に投与するかについて，CIBIS III 研究で検討され，ビソプロロール投与で心不全増悪予防効果が報告された[15]．NYHA II〜III 度の慢性心不全患者を対象に，ACE 阻害薬エナラプリルと $\beta$ 遮断薬ビソプロロールのいずれを先に投与しても，全死亡＋入院の発生率には差がなかった．ただし，死亡は $\beta$ 遮断薬先行群に少なく，心不全悪化による入院は ACE 阻害薬先行群に少なかった．$\beta$ 遮断薬は，初期導入段階で心不全を悪化させたが，一方では，突然死を減少させた．

## 患者本人や家族に伝えておこう

薬剤を開始するに当たり，前述した通り各薬剤を投与する理由，副作用について説明することは，担当医として当然であるが，心不全治療薬は，基本的に推奨用量まで増量したほうが予後を改善することが知られており[16]，忍容性が許される限り増量することが望ましく，薬剤開始時に患者本人や家族にその治療方針を伝えるようにしたい．

『薬が増えることは悪いことではありません』

一般的な疾患での治療において薬剤を増量するということは，治療に奏効していない，薬剤抵抗性であることを意味する．

一方，心不全では薬剤の増量が可能であるということは，むしろ心臓に余力がある，そして予後改善

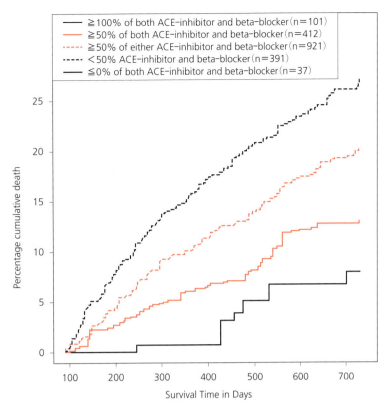

図2 BIOSTAT-CHF 研究（文献[16]より引用）

の可能性が増えるということを示唆している．最近，欧州の多施設共同研究 BIOSTAT-CHF 研究[16]においても，推奨用量まで増量可能であったのは ACE 阻害薬/ARB において 22%，β遮断薬は 12% にすぎず，特に，ACE 阻害薬/ARB とβ遮断薬ともに推奨用量の 50% 以下であると予後不良であった（図2）．

## 今後の ACE 阻害薬について知ろう

これまで心不全治療薬の第一選択薬は，まぎれもなく ACE 阻害薬であり，前述の通り ARB は ACE 阻害薬と非劣性であるため，ACE 阻害薬に忍容性のない HFrEF に対する投与が推奨されてきた．ところが，PARADIGM-HF 試験において，アンジオテンシン受容体・ネプリライシン阻害薬（angiotensin receptor neprilysin inhibitor；ARNI）である LCZ696 が，HFrEF に対してそのエナラプリルよりも予後を有意に改善し，安全性においても大きな問題を認めず，早期に試験が中止となる，衝撃的な結果であった[17]．日本では現在治験中であり，発売が待たれるところであるが，最新の欧米の心不全治療ガイドラインでは，既に推奨されており（図3），ARNI は ACE 阻害薬/ARB に並ぶ，もしくはこれらにとって代わる薬剤として位置付けられようとしている[18,19]．今後，日本の心不全治療においても，まさにパラダイムシフトになる可能性がある．

## 今後のβ遮断薬について知ろう

心機能低下例における頻脈性不整脈（心房細動・心房粗動）に対して注射薬のランジオロール，高血圧に対してビソプロロール貼付剤など，β遮断薬は内服だけではなく，様々な種類が登場しており，それぞれの特徴を生かした使い方が重要である．そして，β遮断薬の主な作用に交感神経系を抑制することによる徐拍化がある．一方，ivabradine は選択的洞結節 If 電流阻害薬であり，心血管系に直接作用せず心拍数を低下させる．SHIFT 試験では，脈拍数 70 拍/分以上の洞調律の HFrEF 患者を対象とし

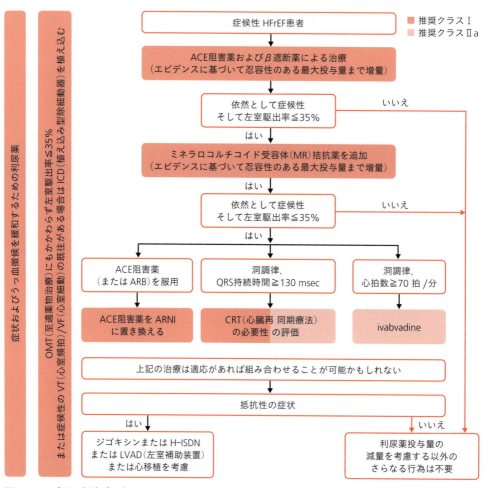

図3 ESC 心不全治療ガイドライン

て，心不全入院を減少させ，ivabradine の有用性を示した[20]．こちらの薬剤も日本では現在治験中であり，発売が待たれるところであるが，最新の欧米の心不全治療ガイドラインでは，心拍数 70 拍/分以上の洞調律の場合は，既にクラスⅡaで推奨されている（図3）．

## 最後に具体的な症例をみよう

症例は 67 歳男性で，労作時呼吸苦の増悪を主訴に近医を受診し，胸部X線写真にてうっ血像所見を認め，精査加療を目的に当院を紹介受診し，入院管理となった．既往歴に高血圧症と脂質代謝異常があるが，外来自己中断していた．

入院時現症は血圧 102/64 mmHg，脈拍 86 回/分・整，頸静脈怒張あり，収縮期雑音とⅢ音を聴取し，四肢は浮腫が軽度，冷感を認めた．採血では T-Bil 2.5 mg/dl，AST 55 IU/L，ALT 59 IU/L，LDH 268 IU/L，BUN 24.8 mg/dl，Cr 1.25 mg/dl，BNP 4,243 pg/ml といずれも高値であった．

心電図は洞調律で左軸偏位，以前の心電図と比較して完全左脚ブロック，1度房室ブロック，左房負荷所見を認めていた．

心エコーでは，左室壁運動はびまん性に低下し EF 11%，左房径は 45 mm，左室拡張末期および収縮末期径は 67/62 mm と拡大し，虚血性僧帽弁逆流は中等度，三尖弁逆流から推定した右室収縮期血圧は 60 mmHg であった．

急性期はドブタミンとカルペリチド点滴を併用しながら，最初に ACE 阻害薬であるエナラプリルを 2.5 mg から開始し，BNP は 4,243 から 1,569 pg/ml まで低下し，胸部X線写真も心拡大と肺うっ血も改善したところで，β遮断薬であるビソプロロールを 0.625 mg から導入した（図4）．心エコー検

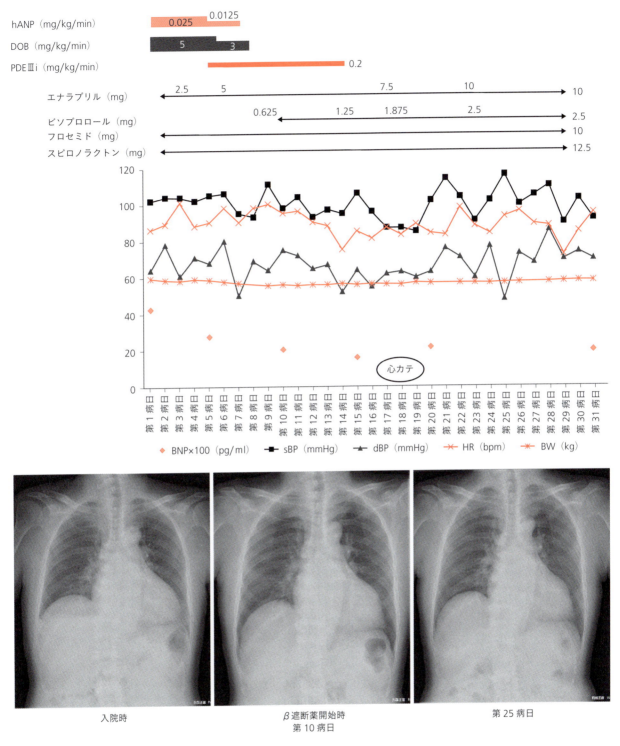

図4 入院経過図

査でも虚血性僧帽弁逆流は入院時に比べて改善をしていた．しかしながら，安静時の息切れは改善したものの，リハビリテーション中の息切れは改善に乏しい状況であった．

第18病日に心臓カテーテル検査を施行し，#2：75％，#7：90％，#9：100％，#12：100％で，側副血行がDBからOM，#4AVからOMへそれぞれgrade3であった．また，同日施行したSwan-Ganzカテーテル検査はRA 13 mmHg，PA 51/30/38 mmHg，PCWP 21 mmHg，CI 2.2 ml/min/m$^2$，

CO 3.4 ml/min であった．

　労作時息切れの精査として，運動負荷心エコーを施行し，軽度～中等度の虚血性僧帽弁逆流が，容易に増加したため，有意な僧帽弁逆流と判断して，冠動脈バイパス術（LITA-LAD, Ao-SVG-D1-PL-4PD, SVG-Y-composit-free RITA-OM）と僧帽弁形成術（両側乳頭筋吊り上げ術），僧帽弁輪形成術（physio ring 30 mm）を選択した．

　超低心機能の虚血性心筋症に対して，カテコラミンを併用しながら，ACE 阻害薬と β 遮断薬を少量から導入し，入院中にも増量を試み，心臓手術に至った症例であった．術後は労作時の息切れは著明に改善し，僧帽弁に対して弁形成により介入したことは有用であった．

### 文献

1) Ammar KA, Jacobsen SJ, Mahoney DW, et al：Prevalence and prognostic significance of heart failure stages：application of the American College of Cardiology/American Heart Association heart failure staging criteria in the community. Circulation 115：1563-1570, 2007
2) Ponikowski P, Voors AA, Anker SD, et al：2016 ESC Guidelines for the diagnosis and treatment of acute and chronic heart failure. Eur Heart J 37：2129-2200, 2016
3) Lupón J, Díez-López C, de Antonio M, et al：Recovered heart failure with reduced ejection fraction and outcomes：a prospective study. Eur J Heart Fail, 2017 ［Epub ahead of print］
4) The SOLVD Investigators：Effect of enalapril on mortality and the development of heart failure in asymptomatic patients with reduced left ventricular ejection fractions. N Engl J Med 327：685-691, 1992
5) The SOLVD Investigators：Effect of enalapril on survival in patients with reduced left ventricular ejection fractions and congestive heart failure. N Engl J Med 325：293-302, 1991
6) The CONSENSUS Trial Study Group：Effects of enalapril on mortality in severe congestive heart failure. Results of the Cooperative North Scandinavian Enalapril Survival Study（CONSENSUS）. N Engl J Med 316：1429-1435, 1987
7) Hamilton RJ, Carter WA, Gallagher EJ：Rapid improvement of acute pulmonary edema with sublingual captopril. Acta Emerg Med 3：205-212, 1996
8) Gartis WA, O'Connor CM, Gallup DS, et al：Predischarge initiation of carvedilol in patients hospitalized for decompensated heart failure. J Am Coll Cardiol 43：1534-1541, 2004
9) Packer M, Poole-Wilson PA, Armstrong PW, et al：Comparative effects of low and high doses of the angiotensin converting enzyme inhibitor, lisinopril, on morbidity and mortality in chronic heart failure. ATLAS Study Group. Circulation 100：2312-2318, 1999
10) Shinohara Y, Origasa H：Post-stroke pneumonia prevention by angiotensin-converting enzyme inhibitors：results of a metaanalysis of five studies in Asians. Adv Ther 29：900-912, 2012
11) Dargie HJ：Effect of carvedilol on outcome after myocardial infarction in patients with left-ventricular dysfunction：the CAPRICORN randomised trial. Lancet 357：1385-1390, 2001
12) Packer M, Bristow MR, Cohn JN, et al：The effect of carvedilol on morbidity and mortality in patients with chronic heart failure. U.S. Carvedilol Heart Failure Study Group. N Eng J Med 334：1349-1355, 1996
13) The Cardiac Insufficiency Bisoprolol Study II（CIBIS-II）：a randomised trial. Lancet 353：9-13, 1999
14) Packer M, Coats AJ, Fowler MB, et al：Effect of carvedilol on survival in severe chronic heart failure. N Eng J Med 344：1651-1658, 2001
15) Willenheimer R, van Veldhuisen DJ, Silke B, et al：Effect on survival and hospitalization of initiating treatment for chronic heart failure with bisoprolol followed by enalapril, as compared with the opposite sequence：results of the randomized Cardiac Insufficiency Bisoprolol Study（CIBIS）III. Circulation 112：2426-2435, 2005
16) Ouwerkerk W, Voors AA, Anker SD, et al：Determinants and clinical outcome of uptitration of ACE-inhibitors and beta-blockers in patients with heart failure：a prospective European study. Eur Heart J, 2017 ［Epub ahead of print］
17) McMurray JJ, Packer M, Desai AS, et al：Angiotensin-neprilysin inhibition versus enalapril in heart failure. N Engl J Med 371：993-1004, 2014
18) Ponikowski P, Voors AA, Anker SD, et al：2016 ESC Guidelines for the diagnosis and treatment of acute and chronic heart failure：The Task Force for the diagnosis and treatment of acute and chronic heart failure of the European Society of Cardiology（ESC）Developed with the special contribution of the Heart Failure Association（HFA）of the ESC. Eur Heart J 37：2129-2200, 2016
19) Yancy CW, Jessup M, Bozkurt B, et al：2017 ACC/AHA/HFSA Focused Update of the 2013 ACCF/AHA Guideline for the Management of Heart Failure：A Report of the American College of Cardiology/American Heart Association Task Force on Clinical Practice Guidelines and the Heart Failure Society of America. Circulation 136：e137-e161, 2017
20) Swedberg K, Komajda M, Böhm M, et al：Ivabradine and outcomes in chronic heart failure（SHIFT）：a randomized placebo-controlled study. Lancet 376：875-885, 2010

---

MEDICAL BOOK INFORMATION ── 医学書院

## あなたの患者さん，認知症かもしれません
急性期・一般病院におけるアセスメントからBPSD・せん妄の予防，意思決定・退院支援まで

小川朝生

●A5　頁192　2017年
定価：本体3,500円＋税
［ISBN978-4-260-02852-3］

身体治療を提供する急性期病院で，認知症をもつ患者がどのような体験をするのか，どのような支援が望まれるのかをまとめた書．今まであまり触れられてこなかった認知症の当事者の体験，意思決定支援，心理的な苦痛についても取り上げた．特に意思決定支援は，患者の権利の擁護を考えるうえでも，もはや避けられない person centered care の中心である．超高齢化社会の今こそ多くの医療関係者に読んでほしい書．

# ビビらず当直できる 内科救急のオキテ

坂本 壮
順天堂大学医学部附属練馬病院救急・集中治療科／西伊豆健育会病院内科（非常勤）

## ひとり当直でも大丈夫！
### 救急外来で"いま何をすべきか"正しい判断力が身につく

ひとり当直でも大丈夫！ 必要なのは「いま何をやるべきか」の正しい"判断"。15症例をベースに救急外来で必要な考え方を学ぶことで、正しい判断力が身につく。「心筋梗塞の初期症状は？」「肺血栓塞栓症を見逃さないためには？」あなたは自信を持って答えられますか？

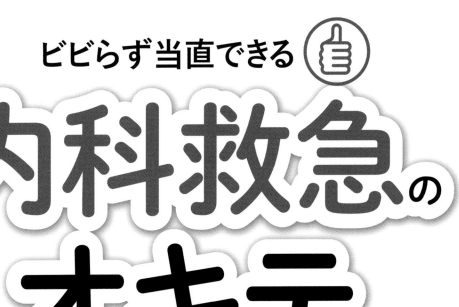

**目次**

帰してはいけない患者を見逃さないための5つのポイント
- **1章** よく出会う疾患は非典型的症状も理解しよう！
  Common is common！
- **2章** バイタルサインを正しく解釈しよう！
  火のないところに煙は立たぬ
- **3章** 検査の選択は適切に！ 「検査の3種の神器＋1」を極めよう
- **4章** 重症度を正しく評価しよう！ 診るべきポイントを誤らない
- **5章** 原因検索を怠るな！ 臭いものに蓋をするべからず

救急外来で備えておくべき心構え

●A5 頁180 2017年 定価：本体3,600円＋税 [ISBN978-4-260-03197-4]

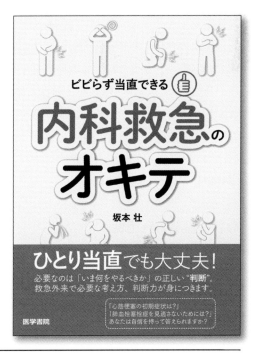

 **医学書院**　〒113-8719 東京都文京区本郷1-28-23　[WEBサイト] http://www.igaku-shoin.co.jp
[販売部] TEL：03-3817-5650　FAX：03-3815-7804　E-mail：sd@igaku-shoin.co.jp

特集　循環器診療　薬のギモン――エキスパートに学ぶ薬物治療のテクニック
**心不全診療でのギモン**

# 投与中の心筋保護薬．やめたらどうなるの？

奥村貴裕

> **Point**
> - 左室駆出率の低下した心不全では，ACE阻害薬・ARB，β遮断薬，ミネラルコルチコイド受容体拮抗薬といった心筋保護薬の有用性が確立している．
> - 心不全の急性増悪入院では，可能な限り，心筋保護薬を中止しない．
> - 左室駆出率が改善した心不全においても心筋保護薬継続が望ましいとされるが，心臓原疾患によって要否が異なる可能性がある．

　これまでの多くの大規模臨床研究の結果から，左室駆出率の低下した心不全（HFrEF）では，心筋保護薬の有用性が確立されてきた．このため，HFrEF患者を治療する場合には，心筋保護薬の導入を積極的に考えるようになった[1]．では，いったん始めた心筋保護薬を中止することはできないのだろうか．心筋保護薬の中止に関する研究報告は少なく，未だ不明な点も多い．本稿では，心筋保護薬の有用性を顧み，慢性心不全の急性増悪期における継続/中断のエビデンスをまとめる．また，左室駆出率の改善した心不全（HFpEF improvedもしくはheart failure with recovered ejection fraction；HFrecEF）での継続の要否について議論する．

## 心筋保護薬の有用性

　収縮障害による心不全では，交感神経系，レニン-アンジオテンシン-アルドステロン系（RAS）が賦活化し，心臓のリモデリングが生じる．この神経体液因子の亢進を抑えることが，リモデリングさらには心イベント抑制に寄与するとされる．これまでの大規模臨床試験の結果から，アンジオテンシン変換酵素（ACE）阻害薬・アンジオテンシンⅡ受容体拮抗薬（ARB），β遮断薬，ミネラルコルチコイド受容体拮抗薬（MRA）のHFpEF improvedに対する有用性が確立している．一方，左室駆出率の保持された心不全（HFpEF）では，有用な心筋保護薬のエビデンスは確立していない（図1）[2]．

### 1 ▪ ACE阻害薬

　ACE阻害薬は，ACEを阻害することによりアンジオテンシンⅡの産生を抑制する．RASの亢進を抑え，心筋障害を抑制するが，ブラジキニン濃度の上昇から，空咳や血管浮腫を起こしうる．NYHA Ⅳ度のHFpEF improved患者を対象にエナラプリルの効果を検討したCONSENSUS試験では，エナラプリル投与群において6カ月後の全死亡が有意に低下した[3]．より軽症のHFrEF患者を対象としたSOLVED試験でも同様に，エナラプリル投与により死亡率が低下することが明らかとなり，さらには無

おくむら　たかひろ　名古屋大学大学院医学系研究科循環器内科学（〒466-8560　愛知県名古屋市昭和区鶴舞町65）

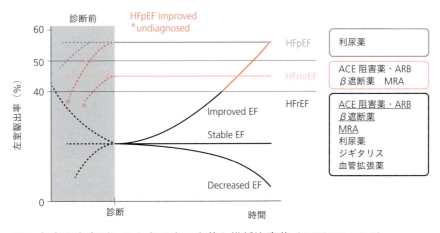

図1 左室駆出率別にみた心不全の定義と推奨治療薬（文献[2]を基に作成）

症候のHFrEF患者における予後改善効果も報告された．ATLAS試験では，ACE阻害薬の有効性と安全性が用量別に比較検討され，高用量でより強い予後改善効果が得られることが判明している．これらの結果から，ACE阻害薬は心不全の重症度にかかわらず，すべてのHFrEF患者に投与すべき心筋保護薬と考えられている．

### 2・ARB

ARBはアンジオテンシン受容体に拮抗し，アンジオテンシンIIのもつ組織障害作用をブロックする．ACE阻害薬と作用機序が異なり，ブラジキニンを増加させないため，空咳や血管浮腫を認めにくい．本邦で行われたARCH-J試験では，カンデサルタンの有用性が検討され，ARB群で有意にイベントが少なかった[4]．ACE阻害薬とARBを直接比較したELITE-II試験やOPTIMAAL試験，Val-HeFT試験では，予後改善に対するARBの優位性は得られなかった．一方，HFpEF患者を対象にイルベサルタンとプラセボの予後改善効果を比較したI-PRESERVE試験では，ARBの有用性は得られなかった．心不全に対するRAS阻害薬は，ACE阻害薬が基本とされ，ARBはACE阻害薬の代替として選択しうる．

### 3・β遮断薬

賦活化した交感神経の抑制は，心筋障害の抑制につながる．NYHA II～III度の心不全患者を対象にβ遮断薬の有用性を検討したUS Carvedilol試験，CIBIS II試験，MERIT-HF試験では，それぞれ，カルベジロール，ビソプロロール，コハク酸メトプロロールの予後改善効果が示され，MUCHA試験において，その効果は用量依存性であることが報告された．より重症のNYHA III～IV度の心不全患者を対象としたCOPERNICS試験でも，カルベジロールの死亡および心イベント抑制効果が示された[5]．すなわち，β遮断薬が重症度によらずHFrEFに有用であることが示され，無症候の心機能障害例（Stage B）であっても，積極的な使用が推奨されている．HFpEFを対象にβ遮断薬の有用性が検討されたJ-DHF試験では，心血管死および心不全入院イベントに有意差を認めなかった．

### 4・MRA

アルドステロンは，心臓の線維化やリモデリングに関与し，心筋障害を起こす．HFrEF患者にRAS阻害薬が投与されると，アルドステロン濃度は初期には低下するが，その後再び濃度が上昇することが知られている（アルドステロンブレイクスルー）．MRAはミネラルコルチコイド受容体に直接結合し，アルドステロン自体のシグナル伝達をブロックするため，心筋保護作用を示す．

NYHA III～IV度のHFrEF患者を対象としたRALES試験では，RAS阻害薬およびβ遮断薬にスピロノラクトンを併用することが，予後改善に寄与することが示された[6]．より軽症のNYHA II度を対象としたEMPHASIS-HF試験でも，エプレレノン投

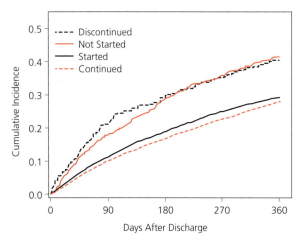

**図2** RAS阻害薬の導入/継続の有無と1年後死亡率
（文献[8]より引用）

与群で心血管死および心不全入院の累積発症率が有意に低下していた．一方，HFpEFに対するスピロノラクトンの有用性を評価したTOPCAT試験では，心血管死および蘇生した心停止には有意な差を認めなかったが，心不全増悪による入院はスピロノラクトン群で有意に少なかった．このため，HFpEF患者の心不全増悪を抑制しうる治療薬として，可能性が期待される．

## 慢性心不全急性増悪時のエビデンス

慢性心不全の急性増悪により入院となった際，服用していた心筋保護薬は，継続すべきであろうか．それとも，減量あるいは中止してもよいのだろうか．RAS阻害薬およびβ遮断薬の急性期マネジメントに関し，少ないながらも研究結果が報告されている．

### 1・ACE阻害薬・ARB

Kaneらは，1年以上にわたりACE阻害薬あるいはARBおよびβ遮断薬を服用し，急性非代償性心不全にて入院となったHFrEF患者174例を後ろ向きに解析した[7]．17.2%においてRAS阻害薬が中止/減量されており，その理由は，56.7%が急性腎障害，23.3%が血圧低値であった．RAS阻害薬の中止/減量群と継続群間で，臨床背景に差を認めなかったが，入院時および退院時のクレアチニン値は中止/減量群で高く，多変量解析では，入院時のクレアチニン値と収縮期血圧がRAS阻害薬の中止/減量を規定する因子であった．急性腎障害を理由に中止/減量した患者群では，23.5%にクレアチニンの上昇を認めなかった．さらに，RAS阻害薬を中止/減量した群では，入院期間が長いことが報告されている．

近年，Get With The Guidelines-Heart Failure Registryデータを用いて，心不全急性増悪期におけるRAS阻害薬の使用パターンと予後を検討した研究結果が報告された[8]．この研究では，心不全増悪にて入院した16,052例のHFrEF患者を対象とし，継続群，導入群，中止群，未導入群の4群を検討している．30日死亡率は，順に3.5%，4.1%，8.8%，7.5%であった（p<0.001）．また，30日以内の再入院率は，継続群あるいは導入群で低値であった．一方，1年後死亡率は順に28.2%，29.7%，41.6%，41.7%であった（p<0.001）（図2）．

これらの結果をふまえると，心不全の急性増悪による入院であっても，可能な限りACE阻害薬・ARBを継続するのが望ましいといえよう．

### 2・β遮断薬

β遮断薬は，陰性変時作用と陰性変力作用をもつ．HFrEF患者の心不全増悪急性期に，ドブタミンなどのカテコラミン類を使用する場合には，β遮断作用を打ち消すこととなるため，使用を中止すべきではないかという疑問があった．この命題に対し，臨床研究データベースのサブ解析などでいくつかの研究報告がなされた．

#### 1) OPTIMIZE-HF[9]

心不全入院患者において，エビデンスやガイドラインに則った治療が予後に影響しうるかを調べた研究である．β遮断薬の継続群では，中止群と比べ，退院後の死亡リスク，死亡および再入院リスクが低下していた．すなわち，心不全増悪入院時のβ遮断薬の中止が不良な予後に影響することが示された．

表1 β遮断薬の継続の有無と心イベント（文献14)より引用改変）

|  | Keep BB, n＝69 | Stop BB, n＝78 | P-value |
|---|---|---|---|
| During hospitalization |  |  |  |
| Durations（days） | 11.5±8.3 | 10.4±9.7 | 0.2 |
| Median, range | 9（1～50） | 8（1～62） |  |
| Deaths（n） | 1（HF） | 2（HF） |  |
| Dobutamine（n） | 3 | 1 |  |
| After 3 months |  |  |  |
| Deaths, n（%） | 6（9） | 6（8） | 0.83 |
| Rehospit, n（%） | 27（40） | 36（47） | 0.43 |
| For HF | 15（22） | 24（32） | 0.19 |
| For arrhythmia | 2（3） | 3（4） | 1 |
| Receiving BB, n（%） | 61（90） | 58（76） | 0.04 |

Rehospit：rehospitalization, HF：heart failure, BB：beta-blocker

## 2) ESCAPE[10]

HFrEF入院患者において，肺動脈カテーテル検査による血行動態評価が予後を改善しうるかを調べた研究である．このサブ解析において，β遮断薬継続/中止の予後への影響が検討されている．入院時の432例のうち268例でβ遮断薬を服用していた．このうち52例（19%）でβ遮断薬が中止された．継続群では入院期間が短く，6カ月後の再入院や死亡率が有意に低かった．また，多変量解析ではβ遮断薬の継続/中止が退院6カ月後の死亡の有意な規定因子であった．

## 3) COMET[11]

慢性心不全患者3,029例をカルベジロール群とメトプロロール群に割り付け，予後改善効果を調べた研究である．このpost-hoc解析において，β遮断薬導入後に752例が心不全増悪で入院していた．β遮断薬の中止群（8%），減量群（22%），継続群（70%）で，その後の死亡率を検討したところ，1年死亡率および2年死亡率は，中止群で28%，44%，減量群で37%，51%，継続群で19%，32%と，中止/減量群で高かった．中止/減量群では，左室駆出率が有意に低く，収縮期血圧が低く，心不全症状も重度であった．

## 4) Italian Survey on Acute Heart Failure[12]

慢性心不全の急性増悪2,807例を対象に解析が行われた．β遮断薬に関して，入院前未投与で退院後未投与群および中止群では，入院後投与開始群および継続群に比べ，入院中の死亡率が有意に高いことが報告されている．多変量解析もこれを支持し，β遮断薬の中止は予後を悪化させることが示された．

## 5) BETAWIN-AHF[13]

スペイン国内35施設にて行われたEAHFEレジストリのサブ解析である．2,058例のβ遮断薬服用中の心不全増悪患者を対象として，院内予後，30日予後および長期入院をβ遮断薬継続群と中止群とで比較検討した．本研究では，驚くべきことに73%でβ遮断薬が中止されていた．中止群では，継続群に比し，院内予後，30日予後のいずれも不良であり，β遮断薬の継続/中止が独立した予後規定因子であった．長期入院は，両群間で有意な差はなかった．

## 6) B-CONVINCED[14]

上記の後ろ向き観察研究とは異なり，前向きに非盲検無作為化を行った比較研究である．本研究では，1カ月以上にわたりβ遮断薬を服用している心不全増悪HFrEF患者147例を，β遮断薬の中止群（入院後少なくとも3日間の中止）と継続群に分け，その予後を検討している．入院後の症状改善は，中止群と継続群とで有意な差を認めなかった．入院経過中，血中BNPは中止群，継続群ともに有意に低下し，8日後も両群間に有意差はなかった．入院中死亡，入院期間，3カ月後の死亡，心不全再入院率，いずれにおいても有意差は認めなかった．しかしながら，中止群の29%では退院までにβ遮断薬が再開されていたが，3カ月後のβ遮断薬服用

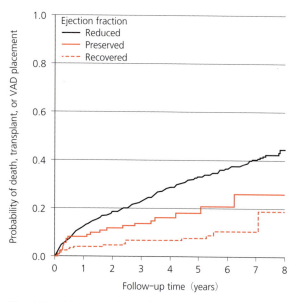

図3 HFpEF improved の予後（文献[18]より引用）

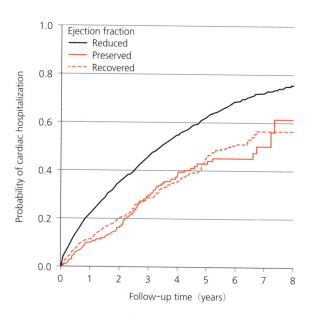

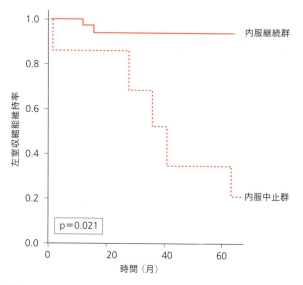

図4 HFpEF improved における内服の継続と左室収縮能維持率（文献[20]より引用改変）

率は，中止群は継続群に比べ有意に少なかった（76% vs. 90%）（表1）．この結果は，入院時にβ遮断薬を中止してしまうと，その後の再導入が困難であることを示しており，急性増悪期もβ遮断薬を中止せず，継続すべきであることを示唆している．

これらの結果をふまえると，心不全急性増悪時でも，可能な限りβ遮断薬を維持量で継続するのが望ましい．しかしながら，ショックを呈するような重篤な病態では，β遮断薬の減量や中止を検討してもよいと思われる．低心拍出所見，末梢の低灌流所見が前景に出ている場合には，強心薬の適応を考慮するが，βアドレナリン受容体に対する拮抗作用を避けるため，ミルリノン，オルプリノンなどのPDE Ⅲ阻害薬を選択することも多い[15]．HFrEFにおいてβ遮断薬が投与されない最も大きな要因は，心不全増悪入院中にβ遮断薬が中止となり，その後再導入されなかったことにある[16]．β遮断薬を中止した場合も，病態が安定し，再導入が可能と判断できれば，退院までに少量から開始し漸増を行うべきであろう．

## 左室駆出率の改善した心不全

近年，当初は左室駆出率が低下していたが，治療や経過とともに左室駆出率が改善した HFpEF improved という心不全群に注目が集まっている．HFrecEF とも呼ばれ，劇症型心筋炎や周産期心筋症，頻脈誘発性心筋症，リバースリモデリングを来した拡張型心筋症など，様々な心臓原疾患を含む．

いくつかの研究にて HFpEF improved の臨床的特徴が報告されており，Punnoose らは，HFpEF improved 患者は HFpEF と比べて若年であり，心房細動，高血圧，糖尿病が少ないことを明らかにしてい

a. エナラプリル 5 mg, カルベジロール 10 mg, スピロノラクトン 25 mg　左室駆出率は 60 %

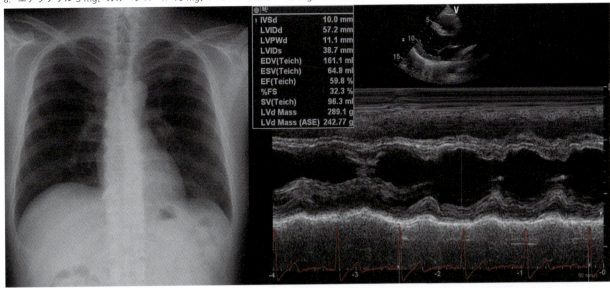

b. 3 カ月前より内服を自己中断　左室駆出率は 30 % へ低下した

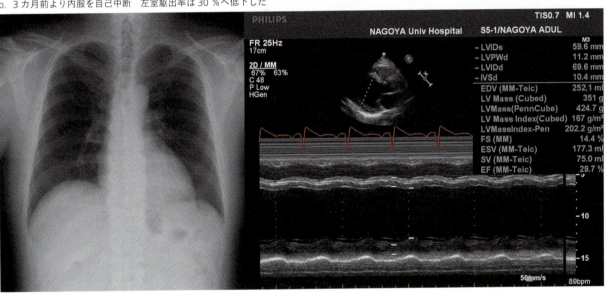

図5　症例1

る[17]．一方，Val-HeFT 研究のサブ解析では，高血圧患者が多いこと，虚血性心疾患や重症の血行動態・バイオマーカー・神経体液因子プロファイルをもつ患者が少ないことが報告されている．臨床経過は通常の HFpEF や HFrEF とは異なり，死亡率が低く再入院も少ないことが，前向きおよび後ろ向きコホート研究で報告されている（図3）[18,19]．すなわち，HFpEF improved は，従来とは違った患者群としてとらえる必要があろう．HFpEF improved のおよそ 4 分の 1 に左室駆出率の再低下を認めるといわれ，この患者群の心イベントリスクは高い．心筋ストレインの指標である global longitudinal strain が，左室駆出率の再低下を予測しうるとの報告もある．

では，HFpEF improved では，心筋保護薬を継続すべきであろうか．Moon らは，拡張型心筋症による HFpEF improved 42 例を対象に，その後の経過を報告している[20]．8 例（19%）に左室駆出率の再低下を認めた．左室駆出率再低下の有無で比較したとき，患者背景に有意な差はないものの，左室駆出率改善後の心筋保護薬の中止が大きく関連していることを報告した（図4）．また，近年報告され

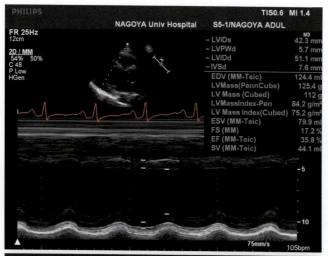

a. 退院時：エナラプリル 5 mg、
   カルベジロール 20 mg　左室駆出率は 36 %

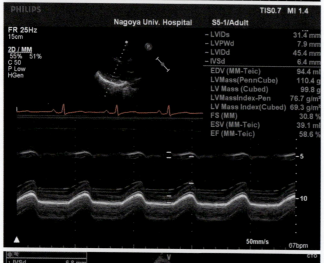

b. 退院後 3 カ月
   左室駆出率は 59 %、すべての内服薬が中止された。

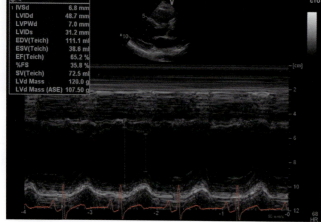

c. 劇症型心筋炎後 4 年
   内服薬なし　左室駆出率は 65 %

図 6　症例 2

たシステマティックレビューでも，RAS 阻害薬あるいは β 遮断薬の中止が，HFpEF improved 患者の心イベントリスクと関連していると結論付けられている[21]．

## 症例提示

### 症例 1・45 歳男性　拡張型心筋症

糖尿病，慢性腎臓病（CKD 3a），家族歴なし．
44 歳時，初回の心不全入院．BNP は 658 pg/ml，

表2 心臓原疾患別にみた HFpEF improved に関するエビデンスと推奨(文献[22]より引用改変)

| 心臓原疾患 | エビデンスレベル | 知見 | 推奨 |
| --- | --- | --- | --- |
| 虚血性心疾患 | 自然歴:後ろ向き観察研究,前向き観察研究<br>薬物治療:ランダム化比較試験,前向き観察研究 | コホート研究における長期データは限定的である<br>服薬中止は容認されない | 心不全治療を継続する<br>生活習慣へ介入する |
| 非虚血性拡張型心筋症 | 自然歴:後ろ向き観察研究,前向き観察研究<br>薬物治療:ランダム化比較試験,前向き観察研究 | 最高酸素摂取量は対照に比べて低い<br>服薬中止は心不全再増悪や駆出率再低下と関連する | 心不全治療を継続する<br>生活習慣へ介入する |
| 心筋炎 | 後ろ向き観察研究 | 診断が確実であり,初期臨床経過が劇的であった場合,優れた長期予後が得られる | 診断が確実な劇症型心筋炎では,注意深いモニタリングのもと,慎重に心不全治療薬の中止を検討しうる |
| 周産期心筋症 | 後ろ向き観察研究<br>前向き観察研究 | 再妊娠は心不全の再発を招きうる<br>将来の妊娠が予定されない場合は,治療薬を中止できるかもしれない | 将来の妊娠計画がない場合は,注意深いモニタリングのもと,慎重に心不全治療薬の中止を検討しうる |
| 頻脈誘発性心筋症 | 前向き観察研究 | データは限定的だが,駆出率再低下および症状再発の可能性がある | 心不全治療を継続する<br>生活習慣へ介入する |
| アルコール性心筋症 | 後ろ向き観察研究 | コホート研究におけるデータはない<br>拡張型心筋症と予後を比較するコホート研究は,矛盾している | 心不全治療を継続する<br>生活習慣へ介入する |
| 化学療法誘発性心筋症 | 後ろ向き観察研究<br>前向き観察研究 | コホート研究における長期データは不十分である<br>アントラサイクリン毒性による永続的な心筋微細構造変化は持続的なリスクを示唆する<br>トラスツズマブでは,心不全再発の可能性は低く,心筋障害も可逆的である | 薬剤別に固有のアプローチが必要<br>アントラサイクリン毒性:<br>　心不全治療および生活習慣への介入を継続する<br>トラスツズマブの毒性:<br>　注意深い監視下で,慎重に薬物治療の減量/中止を検討しうる |
| たこつぼ心筋症 | 後ろ向き観察研究<br>前向き観察研究 | 心筋生検および MRI における可逆的心筋微細構造変化に関する報告あり<br>4年間に 11.4% の再発報告あり<br>慢性期の心不全治療効果に関する長期データは欠如 | 心不全治療継続に関する強いエビデンスはない |
| 鉄過剰性心筋症 | 症例報告 | コホート研究における長期データは不十分である | 心不全治療継続に関する強いエビデンスはない |

左室駆出率は 28%,拡張型心筋症との診断に至った.エナラプリル 5 mg,カルベジロール 10 mg,スピロノラクトン 25 mg が導入された.その後,BNP は正常範囲を推移,左室駆出率も 60% へ改善した(図 5a).

しかし,仕事多忙のため定期受診ができなくなり,3 カ月前より薬を飲めていない.

BNP は 1,110 pg/ml,左室駆出率は 30% へ再度低下した(図 5b).

## 症例 2 ▪ 38 歳女性 劇症型心筋炎後

特記すべき既往歴なし.

34 歳時,劇症型心筋炎にて 2 週間にわたる IABP,PCPS による集中管理を要した.左室駆出率は 10% であった.このとき,ステロイドおよび免疫グロブリン治療も行われた.入院中に,エナラプリル 5 mg,カルベジロール 20 mg が導入された.退院時の左室駆出率は 36%(図 6a)であった.近医にてフォローアップとなり,3 カ月後には左室駆出率は 59%(図 6b)となり,すべての薬が中止された.その後も左室駆出率は低下することなく,65% 程度で推移している(図 6c).

2 つの異なる転帰をとった HFpEF improved の症例を示した.これまでの研究結果では,左室駆出率

の再低下に心筋保護薬の中止が関与しており，心筋保護薬の継続服用が望ましいように思われる．しかしながら，関連推察の域を出ないが，HFpEF improved も多様な心臓原疾患をもつヘテロな患者群であり，心臓原疾患によって心筋保護薬継続の要否は異なるのかもしれない．心臓原疾患別にみた HFpEF improved のエビデンスと推奨をまとめておく（表2）[22]．

## 文献

1) Ponikowski P, Voors AA, Anker SD, et al : 2016 ESC Guidelines for the diagnosis and treatment of acute and chronic heart failure : The Task Force for the diagnosis and treatment of acute and chronic heart failure of the European Society of Cardiology (ESC) Developed with the special contribution of the Heart Failure Association (HFA) of the ESC. Eur Heart J 37 : 2129-2200, 2016
2) Nijst P, Martens P, Mullens W : Heart failure with Myocardial Recovery-The Patient Whose Heart Failure Has Improved : What Next? Prog Cardiovasc Dis, 2017 ［Epub ahead of print］
3) CONSENSUS Trial Study Group : Effects of enalapril on mortality in severe congestive heart failure. Results of the Cooperative North Scandinavian Enalapril Survival Study (CONSENSUS). N Engl J Med 316 : 1429-1435, 1987
4) Matsumori A ; Assessment of Response to Candesartan in Heart Failure in Japan (ARCH-J) Study Investigators : Efficacy and safety of oral candesartan cilexetil in patients with congestive heart failure. Eur J Heart Fail 5 : 669-677, 2003
5) Packer M, Coats AJ, Fowler MB, et al : Effect of carvedilol on survival in severe chronic heart failure. N Engl J Med 344 : 1651-1658, 2001
6) Pitt B, Zannad F, Remme WJ, et al : The effect of spironolactone on morbidity and mortality in patients with severe heart failure. Randomized Aldactone Evaluation Study Investigators. N Engl J Med 341 : 709-717, 1999
7) Kane JA, Kim JK, Haidry SA, et al : Discontinuation/Dose Reduction of Angiotensin-Converting Enzyme Inhibitors/Angiotensin Receptor Blockers during Acute Decompensated Heart Failure in African-American Patients with Reduced Left-Ventricular Ejection Fraction. Cardiology 137 : 121-125, 2017
8) Gilstrap LG, Fonarow GC, Desai AS, et al : Initiation, Continuation, or Withdrawal of Angiotensin-Converting Enzyme Inhibitors/Angiotensin Receptor Blockers and Outcomes in Patients Hospitalized With Heart Failure With Reduced Ejection Fraction. J Am Heart Assoc 6 : e004675, 2017
9) Fonarow GC, Abraham WT, Albert NM, et al : Influence of beta-blocker continuation or withdrawal on outcomes in patients hospitalized with heart failure : findings from the OPTIMIZE-HF program. J Am Coll Cardiol 52 : 190-199, 2008
10) Butler J, Young JB, Abraham WT, et al : Beta-blocker use and outcomes among hospitalized heart failure patients. J Am Coll Cardiol 47 : 2462-2469, 2006
11) Metra M, Torp-Pedersen C, Cleland JG, et al : Should beta-blocker therapy be reduced or withdrawn after an episode of decompensated heart failure? Results from COMET. Eur J Heart Fail 9 : 901-909, 2007
12) Orso F, Baldasseroni S, Fabbri G, et al : Role of beta-blockers in patients admitted for worsening heart failure in a real world setting : data from the Italian Survey on Acute Heart Failure. Eur J Heart Fail 11 : 77-84, 2009
13) Miró Ò, Müller C, Martín-Sánchez FJ, et al : BETAWIN-AHF study : effect of beta-blocker withdrawal during acute decompensation in patients with chronic heart failure. Clin Res Cardiol 105 : 1021-1029, 2016
14) Jondeau G, Neuder Y, Eicher JC, et al : B-CONVINCED : Beta-blocker CONtinuation Vs. INterruption in patients with Congestive heart failure hospitalizED for a decompensation episode. Eur Heart J 30 : 2186-2192, 2009
15) 奥村貴裕：急性心不全治療における PDE Ⅲ阻害薬の使い方．循環器ジャーナル　第 65 巻第 1 号〔加藤真帆人（編）〕，医学書院，東京，pp 100-107，2017
16) Parameswaran AC, Tang WH, Francis GS, et al : Why do patients fail to receive beta-blockers for chronic heart failure over time? A "real-world" single-center, 2-year follow-up experience of beta-blocker therapy in patients with chronic heart failure. Am Heart J 149 : 921-926, 2005
17) Punnoose LR, Givertz MM, Lewis EF, et al : Heart failure with recovered ejection fraction : a distinct clinical entity. J Card Fail 17 : 527-532, 2011
18) Basuray A, French B, Ky B, et al : Heart failure with recovered ejection fraction : clinical description, biomarkers, and outcomes. Circulation 129 : 2380-2387, 2014
19) Lupón J, Díez-López C, de Antonio M, et al : Recovered heart failure with reduced ejection fraction and outcomes : a prospective study. Eur J Heart Fail, 2017 ［Epub ahead of print］
20) Moon J, Ko YG, Chung N, et al : Recovery and recurrence of left ventricular systolic dysfunction in patients with idiopathic dilated cardiomyopathy. Can J Cardiol 25 : e147-e150, 2009
21) Hopper I, Samuel R, Hayward C, et al : Can medications be safely withdrawn in patients with stable chronic heart failure? systematic review and meta-analysis. J Card Fail 20 : 522-532, 2014
22) Basuray A, Fang JC : Management of Patients With Recovered Systolic Function. Prog Cardiovasc Dis 58 : 434-443, 2016

# 内科外来のナンバーワン・マニュアルにパワーアップした第2版が登場。内科医必携！

## ジェネラリストのための
### Manual for Generalist
# 内科外来マニュアル 第2版

[編集]
**金城　光代**　沖縄県立中部病院総合内科／リウマチ膠原病科
**金城紀与史**　沖縄県立中部病院総合内科
**岸田　直樹**　総合診療医・感染症医／感染症コンサルタント
　　　　　　　一般社団法人 Sapporo Medical Academy

ナンバーワン・マニュアルとして不動の地位を得た『ジェネラリストのための内科外来マニュアル』（通称：ジェネマニュ）に，内容を大幅にパワーアップした第2版が登場！　診療情報のアップデートに加え，対応する主訴・検査異常の数を大幅に増やし，より幅広い臨床プロブレムに対応できるよう使い勝手の向上を図った。トップジェネラリストならではの外来マネジメントのエッセンスも盛り込まれた，外来で「最も頼りになる1冊」。

■A5変型　頁736　2017年　定価：本体5,400円＋税
[ISBN 978-4-260-02806-6]

**いつも頼りになるのはコレだ！**
外来のトップマニュアルに待望の改訂第2版が登場！

## 目次

**イントロダクション**
ジェネラリストのための診断アプローチ／ジェネラリストのための外来診療のコツ／ジェネラリストのための抗菌薬の使い方

**初診外来**
「風邪」様症状／熱／寝汗・ほてり／全身倦怠感／体重減少／頭痛／胸痛／腹痛／腰痛／関節痛／整形外科的な主訴／めまい／意識消失／しびれ／咳（遷延性）／呼吸困難／動悸／浮腫／嘔気・嘔吐／下痢・便秘／頸部のしこり／発疹／不眠／精神科的主訴／認知症／高齢者によくあるプロブレム／高齢者の異変

**継続外来／健診異常への対応**
高血圧／糖尿病／脂質異常症／高尿酸血症・痛風・偽痛風／心房細動／慢性心不全／心電図異常／喘息・COPD（慢性閉塞性肺疾患）／胸部異常陰影（特に孤立性肺結節影）／便潜血陽性／肝機能異常／消化器内科系検診異常／尿蛋白陽性／尿潜血陽性（血尿）／慢性腎臓病／電解質・酸塩基平衡異常／貧血／甲状腺腫大・結節（機能異常含む）／骨粗鬆症／各種スクリーニング／ワクチン・予防（成人）／妊婦と内科疾患／妊婦・授乳婦への薬剤投与

**付録**
システムレビュー（review of systems：ROS）／NSAIDsの使い方／周術期管理／Geriatric Depression Scale（GDS）簡易版／JCSとGCS

**医学書院**　〒113-8719　東京都文京区本郷1-28-23　[WEBサイト] http://www.igaku-shoin.co.jp
[販売部] TEL：03-3817-5650　FAX：03-3815-7804　E-mail：sd@igaku-shoin.co.jp

特集 循環器診療 薬のギモン——エキスパートに学ぶ薬物治療のテクニック
**心不全診療でのギモン**

# 糖尿病を合併した慢性心不全患者にDPP-4阻害薬とSGLT2阻害薬をどのように使用していくか？

朝倉正紀／西村晃一

> **Point**
> ・DPP-4阻害薬は，心不全の発症リスクについては定まった見解は出ていない．
> ・SGLT2阻害薬は，EMPA-REG OUTCOME試験とCANVAS試験の結果から，心不全および腎機能進行のリスクを低減することが示された．

## 心不全と糖尿病の連関

　糖尿病患者の冠動脈造影像は，冠動脈全体が"枯れ枝状"に狭小化していることがよく観察される．また糖尿病患者の冠動脈内には不安定プラークが多く観察されることも知られており，糖尿病患者においては様々な形態の冠動脈病変が進行し，糖尿病と虚血性心疾患が密接に関連していることは明らかである．

　糖尿病と心不全の関連についても，近年注目を集めている．慢性心不全患者が糖尿病を合併している割合は10～30％と，健診などの住民レベルのデータでは数％であることを考えると，かなり高い．無症候性の左室機能障害を有する患者を対象にしたSOLVD-prevention試験では糖尿病の合併率は15％であったが，NYHA II～IV度を呈した心不全患者を対象にしたMERIT-HF試験で25％，NYHA III～IV度を呈した重症心不全患者では糖尿病を合併している割合が41％に達していた．このように，心不全の重症度が上昇するにつれて糖尿病の有病率が増加し，心不全と糖尿病の連関が示唆されている．また糖尿病が新規に発症する割合が心不全を認めない群では13％であったのに対し，NYHA II～III度を呈する心不全患者では15～20％程度に増加することが報告され，心不全患者において糖尿病が新規に発症するリスクが増加すると考えられる．

　一方，一般住民における心不全の有病率は数％程度だが，糖尿病患者に心不全を合併する割合は10～20％と高くなる．さらに糖尿病患者において，非糖尿病患者と比較して心不全の新規発症リスクは1.5～3倍程度に増加することが報告されている．このように，心不全と糖尿病の関連を意識した診療が重要である．

## 糖尿病と心不全の連関に関するメカニズム

　糖尿病と心不全の連関に関するメカニズムは，まだ十分に解明されていない領域である．心不全と糖尿病の関連を示唆する要因としては，高血糖，インスリン抵抗性，酸化ストレス，炎症，血管内皮障害，

あさくら まさのり・にしむら こういち　兵庫医科大学循環器内科（〒663-8501 兵庫県西宮市武庫川町1-1）

交感神経活性亢進，心臓自律神経障害，骨格筋重量の低下，心臓線維化，肝うっ血による肝機能障害，ミトコンドリア機能障害など様々な因子が推察されている（図1）．これらの因子が複合的に関与していると考えられるが，病態が均一でないこともあり，明快なメカニズム解明には至っていない．

## 血糖管理と心不全

糖尿病と心不全を合併している患者において，血糖管理が不良なほど心血管イベントが増加する．糖尿病をより厳格に管理したほうが心血管イベントが抑制されるという仮説のもと，ACCORD試験やADVANCE試験が施行された．これらの血糖管理をより厳格に行うことの優位性を評価した試験のメタ解析から，より厳格に血糖管理することが心不全発症リスクの軽減につながらないことが明らかとなった（図2）[1]．

心不全患者における糖尿病治療薬として，臨床研究および基礎研究から，心不全におけるメトホルミンの有用性が示唆され，心不全患者におけるメトホルミンの使用が再考されている．メトホルミンは，乳酸アシドーシスのリスクが増加する懸念から，心不全などの高度な障害のある患者は投与禁忌となっており，そのことが心不全患者においてメトホルミンの投与を慎重にしている現状がある．チアゾリジン誘導体は体重増加の副作用があるため，慎重な投与が必要である．

本総説のテーマである心不全患者におけるDPP-4阻害薬とSGLT2阻害薬をどのように使用するかについて，現時点で十分なエビデンスが蓄積されていないが，以下に考察してみたい．

## DPP-4阻害薬と心不全

小腸下部から分泌される消化管ホルモンであるGLP-1の受容体が心筋細胞に存在し，GLP-1投与により心機能が改善するという基礎研究や臨床研究がある．最近，GLP-1の安全性を検討したELIXA試験，LEADER試験，SUSTAIN-6試験の結果が報

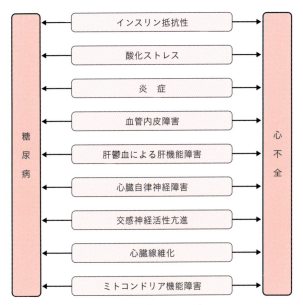

図1 糖尿病と心不全の関連メカニズム

告された．LEADER試験において，GLP-1受容体アゴニスト（リラグルチド）投与により，糖尿病患者の心血管死および総死亡を減らすことが示された．さらに，心不全による入院もGLP-1受容体アゴニストを投与した群で有意差はなかったが少ない傾向であることが報告された[2]．SUSTAIN-6試験では，Semaglutide投与による心血管イベントを減少させることは示されたが，心不全入院の減少効果は示されなかった[3]．ELIXA試験においては，リキシセナチド投与により心血管イベントおよび心不全入院のどちらも減少させることはなかった[4]．このように，GLP-1受容体刺激による心血管イベントへの効果は定まっておらず，対象患者の違い，投与期間，薬剤の違いなど様々な理由が考えられるが，現時点では評価が難しい．

GLP-1の分解を抑制し，GLP-1濃度を上昇させることにより血糖降下作用をもたらすDPP-4阻害薬に関して，基礎研究においては心機能改善を示唆されている[5,6]．DPP-4阻害薬の有効性を評価したSAVOR-TIMI53試験，EXAMINE試験，TECOS試験の結果が発表されたが，GLP-1受容体アゴニストの結果と同様に，心不全に対する結果は定まっていない内容となった（表1）．心血管疾患ハイリスクの糖尿病患者を対象にしたSAVOR-TIMI53試験では，DPP-4阻害薬であるサキサグリプチン投与群

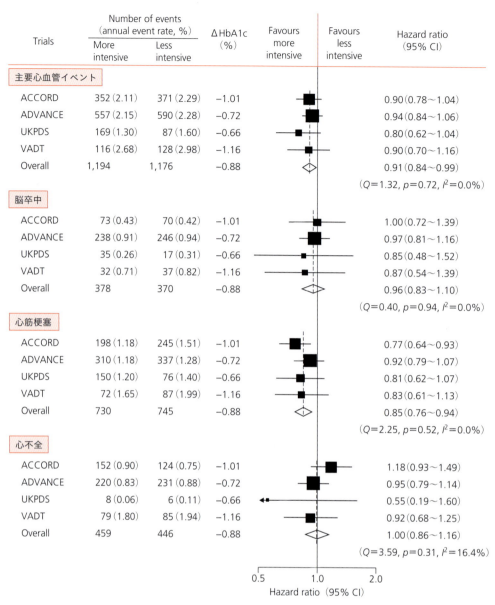

図2 糖尿病強化療法の各イベントへの効果（文献1)より引用改変）

において，心不全による入院が27%増加することが報告された（サキサグリプチン群3.5% vs. プラセボ群2.8%，HR 1.27，95%CI 1.01〜1.51，p=0.007)[7]．一方，末梢浮腫，体重増加，BNP変化については，サキサグリプチン投与による影響は認めなかった．サキサグリプチン投与による心不全増悪のリスク因子としては，BNP高値，腎機能低下，心不全の既往であった．15〜90日前にACSを発症した2型糖尿病患者を対象にしたEXAMINE試験では，アログリプチン投与により心不全入院の発生増加は認められなかった[8]．心不全に焦点を当てた解析の続報において，心不全入院が，アログリプチン群で3.9%，プラセボ群で3.3%と有意な差は認めなかった（HR 1.19，95%CI 0.9〜1.58，p=0.22)．しかし心不全の既往がない糖尿病患者においては，心不全入院が有意に多かった（アログリプチン群2.2% vs. プラセボ群1.3%，HR 1.76，95%CI 1.07〜2.90，p=0.026)[9]．この結果はpost-hoc解析のため，慎重な解釈が必要である．さらに心血管疾患を合併した2型糖尿病患者を対象にしたTECOS試験では，シタグリプチン投与群における心不全入院の増加は示されなかった（HR

表1 GLP-1受容体作動薬，DPP-4阻害薬，SGLT2阻害薬の臨床試験結果の比較

|  |  | 薬剤名 | MACEイベント | 心不全イベント |
|---|---|---|---|---|
| GLP-1受容体作動薬 | ELIXA | リキシセナチド | ↔ | ↔ |
|  | LEADER | リラグルチド | ↓ | ↔ |
|  | SUSTAIN-6 | Semaglutide | ↓ | ↔ |
|  | EXSCEL | エキセナチド | ? | ? |
|  | REWIND | デュラグルチド | ? | ? |
| DPP-4阻害薬 | SAVOR-TIMI53 | サキサグリプチン | ↔ | ↑ |
|  | EXAMINE | アログリプチン | ↔ | ↔ (〜↑) |
|  | TECOS | シタグリプチン | ↔ | ↔ |
|  | CAROLINA | リナグリプチン | ? | ? |
| SGLT2阻害薬 | EMPA-REG OUTCOME | エンパグリフロジン | ↓ | ↓ |
|  | CANVAS | カナグリフロジン | ↓ | ↓ |
|  | DECLARE-TIMI58 | ダパグリフロジン | ? | ? |

1.00，95%CI 0.83〜1.20）[10]．主要評価項目である複合心血管イベントに関しても，3薬剤とも抑制効果は示されていないことにも留意する必要がある．現時点では，DPP-4阻害薬に関して，3年間程度における心血管イベント抑制効果はなく，心不全の発生リスクに関しては定まっていないという評価になる．今後リナグリプチンの大規模臨床試験の結果が報告される予定であり，その結果によりさらに詳細な解釈が可能となることが期待される．

## SGLT2阻害薬と心不全

近年，尿細管における糖の再吸収を抑制することによる血糖降下作用を有するSGLT2阻害薬が臨床で使用可能となった．FDAの新規糖尿病薬の承認に必要な臨床試験として，心血管イベント発生を評価した安全性試験が行われるようになった．そのような試験のなかで，SGLT2阻害薬であるエンパグリフロジンを用いたEMPA-REG OUTCOME試験において，初めて複合心血管イベントを抑制することが示された[11]．対象となった2型糖尿病を合併したハイリスク患者7,020名のなかで，心不全の既往が10％，心筋梗塞の既往が約半数にあった．心血管死，非致死性心筋梗塞，非致死性脳梗塞による複合心血管イベントの発生が，エンパグリフロジン群で10.5％，プラセボ群で12.1％と有意にエンパグリフロジン群で少なかった（HR 0.86，95%CI 0.74〜0.99，p＝0.04）．総死亡においても，エンパグリフロジン群で有意に少ないことは重要な点である．本試験が大変注目されたのが，エンパグリフロジンによる心不全による再入院の発生リスク抑制効果が極めて顕著であったことである（エンパグリフロジン群2.7% vs. プラセボ群4.1％，HR 0.65，95%CI 0.50〜0.85，p＝0.002）（図3）．この効果は血糖コントロールの程度に影響されておらず，血糖降下作用だけで心不全の抑制効果を説明できない．また，投与開始直後から，心不全再入院抑制効果が認められている点も注目すべき点である．アルドステロン拮抗薬の心不全患者における有効性を示したEMPHASIS-HF試験も同様の傾向がある点が興味深い．現時点で，エンパグリフロジンがなぜ心不全を抑制したかを示すエビデンスはないため，様々なメカニズムが提案されている．血圧低下作用，利尿作用，体重減少作用，腎機能維持作用，尿酸低下作用，血液濃縮作用，代謝作用，炎症低下作用などが挙げられる．一方，LDL-コレステロール増加作用が不利な作用として考えられる．主要評価項目である心筋梗塞などの冠動脈疾患イベントの抑制が確認されなかったことから，虚血性心不全の発生抑制効果が要因ではない．現時点での主要因は，SGLT2分子が存在する尿細管に対する作用が一番重要であると考えられ，SGLT2阻害薬が有する利尿作用だ

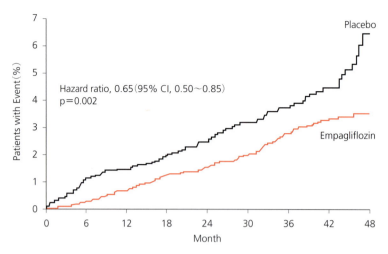

図3 SGLT2阻害薬（エンパグリフロジン）の心不全抑制効果（EMPA-REG OUTCOME試験）

表2 SGLT2阻害薬と従来の利尿薬との違い

| | | ループ利尿薬 | サイアザイド | MRA | SGLT2阻害薬 |
|---|---|---|---|---|---|
| 利尿 | | ↓↓ | ↓ | ↓ | ↓ |
| 体重 | | ↓↓ | ↓ | ↓ | ↓ |
| 血圧 | | ↓ | ↓ | ↓ | ↓ |
| 心拍数 | | →〜↑ | →〜↑ | → | ↓ |
| 血糖 | | ↑ | ↑ | →〜↑ | ↓ |
| 尿酸値 | | ↑ | ↑ | → | ↓ |
| LDL-C | | ↑ | ↑ | →〜↓ | ↑ |
| 腎機能 | | ↓ | →〜↓ | →〜↓ | → |
| 電解質異常 | Na | ↓ | ↓ | ↓ | → |
| | K | ↓ | ↓ | ↑ | → |
| | Ca | ↓ | ↑ | ↓ | → |

と考えられる．利尿作用に伴う血圧低下作用，体重減少や血液濃縮などがもたらされることが心不全の再入院を減らす要因になっていると思われる．一方，心不全診療で使用している利尿薬においては循環血液量の減少が得られる一方，心拍数の増加，腎機能の悪化，電解質の異常，尿酸値の上昇などの様々な副作用に苦慮することも多い．EMPA-REG OUTCOME試験の結果をみると，SGLT2阻害薬投与群において，心拍数は軽減傾向にあり，腎機能の悪化は認められず，電解質の変化も認められず，尿酸値の上昇も認められないなど，利尿薬と違う反応を示す薬剤である（表2）．この点を考慮すると，従来の懸念される利尿薬の副作用が軽減された体重減少作用をもつ利尿薬という見方もでき，この点が心不全の再入院を抑制することができた点かもしれない．心不全の再入院において，貧血，腎機能悪化，電解質異常が要因となることが多く，本薬剤の評価できる点であると考える．ケトン体上昇などの代謝面の有用性を指摘する考えもあり，今後，さらなる詳細な検討が大変期待されるところである．注意しなければならない点は，軽度ながらLDL-コレステロールの上昇が認められる点である．冠動脈疾患の進行にLDL-コレステロールの上昇は避けるほうが望ましいため，長期使用をするうえにおいて，LDL-コレステロールの管理が重要であり，特に冠動脈疾患のハイリスク患者においては現時点におい

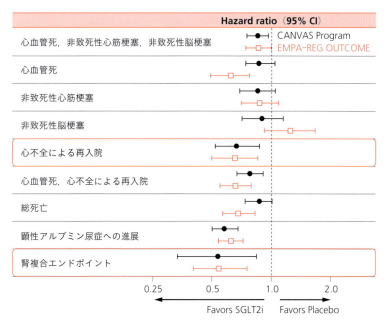

図4 EMPA-REG OUTCOME 試験と CANVAS 試験の結果

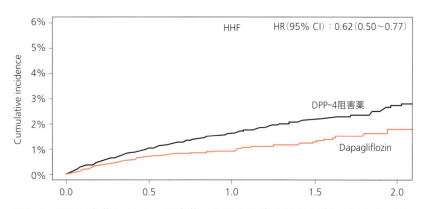

図5 SGLT2 阻害薬と DPP-4 阻害薬の心不全発生リスクの違い（文献[13]より引用改変）

ては注意が必要と思われる．最近，カナグリフロジンの安全性評価を目的とした CANVAS 試験が発表された[12]．本試験においても，心血管死，非致死性心筋梗塞，非致死性脳梗塞による複合心血管イベントの発生が，カナグリフロジン群においてプラセボ群と比較して，有意に少なかった（HR 0.86, 95%CI 0.75〜0.97, p＝0.02）．総死亡に関してはカナグリフロジン群で減少する傾向はあったが，有意差がつくまでには至らなかった（HR 0.87, 95%CI 0.74〜1.01）．一方，心不全の再入院においては，EMPA-REG OUTCOME 試験と同様に顕著に発生リスクを抑制していた（HR 0.67, 95%CI 0.52〜0.87）．また興味深いことに，腎機能に関する評価項目においても，心不全同様に，EMPA-REG OUTCOME 試験と CANVAS 試験のどちらの試験においても，有意な抑制効果が認められた（図4）．このことから，SGLT2 阻害薬は，心と腎に対して有益な作用をもたらす薬剤であり，新たな心腎連関に関する薬剤として期待できると考える．

## 糖尿病を合併した心不全患者における DPP-4 阻害薬と SGLT2 阻害薬の選択

糖尿病を合併した心不全患者に対する糖尿病治療

薬として，両薬剤の選択が今後悩むことも多くなると思われる．上記のそれぞれの薬剤の臨床試験のエビデンスを考えると，SGLT2阻害薬に心不全の発症抑制効果と腎機能の進行抑制効果が認められたことから，心不全患者においてはSGLT2阻害薬の使用が期待される．安全性の観点においても，総死亡を抑制する傾向がSGLT2阻害薬に認められたことを考慮すると，3年間程度の短期投与の面では，SGLT2阻害薬投与のほうが心不全患者に対する利益は大きいと思われる．また観察研究ではあるが，DPP-4阻害薬とSGLT2阻害薬を比較した研究が最近報告され，SGLT2阻害薬のほうが心不全の発生リスクを抑制するという今までの臨床試験に合致する結果であった[13]（図5）．

一方，SGLT2阻害薬はLDLコレステロールを軽度増加させ，この点が長期に使用した際に，どのように影響してくるかは全くの未知数である．また両薬剤とも血糖管理を目的として使用するため，血糖降下作用が心不全患者において両薬剤でどの程度異なるのかという解析が必要になってくる．体液貯留を予防するために利尿薬を使用している心不全患者における血糖管理においては，先ほどの利尿薬の副作用が軽減されたことを考えると，LDL-コレステロール上昇，性器感染症，糖尿病性ケトアシドーシスに留意しながら，SGLT2阻害薬の投与が検討されていくことになるだろう．SGLT2阻害薬で血糖管理が十分にできない症例も多いと推察されるために，実際にはSGLT2阻害薬，DPP-4阻害薬，メトホルミンなどの複数の薬剤の長所を組み合わせて使用していくことになる．

## おわりに

心不全入院および総死亡を減少させることが示されたSGLT2阻害薬が登場し，循環器患者における糖尿病治療薬の選択肢がまた一つ増えた．現在，糖尿病の罹患の有無にかかわらず，心不全治療薬としてのSGLT2阻害薬の有効性を検討する大規模臨床試験が進行中である．もしこの試験結果がpositiveであれば，SGLT2阻害薬が糖尿病薬ではなく，心不全治療薬としてラインアップされる可能性がある．今後の結果が待ち遠しい．

## 文献

1) Turnbull FM, Abraira C, Anderson RJ, et al : Intensive glucose control and macrovascular outcomes in type 2 diabetes. Diabetologia 52 : 2288-2298, 2009
2) Marso SP, Daniels GH, Brown-Frandsen K, et al ; LEADER Steering Committee ; LEADER Trial Investigators : Liraglutide and Cardiovascular Outcomes in Type 2 Diabetes. N Engl J Med 375 : 311-322, 2016
3) Marso SP, Bain SC, Consoli A, et al ; SUSTAIN-6 Investigators : Semaglutide and Cardiovascular Outcomes in Patients with Type 2 Diabetes. N Engl J Med 375 : 1834-1844, 2016
4) Pfeffer MA, Claggett B, Diaz R, et al ; ELIXA Investigators : Lixisenatide in Patients with Type 2 Diabetes and Acute Coronary Syndrome. N Engl J Med 373 : 2247-2257, 2015
5) Shigeta T, Aoyama M, Bando YK, et al : Dipeptidyl peptidase-4 modulates left ventricular dysfunction in chronic heart failure via angiogenesis-dependent and -independent actions. Circulation 126 : 1838-1851, 2012
6) Takahashi A, Asakura M, Ito S, et al : Dipeptidyl-peptidase IV inhibition improves pathophysiology of heart failure and increases survival rate in pressure-overloaded mice. Am J Physiol Heart Circ Physiol 304 : H1361-1369, 2013
7) Scirica BM, Bhatt DL, Braunwald E, et al ; SAVOR-TIMI 53 Steering Committee and Investigators : Saxagliptin and cardiovascular outcomes in patients with type 2 diabetes mellitus. N Engl J Med 369 : 1317-1326, 2013
8) White WB, Cannon CP, Heller SR, et al ; EXAMINE Investigators : Alogliptin after acute coronary syndrome in patients with type 2 diabetes. N Engl J Med 369 : 1327-1335, 2013
9) Zannad F, Cannon CP, Cushman WC, et al ; EXAMINE Investigators : Heart failure and mortality outcomes in patients with type 2 diabetes taking alogliptin versus placebo in EXAMINE : a multicentre, randomised, double-blind trial. Lancet 385 : 2067-2076, 2015
10) Green JB, Bethel MA, Armstrong PW, et al ; TECOS Study Group : Effect of Sitagliptin on Cardiovascular Outcomes in Type 2 Diabetes. N Engl J Med 373 : 232-242, 2015
11) Zinman B, Wanner C, Lachin JM, et al ; EMPA-REG OUTCOME Investigators : Empagliflozin, Cardiovascular Outcomes, and Mortality in Type 2 Diabetes. N Engl J Med 373 : 2117-2128, 2015
12) Neal B, Perkovic V, Mahaffey KW, et al ; CANVAS Program Collaborative Group : Canagliflozin and Cardiovascular and Renal Events in Type 2 Diabetes. N Engl J Med 377 : 644-657, 2017
13) Persson F, Nyström T, Jørgensen ME, et al : Dapagliflozin Compared to DPP-4 inhibitors is Associated with Lower Risk of Cardiovascular Events and All-cause Mortality in Type 2 Diabetes Patients（CVD-REAL Nordic）: a multinational observational study. Diabetes Obes Metab. 2017 Aug 3. doi : 10.1111/dom.13077.［Epub ahead of print］

# 日常診療に潜む クスリのリスク
## 臨床医のための薬物有害反応の知識

上田剛士　洛和会丸太町病院　救急・総合診療科副部長

**すべてのクスリには薬物有害反応のリスクが伴う。処方医こそ、クスリのリスクを知っておくべき！**

市販されている薬剤は実にたくさんあるが、一般臨床医がよく遭遇する薬剤と薬物有害反応の組み合わせには決まりがある。本書では、頻度の高い薬物有害反応を取り上げ、特によく処方される薬剤を中心にエビデンスに基づいてわかりやすく解説。また、薬物有害反応を頭では理解していても、医師や患者が「念のためのクスリ」を求めることは稀ではないことから、薬物有害反応が減らない理由を心理学的な観点からも取り上げた。

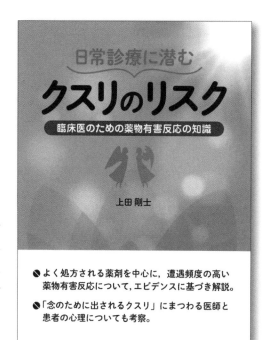

- よく処方される薬剤を中心に，遭遇頻度の高い薬物有害反応について，エビデンスに基づき解説。
- 「念のために出されるクスリ」にまつわる医師と患者の心理についても考察。

医学書院

### 目次

**薬を処方する前にぜひ知っておいてほしいこと**
- I. 日常診療に潜む危機
- II. なぜ「風邪に抗菌薬」がいまだになくならないのか?

**各論**
1. 薬剤による浮腫
2. 高Ca血症
3. ジギタリス中毒
4. テオフィリン中毒
5. 気管支喘息患者に安全な薬剤
6. 高齢者に対する向精神薬
7. 薬剤による消化管出血
8. 意外に多い?! PPIの副作用
9. 薬疹
10. 薬剤熱
11. 薬剤性肺炎
12. 薬剤性肝障害
13. 薬剤性血球減少

●A5　頁164　2017年　定価：本体2,800円+税　[ISBN978-4-260-03016-8]

**医学書院**　〒113-8719　東京都文京区本郷1-28-23　[WEBサイト] http://www.igaku-shoin.co.jp
[販売部] TEL：03-3817-5650　FAX：03-3815-7804　E-mail：sd@igaku-shoin.co.jp

特集　循環器診療　薬のギモン——エキスパートに学ぶ薬物治療のテクニック
高血圧診療でのギモン

# 収縮期血圧 140 mmHg．薬剤を追加して下げるべきか？

斎藤重幸

## Point

- 現在の日本人においても高血圧は生命予後，ADL，QOL を規定する最大のリスク因子の一つである．
- 高血圧の診療にはガイドライン（JSH2014）の利用が有用で，個々の病態を踏まえた治療・管理が必要となる．
- 高血圧治療では確実な降圧が達成できなければ，予後改善効果は得られない．忍容性を考慮して確実な降圧を得ること．

## はじめに

　本稿では軽症高血圧の薬物治療について述べる．わが国の高血圧者は 4,300 万人，平成 26 年の患者調査で高血圧患者数は 1,080 万人と推定されている．高血圧は外来診療で最も診療機会が多い疾患であるが，外来受診率は 25% 程度の慢性疾患である．

　初期の高血圧には症状がなく，健診などの血圧測定の機会に無症候で発見される場合が多い．そうでなければ，血圧測定の機会が得られなかった者や，無症候であるがゆえに血圧高値を放置した者に，脳・心・血管疾患，腎疾患などの合併症が発症し高血圧診療が開始となる例がほとんどである．高血圧合併症の脳・心・血管合併症は未だに死亡率が高く，後遺症を残すことも多い．また，腎硬化症として知られる高血圧性腎疾患は進行性で放置すると末期腎不全に至る確率が増大する．高血圧症は生命予後の障害のみならず ADL，QOL の低下，健康寿命の短縮に関わる疾患である．

　さて本題，「収縮期血圧 140 mmHg．薬剤を追加して下げるべきか？」．この命題には明確な指針が存在する．日本高血圧学会により策定された高血圧治療ガイドライン（JSH2014）[1] である．同ガイドラインは 2000 年の初版から 3 回の改訂を重ね，改訂時点までの最新のエビデンスを取り入れ，日本高血圧学会会員を中心としたメンバーの議論により素案が練られ数回のパブリックコメントを経て作成されたものである．現在 JSH2019 への改訂作業が進行中であるが，本稿では JSH2014 とその後公開された報告より上記命題について論じたい．

## 成人の血圧と予後

　物理的な指標である血圧値は循環動態を表す最も簡便な指標の一つである．血圧は心拍出量と末梢血管抵抗により規定され，多くの条件により変動する．生理的には，神経系，内分泌系のフィードバックによりそのときの身体，環境に最も適した血圧値

---

さいとう　しげゆき　札幌医科大学保健医療学部基礎臨床医学講座（〒060-8556 北海道札幌市中央区南 1 条西 17 丁目）

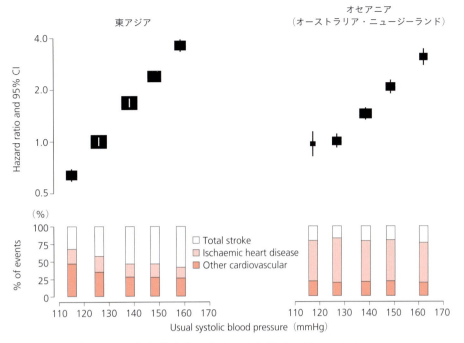

図1 随時収縮期血圧と心血管疾患死亡リスク上昇(文献[2]より引用)

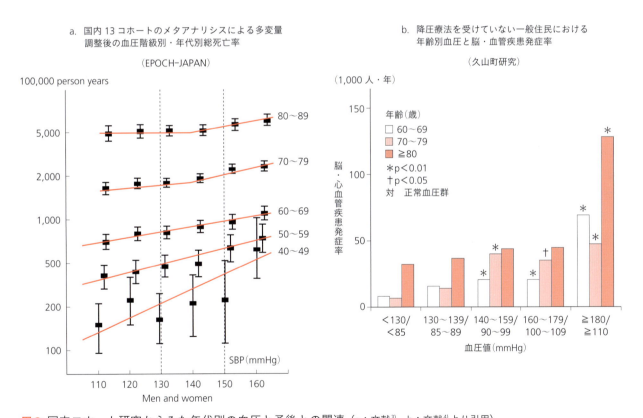

図2 国内コホート研究からみた年代別の血圧と予後との関連(a:文献[3], b:文献[4]より引用)

が決定されるはずである．しかしながら不適切な昇圧は血管，脳，心臓，腎臓などに過度な負荷を与え臓器障害を来し予後に影響する．**図1**は日本人を含む東アジア人とオセアニアの白人でのコホート研究のメタ解析(APCSC)[2]の結果であるが両人種とも随時収縮期血圧(SBP)の上昇に伴い心血管死亡リスクの上昇がみられ，東アジア人ではSBP 110 mmHg台から，白人種では120 mmHg台からの

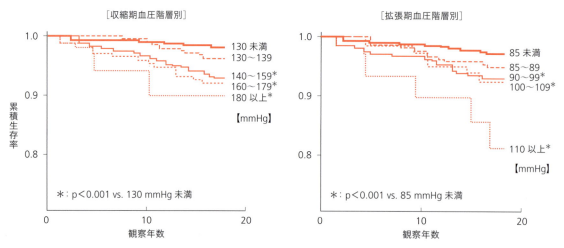

図3 血圧階層別の累積生存率：心・血管死亡（文献5)より引用）

表1 成人における血圧値の分類（mmHg）（JSH2014）

| | 分類 | 収縮期血圧 | | 拡張期血圧 |
|---|---|---|---|---|
| 正常域血圧 | 至適血圧 | ＜120 | かつ | ＜80 |
| | 正常血圧 | 120〜129 | かつ/または | 80〜84 |
| | 正常高値血圧 | 130〜139 | かつ/または | 85〜89 |
| 高血圧 | Ⅰ度高血圧 | 140〜159 | かつ/または | 90〜99 |
| | Ⅱ度高血圧 | 160〜179 | かつ/または | 100〜109 |
| | Ⅲ度高血圧 | ≧180 | かつ/または | ≧110 |
| | （孤立性）収縮期高血圧 | ≧140 | かつ | ＜90 |

連続的なリスクの上昇が示されている．白人では120 mmHg未満でリスク低下はないが，この相違は発症する疾患が脳卒中か，虚血性心疾患であるかの違いで説明できる．脳卒中発症・進展にはより血圧影響が大きいものと考えられる．欧米に比較してわが国では脳卒中発症率が虚血性心疾患に比して3〜4倍高い．このことは軽症高血圧の管理を考えるうえで重要である．

図2にはわが国の疫学研究より血圧と予後の関連を年代別に示した．図2aは国内13コホート（計18万人）のメタ解析（EPOCH-JAPAN)[3]であるが，40歳台から80歳台いずれの年齢層でもSBPの上昇に従い総死亡率は上昇するが，全体の死亡率は高いものの70歳台以降では40歳台から60歳台に比較して死亡率についてのSBP上昇程度は小さく，特にSBP 140 mmHg未満でのSBPと死亡率の関連は弱いものとなっているようにみえる．また図2bの久山町研究[4]では80歳以上の対象で，脳・血管疾患発症率がⅢ度高血圧（SBP 180 mmHg以上）では有意に増加するが，Ⅱ度高血圧以下（SBP 179 mmHg未満）では有意の差異は存在しない．一方，60歳台，70歳台でⅠ度高血圧より段階的に脳・血管疾患発症率が上昇することが示されている．血圧と予後との関連には年齢の関与が大きいことが示される．

## 成人の血圧値分類と高血圧診断[1]

上述した久山町研究をはじめ端野・壮瞥町研究（図3)[5]など多くの国内外の前向き研究から，将来の予後を決定するための基準値としてはSBP 140 mmHg以上（かつ，または），拡張期血圧（DBP）90 mmHg以上が高血圧基準として妥当であるとされている．高血圧基準は身体症状には関係はなく，これまでの多くの臨床経験と，コホート研究より得られているコンセンサスである．

表2 高血圧診療の開始基準（JSH2014）

診察室血圧に基づいた心血管病リスク層別化

| 血圧分類<br>リスク層（血圧以外の予後影響因子） | Ⅰ度高血圧<br>140〜159/90〜99 mmHg | Ⅱ度高血圧<br>160〜179/100〜109 mmHg | Ⅲ度高血圧<br>≧180/≧110 mmHg |
| --- | --- | --- | --- |
| リスク第一層（予後影響因子がない） | 低リスク | 中等リスク | 高リスク |
| リスク第二層（糖尿病以外の1〜2個の危険因子，3項目を満たすMetsのいずれかがある） | 中等リスク | 高リスク | 高リスク |
| リスク第三層（糖尿病，CKD，臓器障害/心血管病，4項目を満たすMets，3個以上の危険因子のいずれかがある） | 高リスク | 高リスク | 高リスク |

高血圧管理計画のためのリスク層別化に用いる予後影響因子

A．心血管病の血圧値以外の危険因子

| | |
| --- | --- |
| 高齢（65歳以上） | |
| 喫煙 | |
| 脂質異常症 | 低HDLコレステロール血症（＜40 mg/dl）<br>高LDLコレステロール血症（≧140 mg/dl）<br>高トリグリセライド血症（≧150 mg/dl） |
| 肥満（BMI≧25）（特に内臓脂肪型肥満） | |
| メタボリックシンドローム | |
| 若年（50歳未満）発症の心血管病の家族歴 | |
| 糖尿病 | 空腹時血糖≧126 mg/dl<br>負荷後血糖2時間値≧200 mg/dl<br>随時血糖≧200 mg/dl<br>HbA1c≧6.5%（NGSP） |

B．臓器障害/心血管病

| | |
| --- | --- |
| 脳 | 脳出血・脳梗塞<br>無症候性脳血管障害<br>一過性脳虚血発作 |
| 心臓 | 左室肥大（心電図，心エコー）<br>狭心症，心筋梗塞，冠動脈再建術後<br>心不全 |
| 腎臓 | 蛋白尿，アルブミン尿<br>低いeGFR（＜60 ml/分/1.73 m$^2$）<br>慢性腎臓病（CKD），確立された腎疾患（糖尿病性腎症，腎不全など） |
| 血管 | 動脈硬化性プラーク<br>頸動脈内膜中膜複合体厚≧1.1 mm<br>大血管疾患<br>末梢動脈疾患（足関節上腕血圧比低値：ABI≦0.9） |
| 眼底 | 高血圧性網膜症 |

　特別な合併症のない患者に対する薬物療法開始基準としての高血圧基準に加え，JSH2014では血圧と予後との関連が連続的であることを踏まえ，正常域血圧の分類を設け，至適血圧，正常血圧，正常高値血圧を亜分類として設定している（表1）．正常血圧，正常高値血圧は生涯のうち高血圧に移行する確率が高いうえに，対象者数も多く脳卒中，心疾患，腎疾患の予防上では重要なカテゴリーであることは論をまたない．

　一方，家庭血圧値による高血圧診断も一般化してきたことより，JSH2014では家庭血圧測定の役割をより明確化している．国内研究を含めたメタ解析（IDHOCO研究）[6]などから家庭血圧ではSBP 135 mmHg以上，DBP 85 mmHg以上を高血圧基準としている．したがって，家庭血圧SBP 140 mmHgが持続している場合は高血圧であり，次項に示す薬物療法の対象となりうる．

## 高血圧診断後の薬物療法開始指針[1]

　診療室血圧，家庭血圧にかかわらず，高血圧基準が持続する場合はすべて治療対象である．初診時に血圧が高くても，通常，日を改めて複数回血圧を測定し，高血圧基準を満たす血圧高値であることを確認する．また，JSH2014では診察室血圧値と家庭血圧値による血圧測定値との乖離が大きい場合，家庭血圧を重視して治療方針を決定することを妥当としている．JSH2014における初診時の高血圧管理計画として一般的な薬物療法開始手順を表2，図4に示す．患者のリスク（表2）に応じて薬物療法が開始される（図4）．Ⅰ〜Ⅲ度の高血圧水準と，高血圧管理計画のためのリスク層別化に用いる予後影響因子の集積の程度により高血圧患者は低，中等，高リスクの3段階に分類される．ちなみにこのリスク分類は，JSH2014作成の際に検証が行われ，

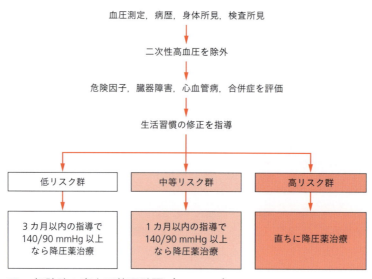

図4 初診時の高血圧管理計画（JSH2014）

端野・壮瞥町研究，久山町研究などからその妥当性が示されている．

したがって，診察室血圧SBP 140 mmHgの患者ではその血圧値に再現性があり，DBPによりⅡ度，Ⅲ度の高血圧水準とならない場合には，予後影響因子の集積の程度により低，中等，高リスクのいずれかに分類されることになる．これにより高リスク群では直ちに薬物療法を，中等リスク群では1カ月以内の生活習慣修正で改善のない場合，低リスク群では3カ月以内の生活習慣修正で改善のない場合には薬物療法が開始され，それぞれの病態に応じた管理目標値を目指すことになる．

## JSH2014における降圧目標[1]

高血圧治療の目的は，高血圧の持続によってもたらされる心血管病の発症・進展・再発を抑制し，死亡を減少させることである．過去の臨床試験のメタ解析によると，SBP 10 mmHg，DBP 5 mmHgの低下により心血管病リスクは脳卒中で約40％（33〜48％），冠動脈疾患で約20％（17〜27％）減少することが明らかにされている[7]．また，収縮期高血圧を対象とした試験の解析でもSBP 10 mmHg程度の低下で脳卒中は30数％，冠動脈疾患は20数％それぞれ減少することが示されている[8〜10]．少なくとも高血圧患者では現在のSBPをより低下させることが予後改善につながることは確からしいと思われる．どこまで下げるかの程度が降圧目標値となるのだが，年齢や個々の病態により目標値が異なることは明らかである．JSH2014ではそれまでの心筋梗塞後患者，脳血管障害患者での降圧目標を一部変更し，高齢者を前期高齢者と後期高齢者と分けて目標値を設定，脳血管障害患者やCKD患者の扱いを整理している（表3）．

JSH2014では一般的な降圧目標は140/90 mmHg未満とする．これは群間比較試験の成績を中心検討された結果である．特に，若・中年者では，観察研究より140/90 mmHg未満でさらなる降圧による心血管病の相対リスクの低下は期待できるが，140/90 mmHgより低い目標血圧を優位性をもって支持する介入試験の成績は乏しく，より低い目標値の設定とはなっていない．

一方，心血管病のリスクが高い糖尿病，蛋白尿陽性のCKDでは130/80 mmHg未満を降圧目標とする．慢性期の脳卒中や冠動脈疾患患者においては，140/90 mmHgを目標とする．臓器障害を伴うことが多い後期高齢者では，150/90 mmHg未満を降圧目標とし，重要臓器の血流障害をもたらす可能性があるので，症状や検査所見の変化に注意して慎重に降圧治療を進め，無理なく進められるのであれば，最終的な降圧目標は140/90 mmHg未満を目指す．

表3 降圧目標（JSH2014）

| | 診察室血圧 | 家庭血圧 |
|---|---|---|
| 若年，中年，前期高齢者患者 | 140/90 mmHg 未満 | 135/85 mmHg 未満 |
| 後期高齢者患者 | 150/90 mmHg 未満<br>（忍容性があれば 140/90 mmHg 未満） | 145/85 mmHg 未満（目安）<br>（忍容性があれば 135/85 mmHg 未満） |
| 糖尿病患者 | 130/80 mmHg 未満 | 125/75 mmHg 未満 |
| CKD 患者（蛋白尿陽性） | 130/80 mmHg 未満 | 125/75 mmHg 未満（目安） |
| 脳血管障害患者<br>冠動脈疾患患者 | 140/90 mmHg 未満 | 135/85 mmHg 未満（目安） |

注：目安で示す診察室血圧と家庭血圧の目標値の差は，診察室血圧 140/90 mmHg，家庭血圧 135/85 mmHg が，高血圧の診断基準であることから，この二者の差を当てはめたものである．

老若いずれにしても，命題の SBP140 mmHg では一般療法で降圧が図られない場合には，降圧薬の忍容性を考慮し慎重でなければならないが，目標値を目指した薬物療法の対象となる．

## JSH2014 以降の成績から

JSH2014 公開以降の臨床成績より，命題を考える．

### 1・Heart Outcomes Prevention Evaluation3（HOPE3）

HOPE3 研究[11]は主要心血管（CV）イベント発症リスク約 1%/年の低リスク患者において，降圧治療，脂質低下治療，降圧治療と脂質低下治療併用の一次予防効果を検討した RCT である．このうち，降圧治療試験では平均年齢 65.7 歳，女性 46.2%，BMI 27.1 kg/m$^2$ の 12,705 例を無作為に降圧治療群（カンデサルタン 16 mg/日とヒドロクロロチアジド 12.5 mg/日の配合剤）とプラセボ群に分け CV 死，非致死的心筋梗塞（MI），非致死的脳卒中の複合エンドポイントなどを検討したものである．血圧は 5 分間安静後に自動血圧計で 2 回測定し，平均値を採用しており，概ね診察室血圧と同等である．当初の血圧は実薬群 138.2/82.0 mmHg，プラセボ群 137.9/81.8 mmHg であり，既に ACE 阻害薬・ARB・サイアザイド系利尿薬以外の降圧薬をしている高血圧者も含まれている．また対象は中国人（降圧治療群 29.0%，プラセボ群 29.1%），ヒスパニック（27.4%，27.7%），白人（20.2%，19.9%），南アジア人（14.7%，14.5%）と多岐の人種で構成されていた．追跡期間中央値 5.6 年で追跡率は 99.1%，5 年後の服薬は実薬群で 5 年後 75.0%，プラセボ群でも 74.5% で，ベースラインからの血圧値変化は実薬群で SBP/DBP：－10.0 mmHg/－5.7 mmHg，プラセボ群で－4 mmHg/－2.7 mmHg，群間差は－6 mmHg/－3 mmHg であった（図 5a）．この結果，CV イベント発生の有意な両群間差は認められなかった（一次エンドポイント：実薬群 4.1% vs. プラセボ群 4.4%；ハザード比 0.93；95%信頼区間 0.79～1.10）．サブグループ解析で全死亡，全脳卒中，新規糖尿病発症など両群間に有意差がみられたものはなかったが，ベースライン SBP の第 3 三分位群（＞143.5 mmHg）のみで降圧治療群の一次エンドポイントリスクが有意に低下した（図 5b）（一次エンドポイント：4.8% vs. 6.5%；傾向 p＝0.02）．脳卒中ではこの傾向はみられなかった．安全性では癌，CV・非 CV による入院，非 CV 死に両群間差はなく，治療中止（24.4% vs. 25.2%），一時的な投与中止は両群同等．低血圧症状・浮動性めまい・頭部ふらふら感による中止（3.4% vs. 2.0%）は降圧治療群のほうが有意に多かったが，失神（両群 0.1%），腎機能不全・異常 K 値（0.5% vs. 0.3%）に群間差はなかった．

HOPE3 研究は「収縮期血圧 140 mmHg．薬剤を追加して下げるべきか？」の命題には最も近い設定の臨床研究であろう．HOPE3 の結果からは，カンデサルタン 16 mg/日＋ヒドロクロロチアジド 12.5 mg/日の配合剤の追加の条件下であるが，SBP

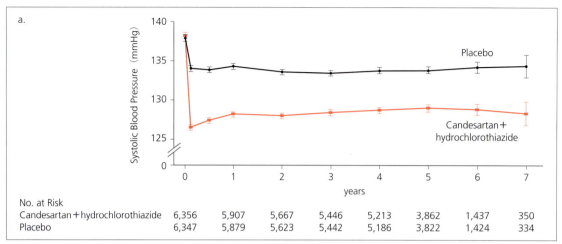

図5 HOPE3試験における実薬群とプラセボ群の収縮期血圧の推移（a）とHOPE3試験のサブ解析の結果（b）（開始時血圧3分位での実薬群とプラセボ群1次エンドポイントのハザード比）
第三分位（143.5 mmHg以上）では有意な差異となるが，第二分位（140 mmHg前後）ではプラセボ群との差はない．

143.5 mmHg以上ならば比較的安全に一定の予後改善効果が期待できそうなことが示される．しかしながら，SBP 140 mmHg前後の群ではプラセボ群との差は証明できない．低リスクのSBP 140 mmHgでは薬剤投与によりプラセボ群よりもSBP－6 mmHg程度が得られたとしても5年間ではその予後改善効果は証明できないということである．これは日常の実臨床を反映している結果とも考えられる．

### 2 ▪ Systolic Blood Pressure Intervention Trial（SPRINT）

SPRINT研究[12]は米国立心肺血液研究所（NHLBI）が，非糖尿病者において，降圧目標SBP＜120 mmHgは＜140 mmHgに比べ臨床イベント発生率が低いという仮説のもとに実施したRCTである．対象は非糖尿病で50歳以上のSBP 130～180 mmHg，低リスクの9,361例（平均年齢67.9歳）で目標SBP＜120 mmHgの厳格降圧群と135～139 mmHgを目標に薬物治療を調整した標準降圧群に分け，中央値3.26年の追跡を行った．一次エンドポイントは，心筋梗塞，その他の急性冠症候群，脳卒中，急性非代償性心不全，心血管死の複合エンドポイントであった．追跡期間中の2群の収縮期血圧差は13 mmHgとなった（図6a）．DBPは厳格降圧群でベースライン78.2 mmHg，1年後68.7，標準治療群ではそれぞれ78.0，76.3であった．一次エンドポイントは厳格降圧群が標準降圧群に比較して1.65%/年 vs. 2.19%/年（ハザード比0.75；95%信頼区間0.64～0.89，p＜0.001；

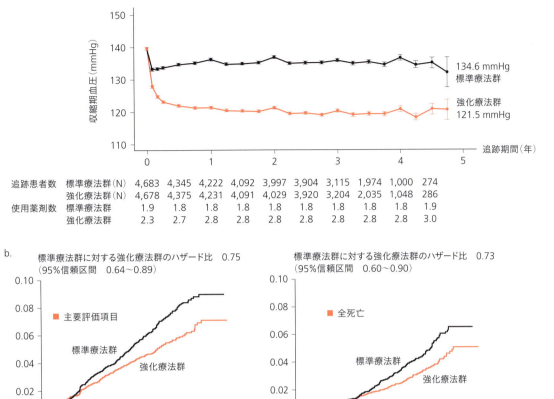

図6 SPRINTにおける収縮期血圧の推移(a)と主要評価項目と全死亡(b)(文献12)より引用)

NNT＝61)と明らかに発症率が改善しており(図6b),年齢(≧75歳),CKD既往,性別,人種などのサブグループ解析の結果は変わらなかった.特に厳格降圧群で心不全(0.41 vs. 0.67%/年,ハザード比0.62;95%信頼区間0.45〜0.84,p＝0.002),心血管死(0.25 vs. 0.43%/年,ハザード比0.57;95%信頼区間0.38〜0.85,p＝0.005;NNT＝172),全死亡(1.03 vs. 1.40%/年,ハザード比0.73;95%信頼区間0.60〜0.90,p＝0.003;NNT＝90)とリスクが低かったが,心筋梗塞(0.65 vs. 0.78%/年),急性冠症候群(0.27 vs. 0.27%/年),脳卒中(0.41 vs. 0.47%/年)には有意差を認めなかった.安全性をみると重篤な有害事象の発現率は強化療法群38.3%,標準療法群37.1%で,強化療法群では低血圧性失神,電解質異常,急性腎障害/急性腎不全の発現率が高かった.

SPRINT研究で考慮すべき事項として,一般の診察室血圧測定とSPRINTでの測定血圧値には乖離があることがある.最近の報告13)ではSBPでは16 mmHg,DBPでは8 mmHgもの差になるとの指摘がある.これを考慮しても,強化療法群の達成SBPは137 mmHgとなり標準の降圧目標140 mmHg未満に合致するものである.SPRINTでは主に利尿薬の追加の効果を多剤併用の有用性,特に拡張不全による心不全改善が主効果として想定されている.高齢者のサブ解析でも同様の結果であり,重大な腎機能低下が生ぜず,忍容性が保たれるのであれば,140 mmHgの老若の対象に降圧薬を追加してさらなるSBP低下を図ることは予後改善につながると考えられる.

HOPE3とSPRINTでは得られるメッセージに相違があるが,要は病態から降圧療法の意義を考え,忍容性を考慮して確実な血圧低下を図ることで予後改善につながるものと考えられる.

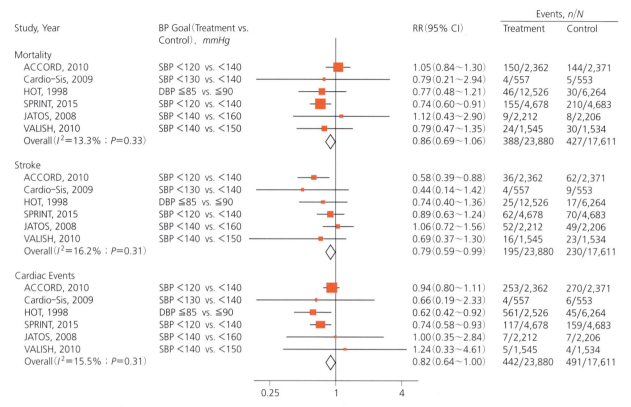

図7 介入群がSBP＜140 mmHgまたはDBP≦85 mmHgを目標とした臨床研究のメタ解析対照群に対する介入群の総死亡，脳卒中および心事故の相対危険（文献[18]より引用改変）

## おわりに

過去の疫学研究結果をもとにした寄与危険の試算では，本邦で高血圧は喫煙に次いで重要な死亡原因であり，高血圧により年間約10万人の過剰死亡があるとされる[14]．また，NIPPON DATA80の検討からは，未だ日本人における高血圧による平均余命短縮は男性で2.2年，女性で2.9年である[15]．高血圧は絶対リスクとして現在の日本人にとっても重要な疾患である．

漫然とした降圧薬の投与だけでは期待する予後の改善はみられないことは明らかで，確実な降圧を得て初めてその効果が認められる[16,17]．多くの症例で高血圧基準はSBP 140 mmHg以上であり，降圧目標はSBP 140 mmHg未満であるが，これまでの臨床研究のメタ解析ではこの降圧目標を明確に証明したものはない[18]（図7）．特に糖尿病，慢性腎臓病などはそれぞれの重症度や罹病期間など高血圧以外の予後に関与する要因が大きく，一概に降圧目標値を決定することは困難であるのかもしれない．多くの臨床研究が予期した結果を得ていないのも納得できる．目の前の患者の病態を把握し，安全で確実な降圧を得ることがこうした患者にとって必要な高血圧管理なのだろう．この意味で「収縮期血圧140 mmHg．薬剤を追加して下げるべきか？」についてそれぞれの症例で考えていただきたい．

### 文献

1) 日本高血圧学会高血圧治療ガイドライン作成委員会編．高血圧治療ガイドライン2014（JSH2014），ライフサイエンス出版，東京，日本高血圧学会，2014
2) Lawer CM, Rodgers A, Bennett DA, et al : Asia Pacific Chort Studies Collaboration. Blood pressur and cardiovasucular disease in the Asian Pacific region. J Hypertens 21 : 707-716, 2003
3) Murakami Y, Hozawa A, Okamura T, et al : Evidence for Cardiovascular Prevention From Observational Cohorts in Japan Research Group (EPOCHJAPAN). Relation of blood pressure and all-cause mortality in 180,000 Japanese participants : pooled analysis of 13 cohort studies. Hypertens 51 : 1483-1491, 2008
4) Arima H, Tanizaki Y, Kiyohara Y, et al : Validity of the JNC VI recommendations for the management of hypertension in a general population of Japanese elderly : the Hisayama study. Arch Intern Med 163 : 361-366 : 2003

5) Takagi S, Saitoh S, Nakano M, et al : Relationship between blood pressure level and mortality rate : an 18-year study conducted in two rural communities in Japan. J Hypertens 18 : 143-148, 2000
6) Nomura K, Asayama K, Thijs L, et al : International Database of Home Blood Pressure in Relation to Cardiovascular Outcome (IDHOCO) Investigators. Thresholds for conventional and home blood pressure by sex and age in 5018 participants from 5 populations. Hypertens 64 : 695-701, 2014
7) Law MR, Morris JK, Wald NJ, et al : Use of blood pressure lowering drugs in the prevention of cardiovascular disease : meta-analysis of 147 randomised trials in the context of expectations from prospective epidemiological studies. BMJ 338 : b1665, 2009
8) Staessen JA, Gasowski J, Wang JG, et al : Risks of untreated and treated isolated systolic hypertension in the elderly : meta-analysis of outcome trials. Lancet 355 : 865-872, 2000
9) Bejan-Angoulvant T, Saadatian-Elahi M, Wright JM, et al : Treatment of hypertension in patients 80 years and older : the lower the better? A metaanalysis of randomized controlled trials. J Hypertens 28 : 1366-1372, 2010
10) Asayama K, Ohkubo T, Yoshida S, et al : Japan Arteriosclerosis Longitudinal Study (JALS) group. Stroke risk and antihypertensive drug treatment in the general population : the Japan arteriosclerosis longitudinal study. J Hypertens 27 : 357-364, 2009
11) Lonn EM, Bosch J, Jaramillo PL, et al : Blood-Pressure Lowering in Intermediate-Risk Persons without Cardiovascular Disease. N Engl J Med 374 : 2009-2020, 2016
12) SPRINT Research Group : A randomized trial of intensive versus standard blood-pressure control. N Engl J Med 373 : 2103-2116, 2015
13) Filipovský J, Seidlerová J, Kratochvíl Z, et al : Automated compared to manual office blood pressure and to home blood pressure in hypertensive patients. Blood Press 25 : 228-234, 2016
14) Ikeda N, Saito E, Kondo N, et al : What has made the population of Japan healthy? Lancet 378 : 1094-1105, 2011
15) Turin TC, Murakami Y, Miura K, et al : Combined cardiovascular risk factors and outcome : NIPPON DATA80, 1980-1994. Circ J 70 : 960-964, 2006
16) Athanase B, Frédérique T, Kathryn EB, et al : Why cardiovascular mortality is higher in treated hypertensives versus subjects of the same age, in the general population. J Hypertens 21 : 1635-1640, 2003
17) Ettehad D, Midim CA, Kiran A, et al : Blood pressure lowering for prevention of cardiovascular disease and death : a systematic review and meta-analysis. Lancet 387 : 957-967, 2016
18) Weiss J, Freedom M, Low A, et al : Benefits and Harms of Intensive Blood Pressure Treatment in Adults Aged 60 Years or Older : A Systematic Review and Meta-analysis. Ann Intern Med 166 : 419-429, 2017

---

## 本誌の複製利用について

日頃より本誌をご購読いただき誠にありがとうございます．

ご承知のとおり，出版物の複製は著作権法の規定により原則として禁止されており，出版物を複製利用する場合は著作権者の許諾が必要とされています．弊社は，本誌の複製利用の管理を，一般社団法人出版者著作権管理機構（JCOPY）に委託しております．

本誌を複製される皆様におかれましては，複製のつど事前にJCOPYから許諾を得るか，JCOPYと年間の許諾契約を締結の上，ご利用いただきますよう，お願い致します．

ご不明点がございましたら，弊社もしくは下記JCOPYまでお問い合わせください．

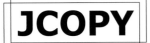

一般社団法人　出版者著作権管理機構（JCOPY）
URL http://jcopy.or.jp　　e-mail info@jcopy.or.jp　　Tel. 03-3513-6969

著作権法は著作権者の許諾なしに複製できる場合として，個人的にまたは家庭内その他これに準ずる限られた範囲で使用すること，あるいは政令で定められた図書館等において著作物（雑誌にあっては掲載されている個々の文献）の一部分を一人について一部提供すること，等を定めています．これらの条件に当てはまる場合には許諾は不要とされていますが，それ以外の場合，つまり企業内（政令で定められていない企業等の図書室，資料室等も含む），研究施設内等で複製利用する場合や，図書館等で雑誌論文を文献単位で複製する場合等については原則として全て許諾が必要です．

複製許諾手続の詳細についてはJCOPYにお問い合わせください．なお，複製利用単価を各論文の第1頁に，ISSN番号と共に表示しております．

㈱医学書院

特集 循環器診療　薬のギモン——エキスパートに学ぶ薬物治療のテクニック
高血圧診療でのギモン

# コントロール不良の早朝高血圧．薬剤選択，内服時間，どうしたらいいの？

本行一博／山本浩一／楽木宏実

**Point**
- 早朝高血圧は脳・臓器合併症や心血管リスクと有意に関連することが示されている．
- 一方でその認識は十分とは言えず，また治療に難渋するケースも少なくない．
- 本稿では，早朝高血圧の病態や意義，治療につき考察する．

## はじめに

高血圧患者における血圧コントロールが将来的な心血管イベントや臓器合併症のリスクを低減するうえで不可欠であることは周知の事実だが，近年では診察室血圧のみならず家庭血圧や24時間血圧測定（ABPM）を用いた評価の重要性も指摘されている．これらの診察室外血圧は，診察室血圧と比較してより正確に心血管リスクを反映することが報告されている[1]．

診察室血圧と診察室外血圧との差により白衣高血圧や仮面高血圧などの病態が定義されるが，診察室

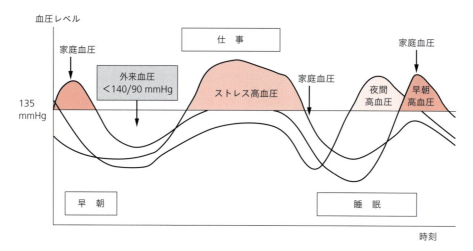

図1　早朝高血圧の概念（医学書院　週刊医学界新聞　2005年第2658号より）

ほんぎょう　かずひろ・やまもと　こういち・らくぎ　ひろみ　　大阪大学大学院医学系研究科老年・総合内科学（〒565-0871 大阪府吹田市山田丘2-2）

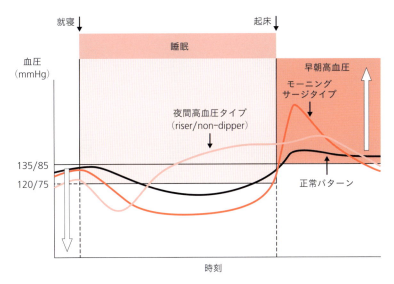

図2 夜間高血圧型とモーニングサージ型（文献[4]より引用一部改変）

血圧や自宅での就寝前血圧と比較して早朝血圧が有意に高値を示す患者が一定の割合で存在し，これらの患者は早朝高血圧と呼ばれる（図1）．

早朝高血圧は脳・臓器合併症や心血管リスクと有意に関連することが示されており[2,3]，朝1回の血圧測定を行っている大迫研究においても，随時血圧よりも早朝血圧のほうが日本人地域一般住民の心血管死亡をより正確に予測している．また，診察室血圧が正常範囲内であっても，実際には家庭において早朝高血圧を認める症例も少なからず存在する．これらの早朝高血圧の検出および治療が，高血圧治療における盲点であり今後の課題であるといえる．

## 早朝高血圧とは

早朝家庭血圧測定において高血圧（135/85 mmHg以上）が持続し，それ以外の測定タイミング（夜間や診察室血圧など）において正常血圧である場合，早朝高血圧と診断する．診察室血圧が140/90 mmHg未満で早朝に測定した家庭血圧の平均値が135/85 mmHg以上である場合は仮面高血圧にも分類される．早朝高血圧には睡眠中に血圧が高い夜間高血圧から移行する夜間高血圧型と朝方に急峻に血圧が上昇するモーニングサージ型があり（図2），この両者はともに心血管病リスクとなる[4]．夜間から早朝にかけては自律神経や血圧の変動性が最も増大する時間帯であり，早朝血圧の高値に加え血圧変動性の増大や夜間から早朝にかけて上昇する血圧モーニングサージも，24時間血圧とは独立して心血管イベントや左室肥大，頸動脈硬化，無症候性脳梗塞など臓器障害のリスクとなる[5〜7]．軽度のモーニングサージは生理的現象であるが，過度のモーニングサージがリスクとなる．夜間血圧が上昇するriser型や，起立性低血圧など自律神経障害が関与することでモーニングサージの消失がみられる例においても，早朝の交感神経やレニン・アンジオテンシン（RA）系など神経内分泌系の亢進に加えて，血小板機能亢進や血栓傾向が加わり，それぞれの危険因子が相加的あるいは相乗的に臓器障害を進展させ，心血管イベントの発症リスクが上昇すると考えられる[8]．血圧モーニングサージには加齢に加え，起立性高血圧や血管スティフネスの増大が関連し，寒冷や精神・身体的ストレス，習慣飲酒や喫煙，閉塞性無呼吸症候群の夜間低酸素などが増悪因子となる[7,9]．興味深いことに，モーニングサージには人種差があり，日本人は西洋人に比べてモーニングサージの程度が大きいことも報告されている[10]（図3）．

早朝高血圧は，脳・心臓・腎臓，すべての心血管病リスクと有意に関連しており，診察室血圧で定義した高血圧よりも臓器障害が進行しており，将来の脳卒中発症リスク[3,11]や後期高齢者の要介護リスク

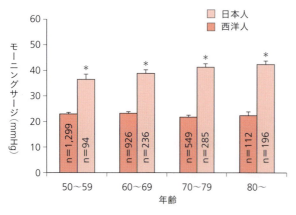

図3 人種によるモーニングサージの違い（文献[10]より一部改変）

表1 Epworth Sleepiness Score

| 状況 | 点数 |
| --- | --- |
| 1. 座って読書しているとき | 0 1 2 3 |
| 2. テレビを見ているとき | 0 1 2 3 |
| 3. 公の場所で座って何もしないとき（例えば劇場や会議） | 0 1 2 3 |
| 4. 1時間続けて車に乗せてもらっているとき | 0 1 2 3 |
| 5. 状況が許せば，午後横になって休息するとき | 0 1 2 3 |
| 6. 座って誰かと話をしているとき | 0 1 2 3 |
| 7. 昼食後（お酒を飲まずに）静かに座っているとき | 0 1 2 3 |
| 8. 車中で，交通渋滞で2〜3分止まっているとき | 0 1 2 3 |

0：眠くならない．1：稀に眠くなる．2：しばしば眠くなる．3：よく眠くなる．

が高くなる[12]．早朝血圧は家庭血圧計で測定できるが，早朝血圧がほかの時間帯よりも特異的に高い早朝高血圧（就寝時血圧が正常域血圧で早朝血圧が高血圧の場合や，就寝時血圧よりも早朝血圧が15 mmHg以上高い場合など）は，朝晩の血圧平均値とは独立したリスクとなる[3, 11, 12]．

## 早朝高血圧の診断，評価

家庭血圧を測定し早朝血圧・就寝時血圧を記録する．JSH2014に従い，早朝血圧は起床後1時間以内，排尿後，朝食前に，夜間血圧は睡眠前に安静坐位で測定を行う．1週間程度の平均血圧において早朝血圧が135/85 mmHg以上で夜間血圧が135/85 mmHg未満，また診察室血圧が140/90 mmHg未満の患者は早朝高血圧と診断する．また，朝夕の血圧差が収縮期血圧で15 mmHg以上の著明な早朝高血圧では，ABPMを用いて夜間高血圧型か，モーニングサージ型かを同定する．

飲酒後や入浴後の血圧測定により夜間の血圧が低値となることで早朝高血圧のパターンを示す例があることに注意する．特に中等量以上の飲酒では飲酒後の血圧が低下し翌朝の血圧が上昇するため典型的な早朝高血圧パターンを呈することがあり，飲酒習慣の確認は必須である．中年の肥満者においては早朝高血圧の原因疾患として睡眠時無呼吸の有無に注意する．いびきの有無やEpworth Sleepiness Score（ESS）などにより日中の眠気の程度を確認し（表1・合計11点以上で病的な日中の眠気ありと判断），必要であれば簡易睡眠モニターやポリソムノグラフィーを用いた精査を行う．加齢は睡眠時無呼吸の危険因子であり，高齢者では肥満がなくても睡眠時無呼吸を呈することが多いことに注意する．高齢者では日中の眠気などの症状が乏しいことが多いが睡眠時無呼吸では夜間頻尿が生じることがあり，夜間頻尿の有無を問診する．一方，不眠自体が高血圧のリスクであることが報告されているが，早朝高血圧の原因となるかについては不明である[13]．

## 早朝高血圧の治療

### 1・非薬物治療

飲酒は睡眠時無呼吸の増悪因子になるため，必要に応じて節酒，断酒を指導する．重症睡眠時無呼吸がある場合は持続的陽圧換気療法（CPAP）の適応を検討する．ただし，CPAPが早朝高血圧を改善するというエビデンスはないことに留意が必要である．肥満は睡眠時無呼吸や夜間高血圧を介した早朝高血圧のリスクであり，肥満患者には減量指導が重要である．

### 2・薬物治療

24時間持続する長時間作用型降圧薬を使用することが原則である．最近の降圧薬の多くは長時間作用型であり判断に迷うことは少ない．ただし，長時

間作用型の降圧薬であっても投与時間が効果に影響を及ぼす場合もあり，カルシウム（Ca）拮抗薬やACE阻害薬，ARBなどの血管拡張薬を朝投与から夜投与に切り替えることで早朝血圧が低下することがある．Ca拮抗薬を夜投与する場合，夜間尿が増加することがあり注意が必要である．シルニジピン，アゼルニジピンなどのCa拮抗薬はN型Caチャネル阻害による交感神経活性抑制作用を併せ持つが，ニフェジピン，アムロジピンなどのL型Caチャネルに比べて早朝高血圧に対して有効かについては明らかではない．α遮断薬の就寝前投与により，早朝高血圧が改善しやすいことが報告されている[14]．ただし，予後改善への影響は不明であり，立ちくらみなどにより夜間転倒リスクを増加させる可能性があることから適応は慎重に判断し，効果を認めない場合は中止する．降圧利尿薬は夜間高血圧を改善させる可能性があり，特に肥満高血圧患者には有効であることが報告されている[15]．通常，1種類の内服薬だけでは早朝高血圧のコントロールは困難であることが多く，上記の薬剤を組み合わせ，就寝前投与なども加えた併用療法を要することも多い．

## おわりに

早朝高血圧は循環器疾患の病態早期から終期に至る疾患プロセスのすべてにおいてリスク因子となる．効果的な血圧コントロールの第一歩として，家庭血圧測定による早朝高血圧の有無の確認が必要である．飲酒や睡眠時無呼吸などが早朝高血圧の原因として疑われる場合，評価，介入を行う．降圧療法に関しては投薬時間の変更や降圧薬の変更が有効である場合がある．ただし，早朝高血圧を確実に改善させるエビデンスを有する降圧療法は存在せず，個々の症例に応じ家庭血圧を指標として最適な治療を探索することが求められる．

---

## 文献

1) Fagard RH, Van Den Broeke C, De Cort P : Prognostic significance of blood pressure measured in the office, at home and during ambulatory monitoring in older patients in general practice. J Hum Hypertens 19 : 801-807, 2005
2) Eguchi K, Kario K : The morning-evening difference in self-measured blood pressure : a potential predictor of cardiovascular disease. Hypertens Res 30 : 877-878, 2007
3) Kario K, Ishikawa J, Pickering TG, et al : Morning hypertension : the strongest independent risk factor for stroke in elderly hypertensive patients. Hypertens Res 29 : 581-587, 2006
4) Kario K : Time for focus on morning hypertension : pitfall of current antihypertensive medication. Am J Hypertens 18 : 149-151, 2005
5) Kario K, Pickering TG, Umeda Y, et al : Morning surge in blood pressure as a predictor of silent and clinical cerebrovascular disease in elderly hypertensives : a prospective study. Circulation 107 : 1401-1406, 2003
6) Metoki H, Ohkubo T, Kikuya M, et al : Prognostic significance of night-time, early morning, and daytime blood pressures on the risk of cerebrovascular and cardiovascular mortality : the Ohasama Study. J Hypertens 24 : 1841-1848, 2006
7) Kario K : Morning surge in blood pressure and cardiovascular risk : evidence and perspectives. Hypertension 56 : 765-773, 2010
8) Kario K, Yano Y, Matsuo T, et al : Additional impact of morning haemostatic risk factors and morning blood pressure surge on stroke risk in older Japanese hypertensive patients. Eur Heart J 32 : 574-580, 2011
9) Ohira T, Tanigawa T, Tabata M, et al : Effects of habitual alcohol intake on ambulatory blood pressure, heart rate, and its variability among Japanese men. Hypertens 53 : 13-19, 2009
10) Hoshide S, Kario K, de la Sierra A, et al : Ethnic differences in the degree of morning blood pressure surge and in its determinants between Japanese and European hypertensive subjects : data from the ARTEMIS study. Hypertens 66 : 750-756, 2015
11) Asayama K, Ohkubo T, Kikuya M, et al : Prediction of stroke by home "morning" versus "evening" blood pressure values : the Ohasama study. Hypertens 48 : 737-743, 2006
12) Nishinaga M, Takata J, Okumiya K, et al : High morning home blood pressure is associated with a loss of functional independence in the community-dwelling elderly aged 75 years or older. Hypertens Res 28 : 657-663, 2005
13) Li Y, Vgontzas AN, Fernandez-Mendoza J, et al : Insomnia with physiological hyperarousal is associated with hypertension. Hypertens 65 : 644-650, 2015
14) Kario K, Matsui Y, Shibasaki S, et al : An alpha-adrenergic blocker titrated by self-measured blood pressure recordings lowered blood pressure and microalbuminuria in patients with morning hypertension : the Japan Morning Surge-1 Study. J Hypertens 26 : 1257-1265, 2008
15) Ibuki C, Seino Y, Otsuka T, Mizuno K : The fixed-dose combination of losartan/hydrochlorothiazide elicits potent blood pressure lowering during nighttime in obese hypertensive patients. J Clin Med Res 6 : 8-16, 2014

特集 循環器診療 薬のギモン――エキスパートに学ぶ薬物治療のテクニック
高血圧診療でのギモン

# 拡張期血圧がなかなか下がらない人．どの薬剤を使ったらいいの？

湯淺敏典／大石 充

## Point

- 拡張期血圧は心臓からの断続的拍出血流を，弾性血管と抵抗血管の連携により連続的血流に変換することで維持される．冠動脈血流や末梢血管に血液を送り込む重要な駆動圧である．
- 拡張期高血圧は比較的若い方にみられ，肥満や生活習慣に関連があり，近年の報告では収縮期高血圧と同様に予後や心血管イベントの発症とも関連している．
- 拡張期高血圧のコントロールには血管拡張薬だけでなく，降圧利尿薬の併用なども効果が高い．

## はじめに

高血圧症のなかで収縮期血圧は正常範囲にもかかわらず，拡張期血圧だけが高値の拡張期高血圧がある．通常，収縮期血圧は，左室から血液が拍出される，左室と動脈がつながっている状態での血圧であり，大動脈弁位で圧損失がない限りは左室圧とほぼ等しく，主に心拍出量と血管抵抗の2つに規定される．一方，拡張期血圧は大動脈弁の閉鎖後，弾性血管（大動脈，総頸動脈，鎖骨下動脈など比較的大きい血管）に蓄えられた左室からの血液が大動脈の弾性力による血管内圧として維持され，末梢血管（抵抗血管）に血液を送り込む駆動圧である．この拡張期血圧は心臓の断続的拍出を，弾性血管，抵抗血管の連携により血管内の連続的拍動流に変換して維持される（Windkesselモデル）[1]．このように拡張期血圧は冠動脈をはじめとして末梢血管に血液を送り込む重要な圧であるため，低すぎること（拡張期血圧60 mmHg未満）も，心筋障害に関連するなど，拡張期血圧のJカーブ現象（図1）[2]が報告されており，降圧治療の際にはこのことに留意して治療に当たるべきである[3,4]．

一方，この拡張期血圧は次の心拍で左室からの拍出血流を迎える圧であり，高すぎることも望ましくない．血圧は末梢血管抵抗と循環血液量の積で表されると考えられる．拡張期高血圧は大動脈の弾力性は維持されている状態で，末梢血管の抵抗が上昇し始めているか，循環血液量が増加している病態と考えられる．このまま放置すると，収縮期高血圧も合併するため，動脈硬化の進展の少ない，血管の弾性力も保たれる，可逆的なこの段階で血圧コントロールをする意義は非常に大きいと考えられる．一般臨床では拡張期血圧だけが高い場面に遭遇する以外に，最初は収縮期も高い高血圧症であったが，治療

ゆあさ としのり・おおいし みつる　鹿児島大学医歯学総合研究科心臓血管・高血圧内科学（〒890-0075 鹿児島県鹿児島市桜ヶ丘8-35-1）

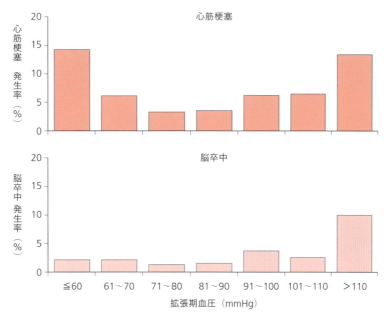

**図1** 拡張期血圧と心筋梗塞，脳卒中発生率の関係
冠動脈に関連する心筋梗塞の発生率と拡張期血圧の関係にJカーブ現象を認めるのに対し，脳卒中にJカーブ現象はみられていない．（文献[2]より引用改変）

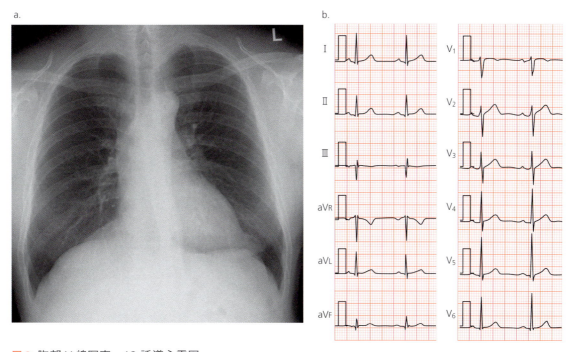

**図2** 胸部X線写真，12誘導心電図
a. 胸部X線写真：心胸比47％，うっ血，胸水認めず．
b. 12誘導心電図：正常洞調律　心拍数68/分　Q波（Ⅲ誘導）．

中に収縮期血圧は下がるも拡張期血圧がなかなか下がらない場面に遭遇することがあり，その機序を考えながら薬剤選択し，生活習慣や食生活まで介入していくことが必要になることもある．

ここで，拡張期高血圧に対し当科で治療した症例を提示する．

## 症例

51歳　男性．健診で高血圧を指摘され来院．主

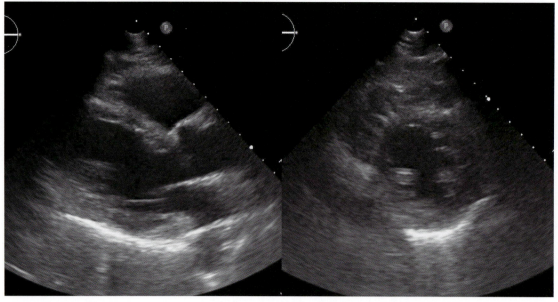

図3 心エコー図検査
左室拡張末期径/収縮末期径：44 mm/26 mm，左室駆出率：72％，心室中隔壁厚/左室後壁厚：11.7 mm/11.6 mm，左房径：35 mm，有意な弁膜症はなし．

表1 血液生化学検査，尿検査

| | | | |
|---|---|---|---|
| 白血球 6.08×10³/μl | LDH 201 U/L | コルチゾール 20.0 μg/dl | |
| 赤血球 4.93×10⁶/μl | ALP 244 U/L | ACTH 42.9 pg/dl | |
| Hb 15.4 g/dl | BUN 18 mg/dl | BNP 5.8 pg/ml | |
| Ht 46.3% | Cr 1.04 mg/dl | アドレナリン 132 pg/ml | |
| 血小板 229×10³/μl | 尿酸 6.5 mg/dl | ノルアドレナリン 240 pg/ml | |
| 総蛋白 6.8 g/dl | Na 142 mmol/L | ドーパミン 5 pg/ml | 尿 |
| AST 22 U/L | K 4.2 mmol/L | レニン 1.1 ng/m/hr | U-Cr 173.5 mg/dl |
| ALT 24 U/L | Cl 109 mmol/L | アルドステロン 145 pg/ml | U-Na 229 mEq/L |

訴，既往歴も特になく，生活歴は飲酒3合/日，週5日，喫煙なし（25歳時に禁煙）．家族歴は母親が高血圧で母方の叔父，叔母が虚血性心疾患の既往がある．

現病歴は，元来健康であったが，3年くらい前から健康診断で少しずつ血圧が上がってきていた．今回の健康診断で血圧166/121 mmHgと高血圧を指摘され勤務先の産業医より当科へ紹介受診となった．

当院初診時の現症では，身長170 cm，体重74 kg，body mass index（BMI）：25.6，血圧174/114 mmHg，心雑音なし．呼吸性雑音も認めず．腹部および頸部雑音聴取せず．胸部単純X線写真では心拡大なく，肺野に異常所見も見られなかった（図2a）．12誘導心電図では正常洞調律で左室高電位なども認めなかった（図2b）．心エコー図検査では左室壁運動は良好で左室肥大も認めず，有意な弁膜症も認めなかった（図3）．各血液生化学データほか，を表1に示す．電解質異常もClがやや高い以外は顕著なものはなく，肝腎機能は正常，Cushing症候群，褐色細胞腫は否定的なデータであった．腎血管性高血圧症に関しても腎動脈エコーを施行し，狭窄病変はなく否定的であった．原発性アルドステロン症に関しても各負荷試験陰性であった．

以上より，本態性高血圧症と診断した．心血管イベントのリスク因子として高血圧以外に肥満

（BMI：25.6）あり．脂質系はLDL-C 135 mg/dlで正常上限，糖尿病は基準を満たさなかった．慢性腎臓病，蛋白尿も認めなかった．各検査の経過中，血圧は166〜172/110〜122 mmHgで経過しており，Ⅱ〜Ⅲ度高血圧でリスク第2層として生活習慣の是正とともに，降圧治療を開始した．

　カルシウム拮抗薬（アムロジピン）を開始し，経過中にアンジオテンシンⅡ受容体拮抗薬（オルメサルタン）も併用，漸増して降圧をはかった．その間に運動もするようになり，体重が71 kg（−3 kg）と肥満の解消につながった．食生活に関しても努力はされているようであったが，夕食は外食が多い状況であった．それでも治療開始後2カ月，アムロジピン5 mg/日，オルメサルタン40 mg/日の内服薬で家庭血圧125〜135/95〜105 mmHgまで改善を認めた．

　その後収縮期血圧は135 mmHg前後で落ち着いたが，拡張期血圧が100 mmHg前後を推移しなかなか低下しなかったため，ヒドロクロロチアジド12.5 mg/日を追加したところ，家庭血圧が110〜125/80〜90 mmHgと著明に低下した．診察室血圧も126/80 mmHg前後に落ち着き，患者さん自身も薬剤追加後に明らかに拡張期血圧も下がったことに驚かれていた．特にふらつきなどなく，現在も内服加療中である．

## 拡張期高血圧の病態と対策

　拡張期高血圧の機序は，比較的中枢の大動脈や動脈を構成する弾性血管はまだ保たれているが，末梢の細動脈を構成する抵抗血管が収縮することによる末梢血管抵抗の上昇，もしくは循環体液量の増加によると考えられる．したがって，まだそれほど動脈硬化が進行していない比較的若い世代に多くみられる．肥満や喫煙なども関連しているため，それら生活習慣の改善も効果がある．薬剤としては，今回提示した症例のように治療開始当初，収縮期優位ではあるが，収縮期・拡張期両方とも高い場合は，血管拡張を期待したカルシウム拮抗薬および血管リモデリングの抑制を期待したRAS系阻害薬が理論的に効果を期待できる．本症例のように，それでも拡張期血圧が下がらない場合も実診療では多く認められ，循環血液量の減少を目的とした降圧利尿薬の追加投与が効果的である．特に食塩感受性が高い方（自宅で血圧が高いのに，入院して病院食だと下がる方など）は良い適応であろう．これまでのFinn-Home study[5]やPROGRESS試験[6]から拡張期血圧だけ高い方も，予後に影響するため，治療介入により有意に心血管イベントを抑制できたことが示されており，2014年に一新された高血圧治療ガイドライン[7]でも拡張期血圧のコントロールが重要とされ，収縮期血圧同様に目標値を明示されている．

## 最後に

　拡張期高血圧は収縮期高血圧に比べ，これまであまり注目されてこなかったが，近年の報告では予後や心血管イベントの発症に関連することがわかっており，目標値まで調整することが重要である．拡張期高血圧の病態は，肥満や食生活を含めた生活習慣と関連が強いため，それらの改善をはかる．そして血管拡張薬，降圧利尿薬などを使用して目標値まで下げることで動脈硬化の進展予防につながることが期待される．

---

文献

1) London GM, Guerin AP : Influence of arterial pulse and reflected waves on blood pressure and cardiac function. Am heart J 138 : 220-224, 1999
2) Messcrli FH, Panjrath GS : The J-Curve between blood pressure and coronary artery disease or essential hypertension. J Am Coll Cardiol 54 : 1827-1834, 2009
3) McEvoy JW, Chen Y, Rawlings A, et al : Diastolic blood pressure, subclinical myocardial damage, and cardiac events. J Am Coll Cardiol 68 : 1713-1722, 2016
4) Cruickshank JM, Thorp JM, Zacharias FJ : Benefits and potential harm of lowering high blood pressure. Lancet 1 : 581-584, 1987
5) Niiranen TJ, Rissanen H, Johansson JK, et al : Overall cardiovascular prognosis of isolated systolic hypertension, isolated diastolic hypertension and pulse pressure defined with home measurements : the Finn-home study. J Hypertens 32 : 518-524, 2014
6) Arima H, Anderson C, Omae T, et al : Effects of blood pressure lowering on major vascular events among patients with isolated diastolic hypertension : the perindopril protection against recurrent stroke study（PROGRESS） trial. Stroke 42 : 2339-2341, 2011
7) 日本高血圧学会高血圧治療ガイドライン作成委員会（編）：高血圧治療ガイドライン2014（JSH2014）．ライフサイエンス出版，東京，2014

特集 循環器診療 薬のギモン──エキスパートに学ぶ薬物治療のテクニック
高血圧診療でのギモン

# 腎機能障害の高血圧．どこまでACE阻害薬・ARBは使えるのか？

長澤康行

> **Point**
> - ACE阻害薬・ARB投与による腎予後の改善は，輸出細動脈拡張により糸球体内圧を下げ，糸球体過剰濾過を改善することによると考えられている．
> - ACE阻害薬・ARB投与開始初期（概ね3カ月以内）の30%以内のクレアチニンの上昇は，むしろその後の腎予後の改善を示しており，継続投与すべきである．また，同様の現象は，心保護作用にも報告されている．
> - ACE阻害薬・ARB投与開始初期（概ね3カ月以内）の30%以上のクレアチニンの上昇は，腎動脈狭窄などを念頭に置き，いったん中止後精査が必要である．

　腎機能障害が存在する患者への降圧療法としては，CKD診療ガイドライン[1])や，高血圧治療ガイドラインで[2])，ACE阻害薬・ARBが第一選択薬として挙げられている．これらは，ACE阻害薬・ARBが降圧薬のなかで最も腎保護作用に優れていることに基づいている．この腎保護作用は，ACE阻害薬やARBは輸出細動脈を拡張させ糸球体内圧を下げる力が強いことによる（**図1**）．糸球体の過剰濾過があると腎機能の低下速度が速くなることは，糖尿病ではよく知られており[3])，これを改善することは腎予後を改善するのに有効であると考えられている．本稿では，まずどのようにACE阻害薬・ARBが腎障害時に起こっている糸球体過剰濾過を改善するかを述べていく．そのうえで，ACE阻害薬やARBを使用時にクレアチニンが上昇すること，すなわち腎機能が低下することがしばしば認められ，このようなときに薬剤の使用を継続すべきかあるいは中止するべきかについて，指し示すものはなく，本稿では

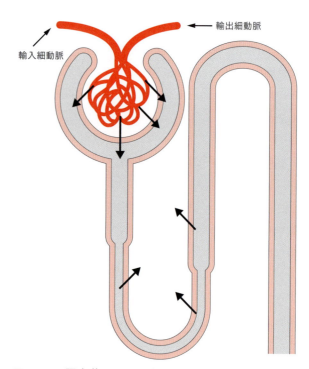

図1 ACE阻害薬・ARBは輸出細動脈を拡張させる

ながさわ　やすゆき　兵庫医科大学内科学腎・透析科（〒663-8501 兵庫県西宮市武庫川町1-1）

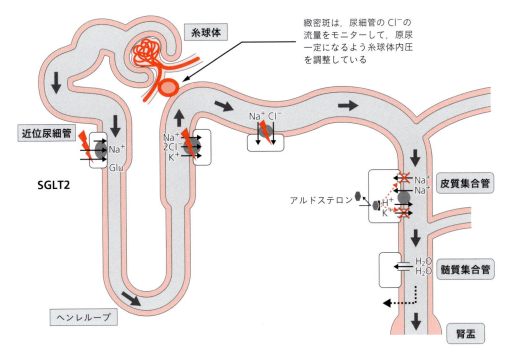

図2 利尿薬の作用点

このどこまで継続できるかについての考え方を述べていく.

## 糸球体過剰濾過について

### 1・慢性腎臓病における糸球体過剰濾過

慢性腎臓病のステージは推定糸球体濾過量で決められている.このステージのなかでより病的意義が高まるステージ3以上は推定糸球体濾過量が60ml/min/体表面積を下回っていることとなる.腎機能がこの程度まで低下すると,残っている糸球体は当然ながら,1つ当たりとしては過剰な濾過をしていることとなる.つまり,腎機能が低下してくると1つ当たりの残存糸球体は,過剰濾過を行っていることとなる.いわゆる塩分制限や蛋白制限は,この残存糸球体への負担を少しでも減らすことに繋がると考えられており,推奨されている.

### 2・糖尿病患者における糸球体過剰濾過

糖尿病で血糖のコントロールが悪い状態では,腎機能の低下が認められるより前の段階で,糸球体の過剰濾過が認められることが知られている.この機序としては,以下のように考えられている.血糖コントロールが不良な状況下では,近位尿細管に到達する尿細管腔内の原尿の糖濃度が高いことになる.近位尿細管ではSGLT2（sodium glucose cotransporter 2）を通じて原尿内の糖の再吸収を行っており,通常の血糖では尿中の糖が漏れることはない（図2）.しかし,高血糖下では尿細管中の管腔内の糖濃度も上昇してしまい,SGLT2を介しての糖の再吸収は亢進する.このとき,Naも同時に再吸収されるために,近位尿細管以降に流れるNaイオンは減少し,Na陽イオンと対となるCl陰イオンも減少する.緻密斑では,このCl陰イオンの流量をモニターしており,この流量が減少すると原尿の生成が不十分であると判断し,輸入細動脈を広げることで糸球体内圧を上昇させ原尿の生成を増やそうとする.これが糖尿病における糸球体過剰濾過である[4].これは血糖が高いことに端を発しているので血糖コントロールが十分良くなるだけで改善しうる病態ではあるが,現実には持続することが多い.この糸球体過剰濾過は,微量アルブミン尿発症の原因となり,腎機能の低下速度が上昇することが知られている[3].

**表1** 高齢になると糸球体1つ当たりの糸球体濾過量が増加する（文献5)より引用改変）

| 年齢 | ネフロン数 | Single Nephron GFR（nl/min） | Total GFR（ml/min） |
|---|---|---|---|
| 18～29 | 970,000 | 79 | 127 |
| 30～39 | 930,000 | 77 | 124 |
| 40～49 | 850,000 | 81 | 114 |
| 50～59 | 810,000 | 80 | 106 |
| 60～64 | 750,000 | 79 | 101 |
| 65～69 | 720,000 | 76 | 95 |
| 70～75 | 480,000 | 110 | 96 |

## 3・高齢者の糸球体過剰濾過

糸球体は再生能力がないために，年齢が上昇するに伴い，単調減少していくと考えられている．高齢者では当然糸球体数が大きく減少していることとなり，残存している糸球体1つずつは過剰濾過となっていると考えられる．近年，移植のドナー腎の糸球体数と年齢，そして1つ当たりの糸球体の糸球体濾過量の関係が報告されており[5]，高齢者においては一見糸球体濾過量が正常でも1つ当たりの糸球体の糸球体濾過量は過剰となっていることが報告されている（**表1**）．

## ACE阻害薬・ARBによる糸球体過剰濾過の改善効果

糸球体は入口である輸入細動脈，出口である輸出細動脈が，両者ともに動脈という非常に特殊な構造を取っている（**図1**）．入口にも出口にも蛇口が付いているようなものであり，全身の血圧と独立して内圧をコントロールすることを可能としている．前項で述べたように，慢性腎臓病・糖尿病・高齢では糸球体の過剰濾過が存在することが多い．そして，糸球体の内圧を下げることが糸球体の過剰濾過を改善することに繋がり，そのためには輸入細動脈に比して，より強く輸出細動脈を拡張する作用があることが望ましく，その作用がある降圧薬がACE阻害薬・ARBである．このため，慢性腎臓病患者における降圧療法としては，CKD診療ガイドラインや高血圧治療ガイドラインで，ACE阻害薬・ARBが第一選択薬として挙げられている．

## 投与初期のクレアチニン30％以内の上昇時

糸球体の過剰濾過をACE阻害薬・ARBが改善した場合，過剰濾過がなくなった分だけ，腎機能は当然見かけ上，低下することになる．この低下は，もともと過剰濾過になっていたものが改善していることを示しているので，むしろ腎予後が良くなることが期待されることになる．実際，ロサルタンによる腎保護作用を検討したRENAAL試験のサブ解析で，投与3カ月以内に推定糸球体濾過量が低下した群のほうが，よりその後の腎保護作用が強いことが示されており[6]，投与初期のクレアチニン上昇は，むしろ過剰濾過の改善の証明と考えてよいと考えられる（**図3**）．また，同様の現象はACE阻害薬で認められ，投与後6年経って投薬を中止すると腎機能は改善する，すなわち糸球体過剰濾過が再び生じることが報告されている（**図4**）[7]．これらのことから，30％以内のクレアチニン上昇は，むしろ予後改善を示していると考えられ継続使用が望ましいと考えられる．

心保護作用についても，糸球体の過剰濾過のあるようなRAS系の亢進がある病態にRAS系の阻害薬を使用したほうが予後をより良くする可能性がある．実際，降圧療法における大規模研究のメタ解析で，降圧に伴い腎機能が悪化すること自体は生命予後不良を示すが，RAS系の阻害薬での腎機能悪化はその予後悪化が小さく，やはりRAS系の予後阻害薬の使用は推奨され，RAS系阻害薬による腎機能悪化で薬剤を中止はする必要がないとされている[8]．

## 投与初期のクレアチニン30％以上の上昇時

投与初期にクレアチニン値が30％以上上昇した場合は，腎動脈狭窄症が隠れており，RAS系が亢進することで何とか100％閉塞を免れていたものが，RAS系阻害薬使用を契機に100％狭窄に進行したことを念頭に置かなければならない．動脈の閉塞は90～99％と100％には症状に大きな差が生まれることになる．この場合はいったん薬剤を中止

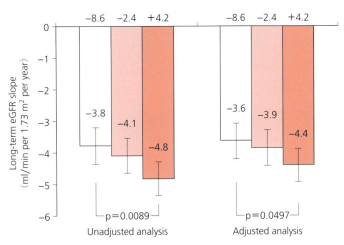

図3 投与初期のeGFRの低下とその後の腎障害進行速度(文献[6]より引用)

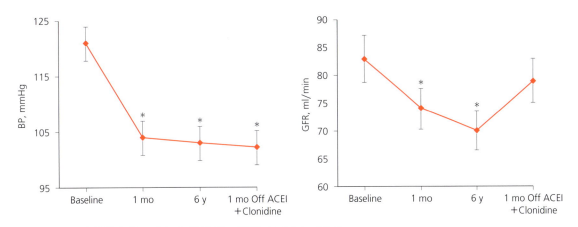

図4 ACE阻害薬投与後の血圧と腎機能の推移(文献[7]より引用)

し,腎動脈狭窄などが隠れていないか精査が必要となる.

## ゆっくりと腎機能障害が進行した場合

内服開始後も経時的に緩徐に腎機能が悪化していることはしばしば認められ,これ自体は仕方がないことでもある.このゆっくりした腎機能障害の進行時にRAS系の阻害薬を中止する必要は原則的にはない.残存糸球体は過剰濾過になっており,それを少しでも軽減していると考えられる.また多くの腎代替療法の開始をアウトカムとした臨床研究も原則を継続使用としており,あるクレアチニンレベルをもって中止したりはしていない.

ただ,RAS系の阻害薬には高カリウム血症が惹起することがあり,特にスピロノラクトンなどを併用時により顕著に認められる.軽度の高カリウム血症は許容されることも多いが,高度の高カリウム血症は徐脈や心停止の原因となるため,このような場合はRAS系の阻害薬を中止すべきである.また,ACE阻害薬の多くが腎排泄であり腎機能低下時には効果が増強・遷延しやすくなることも注意が必要になる.

## 急激な腎機能低下が認められた場合(acute on chronic)

脱水・感染・造影剤の使用など多くの原因で,もともと悪かった腎機能がさらに低下することがあ

る．ACE阻害薬・ARBを用いて，糸球体が休んでいる状態で腎臓を傷害する因子が発生すると，傷害が大きくなってしまう可能性がある．このため，何らかの新たな急性腎障害が発症した場合は，いったんACE阻害薬・ARBを中止するほうが良い場合がある．ただ，中止すれば当然血圧は上昇するので注意が必要である．

また，RAS系はそもそも体にナトリウムを維持するためのシステムであり，ここを阻害するということは，ナトリウムを喪失しやすくなることを意味する．これは，夏に脱水になりやすいことを意味するので，夏の過降圧にも注意が必要であり，収縮期で110 mmHgを切るような場合は降圧薬の調整が必要である．

## 文献

1) 日本腎臓学会（編）：エビデンスに基づくCKD診療ガイドライン2013．東京医学社，東京，2013
2) 日本高血圧学会高血圧治療ガイドライン作成委員会（編）：高血圧治療ガイドライン．ライフサイエンス出版，東京，2014
3) Ruggenenti P, Porrini EL, Gaspari F, et al ; Investigators GFRS : Glomerular hyperfiltration and renal disease progression in type 2 diabetes. Diabetes Care 35 : 2061-2068, 2012
4) Cherney DZ, Perkins BA, Soleymanlou N, et al : Renal hemodynamic effect of sodium-glucose cotransporter 2 inhibition in patients with type 1 diabetes mellitus. Circulation 129 : 587-597, 2014
5) Denic A, Mathew J, Lerman LO, et al : Single-Nephron Glomerular Filtration Rate in Healthy Adults. N Engl J Med 376 : 2349-2357, 2017
6) Holtkamp FA, de Zeeuw D, Thomas MC, et al : An acute fall in estimated glomerular filtration rate during treatment with losartan predicts a slower decrease in long-term renal function. Kidney Int 80 : 282-287, 2011
7) Bakris GL, Weir MR : Angiotensin-converting enzyme inhibitor-associated elevations in serum creatinine : is this a cause for concern? Arch Intern Med 160 : 685-693, 2000
8) Schmidt M, Mansfield KE, Bhaskaran K, et al : Serum creatinine elevation after renin-angiotensin system blockade and long term cardiorenal risks : cohort study. BMJ 356 : j791, 2017

---

**循環器ジャーナル**

▶ 2017年1月号 [ Vol.65 No.1　ISBN978-4-260-02942-1 ]

1部定価：本体4,000円＋税
年間購読 好評受付中！
電子版もお選びいただけます

【特集】**Clinical Scenarioによる急性心不全治療**

企画：加藤真帆人（日本大学医学部内科学系循環器内科学分野）

### 主要目次

■I. 心不全総論：心不全の概念と診断法
心不全とは何か？／加藤真帆人

■II. 急性心不全総論：急性心不全の評価方法
Clinical Scenariosとは何か？／佐藤直樹

■III. Clinical Scenario 1：起坐呼吸を呈する急性心不全
なぜ起坐呼吸が生じるのだろう？／岸　拓弥
急性心不全の呼吸管理はこうする！／岡島正樹

■IV. Clinical Scenario 2：体液過剰を伴う急性心不全
Congestionとは何か？／猪又孝元
急性心不全治療薬としての利尿薬のエビデンス
　／駒村和雄

■V. Clinical Scenario 3：低心拍出を伴う急性心不全
Low Cardiac Outputをどう診断するか？
　／中村牧子、絹川弘一郎
急性心不全治療薬としての強心薬のエビデンス
　／志賀　剛

■VI. Clinical Scenario 4：急性冠症候群（ACS）に伴う急性心不全
血行動態が破綻した心不全を伴うACSの治療戦略
　／秋山英一、木村一雄

■VII. Clinical Scenario 5：右心不全
急性肺血栓塞栓症についてのエビデンス
　／熊谷英太、福本義弘
急性肺血栓塞栓症を治療する／山田典一

■VIII. トピックス
心房細動を合併した急性心不全／金城太貴、山下武志
COPDを合併した急性心不全／大西勝也

---

**医学書院**　〒113-8719　東京都文京区本郷1-28-23　［WEBサイト］http://www.igaku-shoin.co.jp
　　　　　　　［販売部］TEL：03-3817-5650　FAX：03-3815-7804　E-mail：sd@igaku-shoin.co.jp

腎機能評価と薬の特徴から読み解く、上手な薬の使いかた

# 腎機能に応じた投与戦略
## 重篤な副作用の防ぎかた

監修　向山政志　熊本大学医学部教授・腎臓内科学
　　　平田純生　熊本大学薬学部教授・臨床薬理学
編集　中山裕史　熊本大学医学部講師・腎臓内科学
　　　竹内裕紀　東京薬科大学准教授・医療実務薬学
　　　門脇大介　熊本大学薬学部准教授・臨床薬理学

■本書の特徴
重篤な副作用を回避するために医師、薬剤師が知っておきたいキーワード、考え方、計算式を、症例をあげながら具体的に解説。NSAIDs、β遮断薬、スタチン、抗菌薬など、処方頻度の高い薬のリスクと注意ポイントについて、実践的な情報を記載した。腎機能を正しく評価するための「10の鉄則」と、圧倒的な情報量の「腎機能別薬剤投与量一覧表」を収載！上手な薬の使いかたを導く。

■目次
第1章　この副作用，防げますか？
第2章　副作用を起こさないために知っておきたい腎機能の話
第3章　診療科別　危ない薬，意外と使える薬
第4章　腎機能を正しく評価する「10の鉄則」
第5章　腎機能別薬剤投与量一覧表

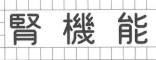

●B5　頁400　2016年　定価：本体5,800円＋税　[ISBN978-4-260-02864-6]

医学書院
〒113-8719　東京都文京区本郷1-28-23　　[WEBサイト] http://www.igaku-shoin.co.jp
[販売部] TEL：03-3817-5650　FAX：03-3815-7804　　E-mail：sd@igaku-shoin.co.jp

特集　循環器診療　薬のギモン——エキスパートに学ぶ薬物治療のテクニック
**虚血性心疾患・SHD 診療でのギモン**

# PCI 後の抗血小板薬は，やめるタイミングはいつ？

北原秀喜／小林欣夫

**Point**
- 第 2 世代以降の薬剤溶出性ステント（DES）では，抗血小板薬 2 剤併用療法（DAPT）は 6 カ月，もしくは症例によっては 3 カ月で中止可能と考えられる．
- 心血管イベントのハイリスク症例においては，出血リスクを鑑みつつ長期 DAPT も検討すべきである．
- 抗血栓薬 3 剤併用はできるだけ短期間とし，抗凝固薬は直接経口抗凝固薬（DOAC）の低用量を，抗血小板薬はクロピドグレルを中心としたレジメンを考慮する．

## はじめに

　冠動脈疾患に対する経皮的冠動脈インターベンション（PCI）が発展してきた歴史のなかで，治療後の抗血小板薬 2 剤併用療法（DAPT）の確立は不可欠であった．しかし，PCI に主に使用されている薬剤溶出性ステント（DES）に関しては，DAPT 期間に関する様々な検討がなされてきたが，未だ最終的な結論が出ていないのが現状である．特に日本人においては，欧米人と比べて心血管死や心筋梗塞などのイベント発生頻度は少ない傾向にある一方[1]，出血性イベントは多いことが指摘されており[2]，海外の臨床試験やガイドラインの内容をそのまま日本人に適応させられないことも考慮しなければならない．また，心房細動を合併している場合，PCI 後に抗凝固薬と DAPT の 3 剤併用療法が必要となるため，出血リスクとの兼ね合いをしっかり考えてその期間を決める必要がある．ここでは，PCI 後の抗血栓療法について概説したいと思う．

## PCI 後の抗血小板薬 2 剤併用療法（DAPT）

### 1 ▪ ベアメタルステント（BMS）の場合

　DES が広く普及している現代においても，大血管，抗凝固薬内服，高出血リスク，担癌患者など，少数ではあるが BMS が使用されることがある．日本循環器学会のガイドラインでは，急性冠症候群（ACS）および安定冠動脈疾患にかかわらず BMS 留置後の DAPT 期間は 1 カ月以上となっている．一方で，海外のガイドラインでは，安定冠動脈疾患の場合は BMS 留置後の DAPT は 1 カ月以上とされているものの，ACS であれば BMS であっても 12 カ月以上が推奨されている[3,4]．日本人においてはステント血栓症が少なく出血リスクが比較的高いことから，基本的には BMS 留置後の DAPT は 1 カ月間

きたはら　ひでき・こばやし　よしお　千葉大学大学院医学研究院循環器内科学（〒260-8677 千葉県千葉市中央区亥鼻 1-8-1）

表1 各種ガイドラインにおける推奨DAPT期間

| 学会 | 発行年 | 病態 | 推奨DAPT期間 | Class | エビデンスレベル |
|---|---|---|---|---|---|
| 日本循環器学会 | 2011 | 安定冠動脈疾患 | BMS：1カ月<br>DES：12カ月 | I | A |
| | 2012 | 非ST上昇型急性冠症候群 | | I | A |
| | 2013 | ST上昇型急性心筋梗塞 | | I | B |
| 欧州心臓病学会 | 2014 | 安定冠動脈疾患 | BMS：1カ月<br>DES：6カ月 | I | A<br>B |
| | | 急性冠症候群 | BMS/DES：12カ月 | I | A |
| 米国心臓病学会/<br>米国心臓協会 | 2016 | 安定冠動脈疾患 | BMS：1カ月<br>DES：6カ月 | I | A<br>B-R |
| | | 急性冠症候群 | BMS/DES：12カ月 | I | B-R |

で問題ないと考えられる．ただし，虚血性イベントのリスクが高い症例や，消化管出血既往例，脳梗塞や閉塞性動脈硬化症合併例においては，DAPT終了後にアスピリン単剤ではなくクロピドグレル単剤にすることを検討してもよいと思われる．

## 2 ▪ 薬剤溶出性ステント（DES）の場合

### 1）現在のガイドライン（表1）

日本循環器学会からは，2011年に「安定冠動脈疾患における待機的PCI」，2012年に「非ST上昇型急性冠症候群」，2013年には「ST上昇型急性心筋梗塞」に関するガイドラインがそれぞれ出ているが，いずれもDES留置後は12カ月以上のDAPTが推奨されている．一方，欧米のガイドラインにおいては，ACSでは12カ月以上，安定冠動脈疾患では6カ月以上のDAPTが推奨となっている[3,4]．

### 2）DES留置後DAPT期間の短縮

最初にDESが臨床導入された2002年当初のDAPT期間は3カ月であったが，2004年頃から遅発性ステント血栓症の発生が問題視されるようになった．特にDAPTの早期中断がステント血栓症のリスクになることがわかり，少なくとも12カ月間のDAPT，あるいは可能であれば一生涯のDAPT継続が考慮されるようになった．その後，DES留置手技の成熟（ステント拡張不良や圧着不良，残存狭窄などの回避）や，第2世代以降のDESの開発が進むことで，ステント血栓症の頻度が減少し，今度はDAPT期間が短縮される方向へと向かっていった．いくつかの大規模試験により，DAPT継続期間を12カ月から6カ月，3カ月へと短縮しても，ステント血栓症を含めた心血管イベントの発症リスクは変わらず，出血性イベントは軽減することが相次いで報告されている（表2）．これらの結果に伴い，2014年には欧州心臓病学会（ESC）から[3]，2016年には米国心臓病学会/心臓協会（ACC/AHA）から[4]，安定冠動脈疾患においてDES留置後6カ月間のDAPTでよいとする勧告が出されている．本邦からも2016年のESCで発表されたNIPPON試験から，NoboriステントDAPT期間6カ月と18カ月の間では有害事象の発生率に差はなかったことが報告されているが，未だ日本循環器学会のガイドライン改訂にまでは至っていない．また，本邦で行われたSTOPDAPT試験[5]において，Xienceステント留置後のDAPT期間を3カ月に短縮可能と医師が判断した症例を登録し，約90%が1年間DAPTを継続したRESET試験のXience群をヒストリカルコントロールとして比較したところ，1年後の心血管イベントおよび出血は少ない傾向であった．したがって，医師がリスク評価をしたうえで，安全性が高い症例を見極めてDAPTを早期に中止することは許容されるものと考えられる．

ただし，どこまでDAPTを短縮可能であるかは明確にはわかっていない．本邦から発表されたMECHANISM-Elective試験では，光干渉断層法（OCT）を用いてXienceステント留置後のストラットの被覆状況を観察しているが，留置後1カ月時点で既に93.6%が被覆されていた．当院で行った検討では，第2世代DES留置後約3週間の

表2 DAPT期間に関する主な臨床試験

| 臨床試験名 | 症例数 | DAPT期間（月） | DES | 一次エンドポイント | 結果 |
|---|---|---|---|---|---|
| REAL-LATE ZEST-LATE | 2,701 | 12 vs. 24 | SES/PES/ZES | 2-year cardiac death/MI | 有意差なし |
| EXCELLENT | 1,443 | 6 vs. 12 | SES/EES | 1-year cardiac death/MI/TVR | 有意差なし |
| PRODIGY | 1,970 | 6 vs. 24 | EES/PES/ZES/BMS | 2-year death/MI/stroke | 有意差なし |
| ITALIC | 2,031 | 6 vs. 24 | EES | 1-year death/MI/stroke/TVR/major bleeding | 有意差なし |
| ISAR-SAFE | 4,000 | 6 vs. 12 | Any DES | 15-month death/MI/ST/stroke/major bleeding | 有意差なし |
| OPTIMIZE | 3,119 | 3 vs. 12 | ZES | 1-year death/MI/stroke/major bleeding | 有意差なし |
| TL-PAS | 2,191 | 12 vs. 30 | PES | 33-month death/MI/stroke/ST | 長期DAPTが有害事象を低減 |
| DAPT | 9,961 | 12 vs. 30 | Any DES/BMS | 33-month death/MI/stroke/ST | 長期DAPTが有害事象を低減 |
| NIPPON | 2,772 | 6 vs. 18 | BES | 18-month death/MI/stroke/major bleeding | 有意差なし |

BES：biolimus-eluting stent, EES：everolimus-eluting stent, MI：myocardial infarction, PES：paclitaxel-eluting stent, SES：sirolimus-eluting stent, ST：stent thrombosis, ZES：zotarolimus-eluting stent

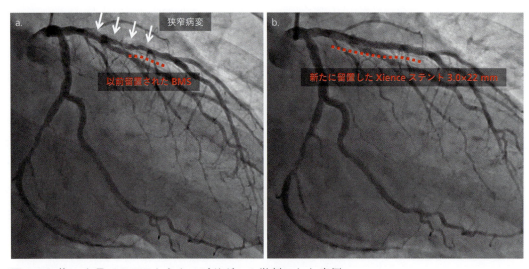

図1 PCI後1カ月でDAPTからクロピドグレル単剤にした症例

70代男性．左冠動脈前下行枝（LAD）にBMS留置歴のある方だが，アスピリン喘息のためクロピドグレル単剤を内服していた．労作時胸痛が出現するようになったため冠動脈造影（CAG）を行ったところ，LADのBMS内から手前に連なるびまん性の狭窄病変（75%）を認めていた（a）．冠血流予備量比（FFR）を測定したところ0.76と低値であったため，DES留置を行った（b）．クロピドグレルにシロスタゾールを加えて2剤併用療法としたが，動悸が強かったため，1カ月は我慢してもらった後にシロスタゾールを中止としクロピドグレル単剤とした．

時点で，非オーバーラップ部位は被覆率74%であり，オーバーラップ部位は被覆率48%であった[6]．過去の病理学的検討から，被覆率70%未満ではステント血栓症リスクが高くなると指摘されていることから[7]，これらの結果を踏まえると症例によっては1カ月程度経過すればDAPT終了も可能と考えられる．これに関しては，本邦で進行中であるSTOPDAPT2試験がXienceステント留置後のDAPT期間を1カ月に短縮した場合の安全性を評価する試験であり，DAPTをどこまで短縮することができるのか，試験結果が待たれるところである．ただし上記結果から，オーバーラップして複数本ステントが留置されている症例などは1カ月での早期DAPT中止にはリスクが伴う可能性がある．また，早期にDAPTを中止した場合は，アスピリンではなくクロピドグレル単剤とすることも考慮してもよい

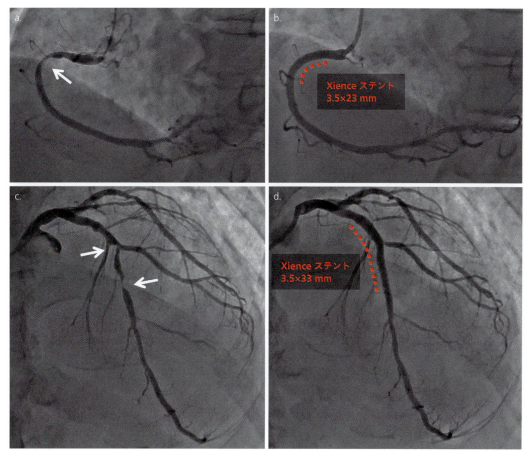

**図2 PCI後1カ月でDAPTを休薬し外科手術を行った症例**
80代男性．大腸癌術前精査中であったが，労作時胸痛が出現するようになったためCAGを施行．LADと右冠動脈（RCA）に高度狭窄を認めていた（**a**, **c**）．新規発症の不安定狭心症と判断し，手術に先行してPCIを施行．それぞれにDES留置を行った（**b**, **d**）．1カ月間のDAPTの後，休薬期間を最小限にするためにアスピリンは1週間前から，クロピドグレルは5日前から休薬とし手術を施行．術後出血が落ち着いた時点でDAPT再開とした．

かもしれない．

当院では，DESを留置しDAPTを開始したにもかかわらず，何らかの原因により継続が困難となった症例でも，最低1カ月間のDAPTは順守するようにしている（図1）．また，手術のために一時的な休薬が必要な症例においては，基本的にはDES留置後3カ月以上待つようにしているが，術前にPCIが必要であり，かつ手術もあまり待てない場合は，DES留置後1カ月で休薬し手術を行うこともある（図2）．その場合，できるだけ血栓症リスクが残らないよう，慎重かつシンプルなDES留置法を心がける必要がある．

### 3）長期DAPT期間に関する臨床試験

短期DAPTへと向かう流れがある一方で，長期DAPTが予後を改善するという報告もいくつか出ている（表2）．DAPT試験は，30カ月間と12カ月間のDAPTを比較した試験であるが，30カ月群は12カ月群に比較して，ステント血栓症および心脳血管有害事象の発生率が有意に低かった[8]．一方，出血は30カ月群で多かったものの，重篤な出血には有意差はなかった．この試験で使用されたDESは約4割が第1世代であり現在の実臨床を反映しきれていない可能性があるが，症例によっては長期DAPTを考慮すべきであることを示唆している．また，PEGASUS-TIMI 54試験の結果も長期DAPTを支持するものであった[9]．心筋梗塞既往のある症例を対象に，アスピリンに追加して，チカグレロル90 mg群（180 mg/日），60 mg群（120 mg/日）とプラセボ群の3群を比較した試験であるが，3年後の複合イベント発生率は両チカグレロル群ともに

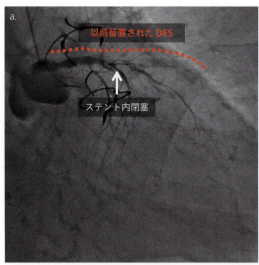
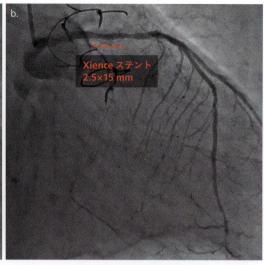

**図3** 長期DAPT中に観血的処置に備えて単剤にしたところ，急性心筋梗塞を発症したハイリスク症例

60代男性．慢性腎不全のため透析中であり，過去に2回CABGを行っている．しかし，バイパス血管はすべて閉塞しており，左回旋枝（LCX）とRCAは入口部で閉塞しているため，LADのみが開存しLCXとRCAへは側副血行が流れている状態であった．また，左主幹部からLADにかけては，他院にてロータブレーター＋DES留置が行われている．さらにEF 20％台と低心機能であった．DAPTは継続のまま経過をみられていたが，DES留置後1年4カ月経過した頃に，透析中に血圧低下を来すようになり，除水不十分のため心不全症状を呈するようになった．動脈の表在化を行う方針となったため，クロピドグレルを中止（アスピリンは継続）．中止4日後に胸痛出現の後ショック状態となり，心電図上ST上昇を認めたため，当院へ搬送となった．搬送中に心肺停止状態となり，心肺蘇生を行いながら来院後直ちに体外循環を導入．CAGを行ったところ，LAD近位部のステント内が閉塞していた（**a**）．IVUSでは石灰化を含んだ新規動脈硬化病変を伴う血栓性閉塞を認めていた．DESを留置し血流は再開したが（**b**），心機能の改善には至らず，約2週間後にご逝去された．

プラセボ群と比較して有意に低かった．一方，出血イベントについてはチカグレロル群において有意に多かったが，重篤な出血には有意差はみられなかった．長期DAPTに関しては出血のリスクが増すため慎重に考慮する必要があるが，**図3**に示す症例のように極めて心血管イベントリスクが高いと考えられる場合にはDAPTをできるだけ継続すべきと考えられる．

## 3 ▪ 薬剤溶出性バルーン（DCB）の場合

DCBの使用はステント内再狭窄（ISR）に始まり，小血管や分岐部病変などにその使用が広がっている．ISR病変に対してはDCBを用いたPCI後少なくとも3カ月のDAPTが推奨されている．これは添付文書にも記載されており，国内臨床試験結果に基づいているものである．海外で行われた大規模レジストリからの報告では，病変の縛りがないなかで1カ月間のDAPTを推奨しており[10]，今後DAPT期間は短縮されていく可能性が高いと思われる．

## 4 ▪ 生体吸収性スキャフォールド（BVS）の場合

2016年に本邦でも承認されたBVSは，体内に留置後2～4年で分解され消失する特徴を有するが，DESと比較して血栓症が増える傾向にあることがわかってきた．その理由としては，第1世代DESと同程度に厚いストラット，DESよりも小さいacute gainや留置後最小内腔径[11]，新生内膜に被覆されていないストラットの分解・脱落[12]，などが関与していると考えられている．初期の臨床試験（ABSORB Cohort A/B・Ⅱ）ではDAPTは6カ月以上とされていたが，最近の試験（ABSORB Ⅲ・Ⅳ・Japan・China，AIDA）では12カ月以上投与となっている．しかし，完全に生体吸収されるまでは血栓症リスクが消失しない可能性があるため，12カ月以降も積極的にDAPTを継続する必要があると考えられる．特に，複雑病変，複数本留置症例，糖尿病，小血管，拡張不良など血栓症のリスクになりうる因子をもつ症例においては，24カ月あるいは

それ以上のDAPT継続が望ましいと考えられる．DAPT中のP2Y$_{12}$受容体阻害薬を何にするのかも議論のあるところだが，クロピドグレルよりも強力な血小板凝集抑制作用をもつプラスグレルが好ましいと考えられる．また，DAPT終了後にどの抗血小板薬の単剤にするのかも未だ明確な答えはなく，今後の臨床研究が期待されるところである．

## PCI後の3剤併用療法

### 1 • ガイドライン

冠動脈疾患患者が心房細動を合併している場合，PCI後は一時的に3剤併用療法を行う必要性が出てくる．しかし，本邦のガイドラインではそのような症例に対する抗血栓療法については明確な推奨がないのが現状である．2014年にESCから，ACS合併あるいはPCI後の心房細動患者における抗血栓療法に関するコンセンサスが発表された[13]．一連の流れはフローチャートで示されており，CHA$_2$DS$_2$-VAScスコアによる脳卒中リスクとHAS-BLEDスコアによる出血リスクに加え，冠動脈疾患の状態（安定冠動脈疾患かACSか）により層別化するため，レジメンが8つに分類されやや煩雑である感が否めなかった．2016年に出されたESCのガイドラインでは，フローチャートが簡略化され，わかりやすいものとなっている[14]．待機的PCIを行った心房細動患者では，3剤併用療法は1カ月とし，出血リスクが高ければ半年，低ければ1年で抗凝固薬単独とする．ACSでは，出血リスクが低ければ半年間の3剤併用療法，高ければ1カ月の3剤併用療法を行い，1年後には抗凝固薬単剤とすることが推奨されている．

使用する抗血小板薬（P2Y12阻害薬）にはクロピドグレルが推奨されており，プラスグレルやチカグレロルに関してはデータが不十分であり現時点では抗凝固薬との併用は推奨されていない．このガイドラインではワルファリンと直接経口抗凝固薬（DOAC）は同様の位置付けであるが，以前よりDOACのほうがワルファリンと比べて出血リスクが少ないと報告されていることから[15]，出血リスクが高いと考えられている日本人においては，できるだけDOACを選択するほうがよいと思われる．DOACの場合は，出血リスク低減のため低用量の使用が推奨されている．腎機能が問題なければ，低用量での臨床データが豊富であり中和剤の使用も可能となったダビガトランが，軽度腎機能低下症例（CCr 30～50 ml/min）であれば，そのような群でも出血が少ないとの報告があるアピキサバンやエドキサバンが適しているのではないかと考えられる．

### 2 • 3剤併用療法について

ワルファリンを用いたWOEST試験では，抗凝固療法中にPCIが施行された症例において2剤併用療法（ワルファリン＋クロピドグレル）と3剤併用療法（ワルファリン＋DAPT）の比較が行われたが，1年後の出血性イベントだけでなく心血管イベントも2剤併用群のほうが有意に少なかった[16]．DOACに関しては，ACS症例を対象としたメタ解析の結果から，3剤併用療法はDAPTと比較して心血管イベントの抑制はわずかなのに対し，出血が著明に増加することが示されている[17]．したがって，ワルファリン・DOACどちらにおいても3剤併用療法はできるかぎり短期間にとどめておいたほうが良いと思われる．上記ESCのガイドラインではACS後は半年間の3剤併用療法が推奨されているが，ACS後の心血管イベントの発生は最初の1カ月間に多いことや[18]，日本人での心血管イベントの頻度や出血リスクを考慮すると，ACSにおいても3剤併用療法は基本的に1カ月間で問題ないと考えられる（図4）．当院でも長期3剤併用療法中に頭蓋内出血を発症した症例を経験しており（図5），3剤併用療法を行っている症例では，こまめなフォローアップと適切な時期での薬剤調整が非常に重要であることを強調しておきたい．

出血ハイリスクなど症例によっては最初から抗凝固薬とクロピドグレルの2剤併用療法も選択肢に上がってくる．ワルファリンについてはWOEST試験で検討されたが，DOACに関してはPIONEER AF-PCI試験の結果が報告されている[19]．ステントを留

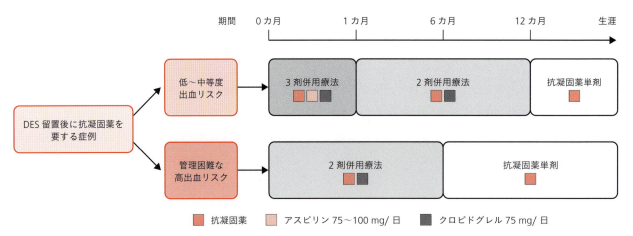

**図4** 抗凝固療法を要する症例におけるDES留置後の抗血栓療法（案）
これは，ESCによる2014年のコンセンサス[13]や2016年のガイドライン[14]を踏まえつつ，比較的ステント血栓症が少なく出血リスクが高い日本人におけるDES留置後抗血栓療法に関してまとめた私案である．低～中等度出血リスクの症例では，1カ月の3剤併用療法の後，12カ月までのクロピドグレルを用いた2剤併用療法を行い，1年後には抗凝固薬単剤とする．高リスク症例においては，最初から2剤併用療法とし，6カ月後に抗凝固薬単剤とすることを検討する．心血管イベントの高リスク症例では，生涯の2剤併用療法も考慮する．抗凝固療法はできるだけDOAC（低用量）を選択する．出血リスクの評価は，HAS-BLEDスコアやORBITスコアなどを参考にする．

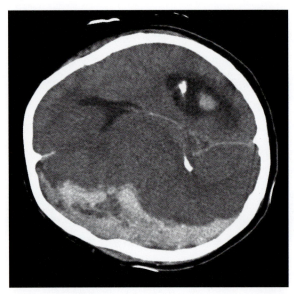

**図5** 3剤併用療法中に急性硬膜下血腫を発症した症例
60代男性．前壁中隔心筋梗塞と左室内血栓の既往があり，以前からワルファリンを内服していた．2012年，RCAとLCXの新規病変に対しDES留置が行われ，3剤併用療法が開始となった．9カ月後にフォローアップCAGが予定されていたが，経済的理由のため希望せず当院にも来院されず，近医にてそのまま3剤併用療法が継続となっていた．PCI後1年以上経過したところで，自宅で転倒して頭部打撲後，昏睡状態にて発見され当院へ搬送された．頭部CTにて右前頭部脳挫傷と急性硬膜下血腫を認めており，脳ヘルニアも著明で手術適応なしと判断され，その後ご逝去された．

置した心房細動患者において，リバーロキサバン＋P2Y₁₂阻害薬群は，ワルファリン＋DAPT群に比べて出血のリスクが低かった．ほかにも，DOACを用いた試験がいくつか行われており（RE-DUAL PCI試験やAUGUSTUS試験），今後の報告が待たれる．

## 3 ▪ 2剤併用療法時の薬剤選択について

2剤併用療法の際の抗血小板薬については，ECSによる2014年のコンセンサスではアスピリンよりもクロピドグレルが好ましいと記載されていたが[13]，2016年のガイドラインではその記載はなく，どちらも抗凝固薬と組み合わせることが可能とされている[14]．エビデンスが乏しいことの表れと思われるが，上述のWOEST試験やPIONEER AF-PCI試験の結果を考慮すると[16,19]，やはり抗凝固薬＋クロピドグレルが望ましいと思われる．2剤併用療法時の抗凝固薬についてもワルファリンとDOACの明確な区別はなされていないが，安全性の面から積極的にDOACを選択しうると考えられる．

## 4 ▪ 心房細動患者における ステント留置後1年以降の抗血栓療法

PCI後1年以降の長期抗血栓療法については，デンマークのコホート研究の結果から，ワルファリン単独療法が抗血小板薬単独や3剤併用療法などを含めたその他のレジメンのなかで最も優れている可能性が示唆された[20]．したがって，ESCガイドラインでは抗凝固療法単独とすることが推奨されているが，まだまだデータが不十分であるといわざるをえ

ない．本邦でも，PCI後12カ月以上経過している心房細動症例における抗凝固療法について，ワルファリンあるいはDOAC単独療法とアスピリンとの併用療法との非劣性を評価するOAC-ALONE試験が進行中である．また，PCI後12カ月以降の慢性期におけるDOAC単独療法の予防効果に関する検討として，AFIRE試験も行われている．これら臨床試験の結果により，心房細動合併冠動脈疾患患者に対する長期抗血栓療法のエビデンス確立が期待される．

## 文献

1) Steg PG, Bhatt DL, Wilson PW et al : One-year cardiovascular event rates in outpatients with atherothrombosis. JAMA 297 : 1197-1206, 2007
2) Mehta RH, Parsons L, Peterson ED ; National Registry of Myocardial Infarction Investigators : Comparison of bleeding and in-hospital mortality in Asian-Americans versus Caucasian-Americans with ST-elevation myocardial infarction receiving reperfusion therapy. Am J Cardiol 109 : 925-931, 2012
3) Authors/Task Force members ; Windecker S, Kolh P, Alfonso F, et al : 2014 ESC/EACTS Guidelines on myocardial revascularization : The Task Force on Myocardial Revascularization of the European Society of Cardiology (ESC) and the European Association for Cardio-Thoracic Surgery (EACTS) Developed with the special contribution of the European Association of Percutaneous Cardiovascular Interventions (EAPCI). Eur Heart J 35 : 2541-2619, 2014
4) Levine GN, Bates ER, Bittl JA, et al : 2016 ACC/AHA Guideline Focused Update on Duration of Dual Antiplatelet Therapy in Patients With Coronary Artery Disease : A Report of the American College of Cardiology/American Heart Association Task Force on Clinical Practice Guidelines : An Update of the 2011 ACCF/AHA/SCAI Guideline for Percutaneous Coronary Intervention, 2011 ACCF/AHA Guideline for Coronary Artery Bypass Graft Surgery, 2012 ACC/AHA/ACP/AATS/PCNA/SCAI/STS Guideline for the Diagnosis and Management of Patients With Stable Ischemic Heart Disease, 2013 ACCF/AHA Guideline for the Management of ST-Elevation Myocardial Infarction, 2014 AHA/ACC Guideline for the Management of Patients With Non-ST-Elevation Acute Coronary Syndromes, and 2014 ACC/AHA Guideline on Perioperative Cardiovascular Evaluation and Management of Patients Undergoing Noncardiac Surgery. Circulation 134 : e123-155, 2016
5) Natsuaki M, Morimoto T, Yamamoto E, et al : One-year outcome of a prospective trial stopping dual antiplatelet therapy at 3 months after everolimus-eluting cobalt-chromium stent implantation : ShortT and OPtimal duration of Dual AntiPlatelet Therapy after everolimus-eluting cobalt-chromium stent (STOPDAPT) trial. Cardiovasc Interv Ther 31 : 196-209, 2016
6) Takahara M, Kitahara H, Nishi T, et al : Very early tissue coverage after drug-eluting stent implantation : an optical coherence tomography study. Int J Cardiovasc Imaging 33 : 25-30, 2017
7) Finn AV, Joner M, Nakazawa G, et al : Pathological correlates of late drug-eluting stent thrombosis : strut coverage as a marker of endothelialization. Circulation 115 : 2435-2441, 2007
8) Mauri L, Kereiakes DJ, Yeh RW, et al : Twelve or 30 months of dual antiplatelet therapy after drug-eluting stents. N Engl J Med 371 : 2155-2166, 2014
9) Bonaca MP, Bhatt DL, Cohen M, et al : Long-term use of ticagrelor in patients with prior myocardial infarction. N Engl J Med 372 : 1791-1800, 2015
10) Wohrle J, Zadura M, Mobius-Winkler S, et al : SeQuentPlease World Wide Registry : clinical results of SeQuent please paclitaxel-coated balloon angioplasty in a large-scale, prospective registry study. J Am Coll Cardiol 60 : 1733-1738, 2012
11) Kimura T, Kozuma K, Tanabe K, et al : A randomized trial evaluating everolimus-eluting Absorb bioresorbable scaffolds vs. everolimus-eluting metallic stents in patients with coronary artery disease : ABSORB Japan. Eur Heart J 36 : 3332-3342, 2015
12) Raber L, Brugaletta S, Yamaji K, et al : Very Late Scaffold Thrombosis : Intracoronary Imaging and Histopathological and Spectroscopic Findings. J Am Coll Cardiol 66 : 1901-1914, 2015
13) Lip GY, Windecker S, Huber K, et al : Management of antithrombotic therapy in atrial fibrillation patients presenting with acute coronary syndrome and/or undergoing percutaneous coronary or valve interventions : a joint consensus document of the European Society of Cardiology Working Group on Thrombosis, European Heart Rhythm Association (EHRA), European Association of Percutaneous Cardiovascular Interventions (EAPCI) and European Association of Acute Cardiac Care (ACCA) endorsed by the Heart Rhythm Society (HRS) and Asia-Pacific Heart Rhythm Society (APHRS). Eur Heart J 35 : 3155-3179, 2014
14) Kirchhof P, Benussi S, Kotecha D, et al : 2016 ESC Guidelines for the management of atrial fibrillation developed in collaboration with EACTS. Eur Heart J 37 : 2893-2962, 2016
15) Ruff CT, Giugliano RP, Braunwald E, et al : Comparison of the efficacy and safety of new oral anticoagulants with warfarin in patients with atrial fibrillation : a meta-analysis of randomised trials. Lancet 383 : 955-962, 2014
16) Dewilde WJ, Oirbans T, Verheugt FW, et al : Use of clopidogrel with or without aspirin in patients taking oral anticoagulant therapy and undergoing percutaneous coronary intervention : an open-label, randomised, controlled trial. Lancet 381 : 1107-1115, 2013
17) Oldgren J, Wallentin L, Alexander JH, et al : New oral anticoagulants in addition to single or dual antiplatelet therapy after an acute coronary syndrome : a systematic review and meta-analysis. Eur Heart J 34 : 1670-1680, 2013
18) Daida H, Miyauchi K, Ogawa H, et al : Management and two-year long-term clinical outcome of acute coronary syndrome in Japan : prevention of atherothrombotic incidents following ischemic coronary attack (PACIFIC) registry. Circ J 77 : 934-943, 2013
19) Gibson CM, Mehran R, Bode C, et al : Prevention of Bleeding in Patients with Atrial Fibrillation Undergoing PCI. N Engl J Med 375 : 2423-2434, 2016
20) Lamberts M, Gislason GH, Lip GY, et al : Antiplatelet therapy for stable coronary artery disease in atrial fibrillation patients taking an oral anticoagulant : a nationwide cohort study. Circulation 129 : 1577-1585, 2014

特集 循環器診療 薬のギモン──エキスパートに学ぶ薬物治療のテクニック
**虚血性心疾患・SHD診療でのギモン**

# PCI後の非心臓手術時にヘパリンによる"bridging therapy"は必要か？

粟田政樹

> **Point**
> - 冠動脈ステント留置後の非心臓手術時抗血小板療法については，出血性合併症およびステント血栓症発症時の臨床転帰の両者を評価し対応する．
> - ヘパリン置換はステント血栓症の予防に有効・無効いずれのエビデンスはなく，周術期の出血性合併症を増加させるリスクがある．

## はじめに

　抗血小板療法を施行中の患者が非心臓手術を受ける際に問題となるのは出血リスクである．このリスクを軽減するために抗血小板療法を中断すると，PCI施行患者においてはステント血栓症（stent thrombosis；ST）のリスクが高まる．STはひとたび発症すると致死的となる．これを予防するために抗血小板剤中断に際してヘパリンによる"bridging therapy"すなわちヘパリン置換がしばしば行われる．血小板凝集が主要因のステント血栓症を予防するために凝固系阻害薬であるヘパリン置換は果たして有効なのか？

　本稿では，ステント留置患者が非心臓手術を受ける際の抗血小板療法の管理について述べるとともに，ヘパリン置換が最近のガイドライン[1〜4]でどのような位置付けとなっているのかについて概説する．

## 冠動脈形成術後の血管治癒反応

　冠動脈内腔をバルーンで拡張したり，ステントを留置したりすると血管組織は傷害を受け，修復機転が始まる[5]．物理的傷害が加わった部位には平滑筋細胞が遊走し新生内膜が形成される．この新生内膜を基盤に内皮細胞が血管内腔面を被覆する．これを再内皮化（reendothelialization）とよぶ．

　冠動脈にステントを留置すると，ステントは新生内膜で被覆され（neointimal coverage），再内皮化が進む．成熟な内皮細胞はトロンボモジュリンやプロスタサイクリン，ヘパリン様物質などの抗血栓性物質を産生するため，再内皮化によりステントの血栓性は低下する．

## ステント血栓症を予防するための2剤併用抗血小板療法

　ステントを留置した後は，再内皮化が完了するまでの間，COX-1阻害剤であるアスピリンに加えて$P2Y_{12}$受容体阻害剤を併用した強力な2剤併用抗血小板療法（dual-antiplatelet therapy；DAPT）を行い，STを予防しなければならない．

　薬剤溶出性ステント（drug-eluting stent；DES）

あわた　まさき　国立病院機構大阪医療センター循環器内科（〒540-0006 大阪府大阪市中央区法円坂2-1-14）

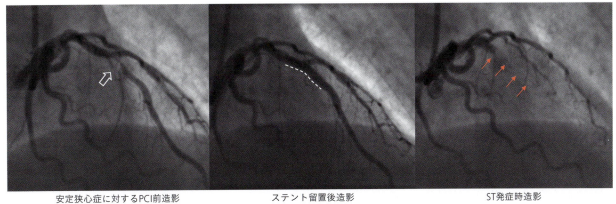

**図1** STを発症した症例の血管造影像
白矢印：狭窄部分，白破線：ステント留置部分，赤矢印：ステント血栓症部．

は，再狭窄の原因である過剰な新生内膜増殖を抑制するために免疫抑制剤が塗布されている．この技術の導入により再狭窄率は平均で10%未満に低減したが，一方でDES留置後の血管治癒遅延が指摘されるようになり[6]，これがDES留置後1年以内のSTの主要因とされた．

第一世代DES（Cypher®ステントやTAXUS®ステント）においては，留置から1年以上経過しているにもかかわらず，非心臓手術のために抗血小板剤を中断したところ，周術期にSTを発症した症例が世界各国から報告された[7]．DES留置後のSTが問題視されるなか，米国6学会（AHA/ACC/SCAI/米国外科学会/米国歯科医師会/米国内科学会）は合同で2007年にDES留置後の抗血小板療法について指針・勧告を発表した[8]．ここでDES留置後のDAPT期間は1年間とし，DES留置後に待機的外科手術が必要な場合は，この1年間手術を延期することを推奨した．幸い，DESの改良はステント留置後の血管治癒促進にも貢献している．このため，現在使用可能な新世代DESは第一世代DESに比べてSTの頻度は低下しておりDAPTが必要な期間も短縮されている[3,4]．これについての詳細は別稿に譲る．

## STの高い致死率

ひとたびSTを発症すると，その臨床転帰は非常に不良であり50〜70%の症例で心筋梗塞を合併し，10〜40%の症例において致死的となる[9]．

STとST上昇型心筋梗塞（ST-segment elevation myocardial infarction；STEMI）はいずれも冠動脈内で血栓が形成され急性虚血を来す病態である．しかし，異物であるステント部分に血栓が形成されるSTは，STEMIに対するPCIに比べて治療が難しいことが多い．実際にSTEMIとSTを比較した報告では，PCI成功率はSTEMIよりもSTのほうが低く，予後もSTのほうが悪いことが示されている[10]．

筆者が経験した症例を提示する．症例は50歳台の男性である．安定狭心症にて左前下行枝にステントを留置した（図1）．しかし，$P2Y_{12}$阻害剤による薬剤性肝障害が出現したため，ステント留置7日後に$P2Y_{12}$阻害剤の中止を余儀なくされ，代替薬としてシロスタゾールに変更した．その4日後にSTを発症した（図1）．同部をバルーンにて拡張したが，ステント部分で血栓形成を繰り返した（図2）．IABPを導入して手技を継続し，新たなステントを留置することで，ようやく左前下行枝本幹の良好な血流を得ることができた（図3）．このように，ステント留置後1カ月以内に$P2Y_{12}$受容体阻害剤を中断することでSTを発症し，STに対するPCIも非常に難渋した．

このようにステント留置後1カ月以内の抗血小板剤中断はST発症のリスクが非常に高い．

## PCI後の非心臓手術時の対応

PCI後の非心臓手術に対する抗血小板療法について記載されている最新のガイドラインは2017年発

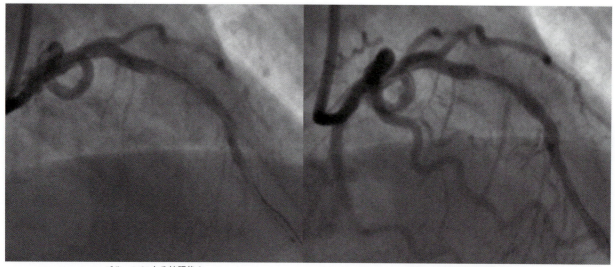

バルーンによる拡張後1　　　　　　　　　　バルーンによる拡張後2

**図2** STに対するバルーン拡張後造影像
ステント血栓症を発症した部位でバルーンによる拡張を繰り返すが、同部では次々に血栓が形成され良好な血液を得ることができない。

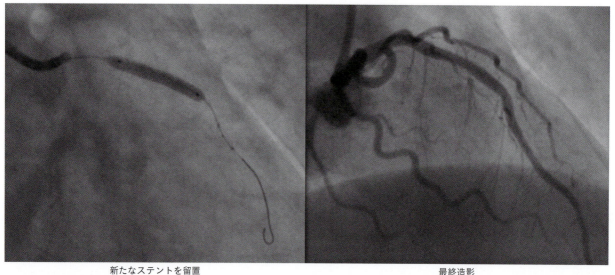

新たなステントを留置　　　　　　　　　　　最終造影

**図3** STに対するステント留置術

---

行のESCのものである[4]。本ガイドラインに記載されている内容は以下の通りである。

**1) インターベンション施行医，循環器内科医，血液内科医，外科医が合同で血栓症リスクおよび出血リスクを考慮したうえで最善策を検討する**

**2) 出血のリスクが低い症例についてはDAPT下に手術を行う**

ステント留置後の至適DAPT期間は別稿に譲るが、原則この期間は出血のリスクが小さければDAPT継続下に手術を行う。

**3) ステント留置後のDAPT期間は最短1カ月間に短縮**

第一世代DESに比べ、新世代DESではSTの頻度は低下しておりDAPT期間も短縮されている。第一世代DESではDAPTを継続するために1年間は手術を延期することが推奨されていたが[8]、2017年のESCガイドラインでは手術延期がハイリスクかつDAPT下での外科手術が困難な症例においては

**表1 ステント血栓症のハイリスク症例（文献4)より引用）**
1. 適切な抗血小板療法施行下でのステント血栓症の既往
2. 残存1枝に対するステント留置後
3. びまん性3枝病変（特に糖尿病合併患者）
4. 慢性腎臓病（クレアチニンクリアランス<60 ml/min）
5. 3本以上のステント留置患者
6. 3病変治療後
7. 2ステントを要した分岐部病変
8. 合計ステント長>60 mm

**表2 抗血小板剤の中断期間（文献4)より引用）**

| | |
|---|---|
| プラスグレル | 7日前 |
| クロピドグレル | 5日前 |
| チカグレロル | 3日前 |

・アスピリンは継続
・術後はできるだけ早期に再開（48時間以内）

DES留置後DAPT期間が1カ月まで短縮された[4]．ただし，これは安易に抗血小板剤の単剤化（single antiplatelet therapy；SAPT）を許すものではない．また，ステント留置後1カ月間はDAPT継続が必須であることも認識しておく必要がある．

### 4) 出血リスクが高い場合でもアスピリン継続での手術を積極的に考慮

抗血小板剤の中断を余儀なくされる場合においてもアスピリン継続にて手術を行うことが推奨されている．手術を延期できる症例については6カ月間DAPTを継続（長期の手術延期が不利益をもたらす場合は3カ月間も許容される）する．急性冠症候群（acute coronary syndrome；ACS）発症後まもない症例やSTハイリスク症例（表1）においても最大6カ月DAPTを継続し，それ以降でSAPT下に手術を施行する．少量の出血でも許されない脊椎手術や頭蓋内手術，周術期出血リスクが虚血性イベントのリスクを上回る場合においても，ステント留置後6カ月以降にアスピリン継続下に手術を行う．

外科手術でアスピリン継続下の出血性合併症にて致死的となることは少ない一方で，周術期のST合併は極めて困難な臨床転帰をたどることを認識しておかなければならない．

### 5) 抗血小板剤の中断期間は最短に

抗血小板剤の中断期間も無駄に長くしてはいけない．術後に止血が確認され次第，できるだけ早期に抗血小板剤は再開する．中断開始時期についてもプラスグレルは手術7日前から，クロピドグレルは5日前からと明記されている（表2）．チカグレロルはクロピドグレルやプラスグレルよりも半減期が短いため，手術3日前からの中断とされており，抗血小板剤の中断期間が短くてすむ．しかし，本邦におけるチカグレロルの適応は他のP2Y$_{12}$受容体阻害剤が使用できないACS症例に限るとされており，通常使用が難しい状況である．

### 6) 抗血小板剤中断時のbridging therapy

周術期に抗血小板剤を2剤とも中断しないといけない場合や，STの超ハイリスク症例（特にステント留置後1カ月以内の抗血小板剤中断）に対しては静脈的抗血小板剤による"bridging therapy"を考慮するよう記載されている．具体的にはエプチフィバチドやチロフィバンといったグリコプロテイン（糖蛋白）Ⅱb/Ⅲa受容体阻害剤や静注P2Y$_{12}$受容体阻害剤であるカングレロールを指している．

これらの静脈的抗血小板剤を使用する場合，非経口抗凝固薬の使用は出血リスクを上昇させるため推奨しないとされている[4]．また，2014年のESC/ESAガイドライン[1]ではST予防のための低分子ヘパリンによるbridging therapyは控えるべき，と記載されている（未分画ヘパリンに関する記述はなし）．ただし，これは静脈的抗血小板剤が使用できる欧米のガイドライン上の記載である．

## ヘパリンによるbridging therapyは必要か？

DES留置術後の非心臓手術において，ヘパリン置換に関して明記されているのは2007年の米国6学会合同による指針・勧告[8]である．これを受けて日本循環器学会ガイドライン「非心臓手術における合併心疾患と管理に関するガイドライン（2014年改定版）」では，「DES留置症例がやむなく抗血小

板薬をすべて中止せざるを得ない場合には，ヘパリン投与を開始することが望ましい（一部改変）」と記載された．その後，海外では静脈的抗血小板剤が使用可能となり，上記概説のとおり静脈的抗血小板剤による bridging therapy について述べられるようになった．

　本邦のように静脈的抗血小板剤が使用できない状況で，欧米のガイドラインをそのまま適応することは難しく，抗血小板剤中断時の代替療法がない本邦ではヘパリン置換が経験的に行われているのが実情である．上記の日本循環器学会ガイドラインでは「ただし，ヘパリン投与がST を予防するとのエビデンスはなく，わが国の多くの施設では経験的にヘパリン化を実施しているのが現状である（一部改変）」と記載されている．

　ヘパリン置換に関しては出血性合併症も懸念される．ワルファリン服用患者における外科手術時のヘパリン置換を検討したメタ解析では，ワルファリンの休薬のみを行った群とヘパリン置換を行った群との比較において，周術期の血栓塞栓イベント率は同等であり，大出血イベント率はヘパリン置換群で有意に高かった[11]．2015 年にはこの結果を支持する無作為化二重盲検プラセボ対照試験結果も報告された[12]．ステント留置後のヘパリン置換を対象とした試験ではないが，これらの結果よりヘパリン置換に伴う出血性合併症の懸念も高まっている．

　ST は血小板凝集が主体の病態である．ヘパリンは血液凝固系を阻害する薬剤であり，抗血小板剤の代替薬とはならない．未分画ヘパリンが血小板凝集能を亢進させる潜在的危険性も指摘されている[13]．上述したように，欧米のガイドラインでは新世代DES が早期に再内皮化を得られることを考慮したうえでステント留置後の DAPT 必須期間が短縮されている．抗血小板療法の必要期間中は手術の延期も考慮し，抗血小板剤継続での手術も検討するよう繰り返し明記されている．

　ST のハイリスク症例に対するヘパリン置換が有効か否かについてのエビデンスはなく出血リスク増大も指摘されるようになった．ヘパリン置換が必要か？ という課題に対しては筆者も明確な答えは持ち合わせていないが，ガイドラインに記載されたこれらの対応が十分になされていないなかでの安易なヘパリン置換は許されない状況になっていると考えてよいであろう．

### 文献

1) Kristensen SD, Knuuti J, Saraste A, et al : 2014 ESC/ESA Guidelines on non-cardiac surgery : cardiovascular assessment and management : The Joint Task Force on non-cardiac surgery : cardiovascular assessment and management of the European Society of Cardiology (ESC) and the European Society of Anaesthesiology (ESA). Eur Heart J 35 : 2383-2431, 2014

2) Fleisher LA, Fleischmann KE, Auerbach AD, et al : 2014 ACC/AHA guideline on perioperative cardiovascular evaluation and management of patients undergoing noncardiac surgery : a report of the American College of Cardiology/American Heart Association Task Force on practice guidelines. J Am Coll Cardiol 64 : e77-137, 2014

3) Levine GN, Bates ER, Bittl JA, et al : 2016 ACC/AHA Guideline Focused Update on Duration of Dual Antiplatelet Therapy in Patients With Coronary Artery Disease : A Report of the American College of Cardiology/American Heart Association Task Force on Clinical Practice Guidelines. J Am Coll Cardiol 2016 ; 68 : 1082-1115, 2016

4) Valgimigli M, Bueno H, Byrne RA, et al : 2017 ESC focused update on dual antiplatelet therapy in coronary artery disease developed in collaboration with EACTS : The Task Force for dual antiplatelet therapy in coronary artery disease of the European Society of Cardiology (ESC) and of the European Association for Cardio-Thoracic Surgery (EACTS). Eur Heart J, 2017 ［Epub ahead of print］

5) Nikol S, Huehns TY, Hofling B : Molecular biology and post-angioplasty restenosis. Atherosclerosis 123 : 17-31, 1996

6) Awata M, Kotani J, Uematsu M, et al : Serial angioscopic evidence of incomplete neointimal coverage after sirolimus-eluting stent implantation : comparison with bare-metal stents. Circulation 116 : 910-916, 2007

7) McFadden EP, Stabile E, Regar E, et al : Late thrombosis in drug-eluting coronary stents after discontinuation of antiplatelet therapy. Lancet 364 : 1519-1521, 2004

8) Grines CL, Bonow RO, Casey DE Jr., et al : Prevention of premature discontinuation of dual antiplatelet therapy in patients with coronary artery stents : a science advisory from the American Heart Association, American College of Cardiology, Society for Cardiovascular Angiography and Interventions, American College of Surgeons, and American Dental Association, with representation from the American College of Physicians. Circulation 115 : 813-818, 2007

9) Holmes DR Jr., Kereiakes DJ, Garg S, et al : Stent thrombosis. J Am Coll Cardiol 56 : 1357-1365, 2010

10) Chechi T, Vecchio S, Vittori G, et al : ST-segment elevation myocardial infarction due to early and late stent thrombosis a new group of high-risk patients. J Am Coll Cardiol 51 : 2396-2402, 2008

11) Siegal D, Yudin J, Kaatz S, et al : Periprocedural heparin bridging in patients receiving vitamin K antagonists : systematic review and meta-analysis of bleeding and thromboembolic rates. Circulation 126 : 1630-1639, 2012

12) Douketis JD, Spyropoulos AC, Kaatz S, et al : Perioperative Bridging Anticoagulation in Patients with Atrial Fibrillation. N Engl J Med 373 : 823-833, 2015

13) Hirsh J, Warkentin TE, Shaughnessy SG, et al : Heparin and low-molecular-weight heparin : mechanisms of action, pharmacokinetics, dosing, monitoring, efficacy, and safety. Chest 119 : 64S-94S, 2001

目で見てわかる
OCT/OFDIアトラスと
明日から使える
エビデンス

# PCIにいかす OCT/OFDI ハンドブック

**監修**
**森野禎浩**
岩手医科大学教授・内科学講座循環器内科分野

**編集**
**伊藤智範**
岩手医科大学教授・内科学講座循環器内科分野

**房崎哲也**
岩手医科大学准教授・内科学講座循環器内科分野

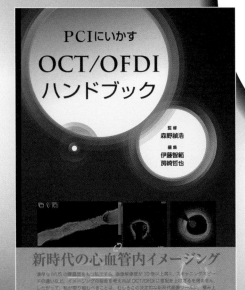

冠動脈インターベンションにおける新たな血管内イメージングデバイスとして、今後ますます普及が期待されるOCT/OFDI画像をIVUS画像とも比較しながら読み解いていくアトラス。さらにOCT/OFDIガイドのPCIのために、必要なセットアップ、きれいな画像を撮る手順、治療にいかすコツなどを満載。これまでに蓄積されてきたエビデンスについても十分にページを割いている。

## 目次

**1章 OCT/OFDIの基礎と概要**
**2章 OCT/OFDIとIVUSの違い**
**3章 OCT/OFDIアトラス**
　1 正常血管
　2 線維性プラーク
　3 脂質性プラーク
　4 アーチファクト
　5 BRS
　6 Neo-atherosclerosis
　7 解離
　8 血腫
　9 マクロファージ
　10 石灰化
　11 急性血栓（赤色，白色，混合）
　12 器質化血栓
　13 圧着不良
　14 ステントの被覆状態
　15 DCB後
　16 TCFA
　17 Ruptured Plaque
　18 浸食びらん像
　19 ステントの変形・損傷
　20 川崎病後遺症
　21 グラフトマスター留置後
　22 ステント内再狭窄
　23 ステント血栓症
　24 Stent in stent

**4章 OCT/OFDIガイドのPCI**
**5章 OCTのエビデンス**
**6章 コアラボIwate Core Analysis Laboratory (ICAL)でのOCT/OFDI定量・定性解析の手法とデータ管理**

●B5　頁160　2017年　定価：本体5,000円＋税　[ISBN978-4-260-03017-5]

**医学書院**

〒113-8719　東京都文京区本郷1-28-23　　[WEBサイト] http://www.igaku-shoin.co.jp
[販売部] TEL：03-3817-5650　FAX：03-3815-7804　E-mail：sd@igaku-shoin.co.jp

特集 循環器診療 薬のギモン──エキスパートに学ぶ薬物治療のテクニック
**虚血性心疾患・SHD診療でのギモン**

# 狭心症の慢性期投与は，冠血管拡張薬？β遮断薬？

浅海泰栄

### Point
- 器質的冠動脈狭窄症のある狭心症症例においては，心負荷である血圧および心拍数を減少させることが可能なβ遮断薬が初めに優先して考慮される．
- 冠血管拡張薬は冠動脈攣縮の機序を合併することが想定される場合考慮される．

## はじめに

　虚血性心疾患は安定狭心症，無症候性心筋虚血といった安定した病態，急性冠症候群（不安定狭心症，急性心筋梗塞）といった急性（不安定）の病態に分けられる．安定および急性（不安定）な冠動脈疾患の両者に共通する病態は冠動脈を介した心筋の酸素需要（oxygen demand）と酸素供給（oxygen supply）のバランスが崩れる病態である（図1）．したがって虚血性心疾患の治療として心筋の酸素需要および酸素供給のバランスを考えた治療が重要となる．虚血性心疾患に対する薬物療法はCOURAGE試験により，冠動脈血行再建術（冠動脈バイパス術や経皮的冠動脈インターベンション術）と並ぶ2つの柱の1つであることが示された[1]．本稿では，慢性安定冠動脈疾患における薬物療法で冠血管拡張薬なのかβ遮断薬なのかについて焦点を当てた概説を行うとともに，β遮断薬と血管拡張薬の選択に考慮を必要とした症例提示を行う．

## 狭心症の慢性期投与は冠血管拡張薬かβ遮断薬か？

　本稿は狭心症治療においてβ遮断薬ないしは冠血管拡張薬を優先するかというテーマであるが，まず結論から言うと現時点では予後改善のエビデンスの豊富なβ遮断薬を最優先に考慮するべきであるというのが筆者の考えである．しかし病態に応じて冠血管拡張薬を考慮していく症例は必ずあるので，その症例を見極める必要がある．

## β遮断薬の薬理作用および安定冠動脈疾患：ガイドライン上での位置付け

　β遮断薬はβ受容体に対して選択的に阻害作用を示すことでその効果を発揮する．β受容体のサブタイプとして1型から3型まであり，心臓では1型および2型が発現し，1型がほとんどを占め心拍数増加（陽性変時作用）や心収縮力増強（陽性変力作用）をもたらす．2型は気管支平滑筋や血管平滑筋に存在し，その刺激により気管支拡張および血管拡

あさうみ やすひで　国立循環器病研究センター心臓血管内科（〒565-8565 大阪府吹田市藤白台5-7-1）

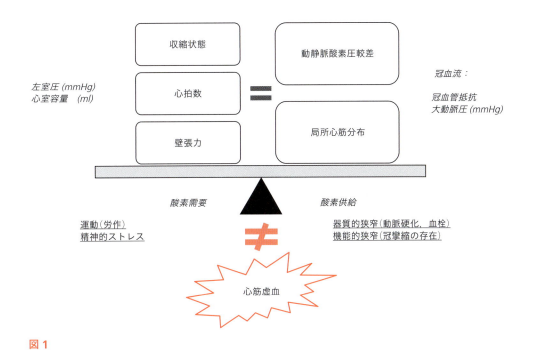

図1

張をもたらすとされる．

　β遮断薬が虚血性心疾患に有効性を示す理由として，まずは虚血領域の酸素供給を増やすとされる．その機序としてもともと冠動脈は拡張期血流有意であることから，心拍数低下による拡張期時間の増加および非虚血領域の血管抵抗の増加により虚血領域の心筋血流量の増加・酸素供給の増加（局所心筋分布の改善）をもたらすとされる．加えてβ遮断薬が酸素消費（需要）を減らす機序として心筋壁張力の低下につながる後負荷軽減，心拍数低下作用，心収縮力低下作用によるとされる（図1）．したがって同剤は血行動態の安定した労作性狭心症に有用である．β遮断薬の有効性を確認する最も簡便な指標は，心仕事量を反映する血圧×心拍数にて定義されるdouble productや単に労作時の心拍数の減少を観察する方法がある．また実験レベルであるが心室細動の閾値を上げることによる抗不整脈作用および臨床研究より心臓突然死を防ぐことが示されている[2]．

　アメリカ心臓病学会/アメリカ心臓協会（ACC/AHA）合同2012年安定冠動脈疾患ガイドラインでは左室駆出率40％未満の左室収縮障害を伴った心不全合併症例ないしは陳旧性心筋梗塞慢性期虚血性心疾患症例においても禁忌がない限りメトプロロール，カルベジロール，ビソプロロールについて必須であるとされ，正常心機能の陳旧性心筋梗塞症例において発症後3年は継続することが推奨されている[3]．

　ヨーロッパ心臓病学会（ESC）2013年ガイドラインにおける記載上，狭心症症状の改善・心拍のコントロールにおいてβ遮断薬はカルシウム拮抗薬と並んで第一選択との記載までとなっており[4]，それ以上踏み込んだ記載はない．ACC/AHA 2012年ガイドラインとESC 2013年ガイドラインの内容に乖離が生じている理由として，ガイドライン上の根拠となる心筋梗塞後慢性期の死亡率を下げた多くの報告が冠動脈再灌流療法やACE阻害薬，スタチンなどの薬物療法の普及前より由来しているためである[5]．さらに現在の治療状況でβ遮断薬の安定冠動脈疾患における検討した大規模観察研究REACH Registryがすべての安定冠動脈疾患におけるβ遮断薬の有効性を示せなかったことによる[6]．REACH Registryは2012年に報告され，40,000人規模の安定冠動脈疾患保持者のみならず冠危険因子保有者を対象としたものである．本研究にて冠動脈疾患を保持する患者群のみならず陳旧性心筋梗塞症例における全例でのβ遮断薬投与が必ずしも予後を改善しない可能性が示された．特に重要な点は，冠動脈疾患はもたず単に冠危険因子保持群でのβ遮断薬

投与はむしろ有害である可能性が示されたことである[6]．本研究の結果からβ遮断薬の種類や左室駆出率などの心機能のデータがないことから必ずしもすべての症例において当てはまる訳ではないと考える．近年の再灌流療法の発達のみならず，薬物療法でも抗血小板薬，ACE阻害薬およびスタチン製剤の普及が安定冠動脈疾患の予後改善にβ遮断薬と比較してより寄与している可能性はある．

これら各種ガイドラインや近年の報告を総合して鑑みると，収縮不全を伴う陳旧性心筋梗塞・心不全合併安定冠動脈疾患症例についてはβ遮断薬の良い適応となるが，正常心機能症例についてはβ遮断薬の種類を含め投与に際して症例を十分吟味する必要があると思われる．

## 各種冠血管拡張薬の薬理作用[2]

狭心症で用いられる冠血管拡張薬のうち本邦で使用可能な製剤は硝酸薬・カルシウム拮抗薬・ニコランジルである．

冠血管拡張薬は心臓にとっての前負荷・後負荷軽減作用，静脈系からの心臓に対する還流を軽減させることによる心負荷軽減作用，冠動脈拡張作用による冠循環に対する酸素供給を増やす作用の2点がある．硝酸薬は冠循環の観点からは直径$100\mu m$以上の比較的大きな冠動脈に作用し，側副血行路に沿ったかつ心外膜側から心内膜側への血流の再分布を起こすこと，運動時の冠動脈収縮を含む冠動脈攣縮，表層冠動脈狭窄を軽減させる．また全身循環の観点からは静脈系を中心として動脈系にも作用して心臓にとっての前負荷・後負荷を軽減させる．ただ問題点として特に長時間作用型の硝酸薬に対する耐性の問題があること，また硝酸薬自体にフリーラジカル発生を機序とした内皮障害の原因になるかもしれないという報告もあることから硝酸薬がない時間を10時間の間隔を空けたほうが良いとの報告もある．

カルシウム拮抗薬は血管平滑筋および心筋にあるL型カルシウムチャネルに対する拮抗作用を介して血管拡張反応と末梢血管抵抗作用を主とする薬剤である．ジヒドロピリジン系，非ジヒドロピリジン系に大別され，ジヒドロピリジン系カルシウム拮抗薬は血管への選択性が高い薬剤である．一方非ジヒドロピリジン系は洞結節に対する抑制作用もあり心拍数抑制を伴う．ジヒドロピリジン系の薬剤としてニフェジピン，第2世代としてアムロジピンがあり，非ジヒドロピリジン系の薬剤としてベラパミル・ジルチアゼムがある．ただカルシウム拮抗薬全般は原則的に心不全症例には禁忌である．カルシウム拮抗薬の狭心症に対する効果として冠動脈拡張，運動時の血管収縮反応の軽減，血圧低下作用による後負荷軽減によるものである．またベラパミル，ジルチアゼムには洞結節に作用して運動時の心拍数軽減作用・陰性変力作用も加わる．

ニコランジルはカリウムチャネル刺激かつ硝酸薬と類似する作用を持つ薬剤である．冠動脈拡張作用と前後負荷軽減作用を併せもつ．

## 薬剤の特性を踏まえたうえでの慢性狭心症の薬物療法をどのようにしたら良いのか？

診断が確定したら長期にわたる抗狭心症薬を導入すべきである．治療のゴールは狭心症の症状および運動時の虚血の軽減にある．薬物導入の注意点として安静時心拍数の低下と血圧低下の2点である．

安定狭心症における薬物療法の軸はβ遮断薬，カルシウム拮抗薬，長時間作用型硝酸薬である．一時的に用いる舌下硝酸薬は狭心症の症例全例に処方すべきである．

β遮断薬は特に心筋梗塞後に用いるとき死亡率を減少させることから最も基礎的な治療と考えるべきである．無作為試験にてβ遮断薬単剤と比較して証明されていないものの前述の2013年ESC安定冠動脈疾患の治療ガイドライン上β遮断薬・カルシウム拮抗薬・長時間作用硝酸薬のいずれかの種類の2種類を合わせることを推奨している．ニコランジルは前者の薬物療法でコントロールが難しい場合に付加することを推奨している[4]．また二次予防の薬剤の抗血小板療法・スタチン・ACE阻害薬は冠動脈硬化進展予防や予後改善する目的で必須であ

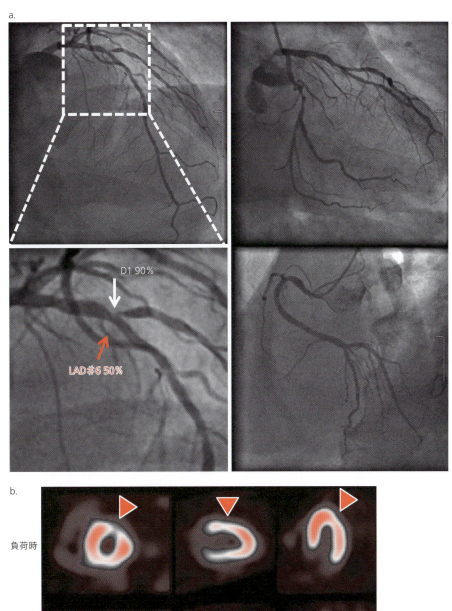

図2 症例1 冠動脈造影（a）および心筋シンチグラフィ（b）

る．狭心症における冠攣縮の合併は日本人には多いことが指摘されている．病歴上器質的冠動脈狭窄に冠攣縮との合併が予想される際に上記β遮断薬に，冠血管拡張薬（ジヒドロピリジン系カルシウム拮抗薬，硝酸薬，ニコランジル）と併用を考慮が必要である．器質的冠動脈有意狭窄がない状況での冠攣縮性狭心症においては日本循環器学会2013年ガイドラインにおいても示されているように，カルシウム拮抗薬（クラスⅠ）・長時間作用型硝酸薬（クラスⅡa）・ニコランジル（クラスⅡa）に代表される冠血管拡張薬がβ遮断薬（冠血管拡張薬との併用はクラスⅡb，単独投与はクラスⅢ）より優先され

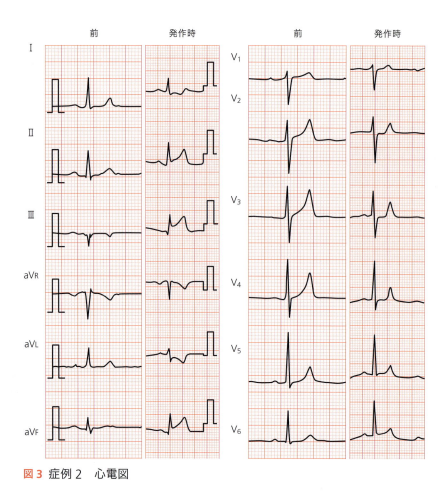

図3 症例2 心電図

る．短時間作用型硝酸薬は発作の際の症状・発作軽減のため使用される（クラスⅠ）[7]．

## 狭心症・慢性冠動脈疾患に対する二次予防薬剤に加え冠血管拡張薬併用を考慮した薬物療法の実際

### 症例1：72歳男性（図2）

**主訴**：労作時胸痛

**現病歴**：2014年9月，駅への階段歩行中に胸痛の出現．その際は数秒で軽減するも以降長時間の歩行にて左肩がぐっとする感じを自覚，歩くスピードを緩めると軽減．また以前もらっていた硝酸薬舌下錠を服用すると10分で症状が軽減した．9月上旬近医受診しアスピリン100 mg，ニコランジル15 mg/日の処方を受ける．3週間後坂道を自転車で登ると胸痛の出現，安静3分で軽減，10月中旬に当院初診．冠動脈CTにて左前下行枝（LAD）近位部の中等度狭窄および対角枝入口部の高度狭窄が疑われたため追加した運動負荷核医学検査にて対角枝領域の虚血が陽性であった．

侵襲的冠動脈造影にて灌流域の広い左対角枝入口部の90％，LAD #7 50％狭窄でLAD末梢での冠血流予備用検査での冠動脈血流比＝0.80と保たれていることを確認した．そのほかには有意狭窄なく左室駆出率60％．PCIによる冠血行再建術は困難と判断し，薬物療法によるフォローアップの方針とした．

まずはアスピリン100 mgとニコランジル15 mgにスタチン（ピタバスタチン1 mg）およびビソプロロール0.625 mgより開始，その後ビソプロロールを1.25→2.5 mg/日と増量．安静時心拍数が50拍/分まで低下したため長時間作用型ニフェジピンを20 mg/日追加したところ症状も軽減した．慢性心不全，慢性腎不全や糖尿病合併はないことからACE阻害薬は加えていない．運動耐容能も保たれ

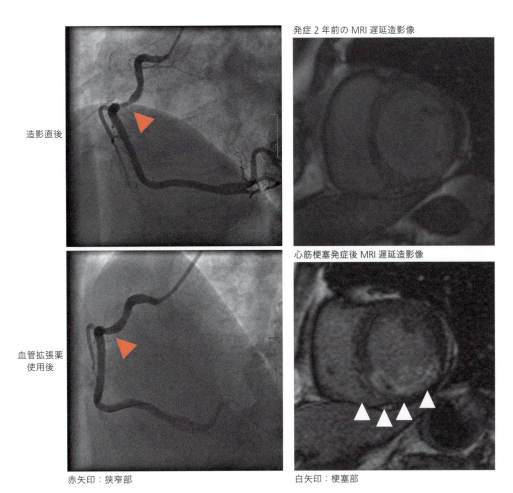

図4 症例2 冠動脈造影およびMRI

ており薬物療法で経過観察中である．

■ **症例2：58歳男性**（図3，図4）

**主訴：**安静時胸痛

2013年8月中旬頃労作時息切れの出現．9月中旬に精査目的で当院紹介された．冠動脈造影にて有意狭窄なし，心臓MRI検査にて左室駆出率16%と著しい低下，心筋生検の結果と合わせ，特発性拡張型心筋症と診断しACE阻害薬（エナラプリル2.5 mg），β遮断薬（カルベジロール10 mg），スピロノラクトン25 mg/日，ピタバスタチン1 mg追加となり外来フォローとなっていた．2015年3月中旬に突然の安静時胸痛の出現，改善がないため救急要請し当院に来院，来院時心電図にて下壁誘導のST-T上昇を認めたことから（図3），ST上昇型心筋梗塞と診断し緊急冠動脈造影を施行した（図4）．結果右冠動脈segment #2に90%狭窄を認めた．

冠動脈造影を施行しようとワイヤリングを開始し再度造影を行ったところ，狭窄病変が軽減していた．血管内イメージング法で確認したところ不安定プラークに特徴的な線維性皮膜の菲薄化や角度の広い減衰信号所見は認めず，線維組織の肥厚所見を認めた．血管拡張薬の投与にて血管内腔の拡大を認めたことから冠動脈攣縮によるST上昇型心筋梗塞と診断した．peakCPK/CK-MBは2,543/195 IU/Lであった．術後より長時間作用型ニフェジピン40 mg/日（分2）およびアスピリン100 mg/日を追加，カルベジロールは$\beta_1$選択性の高いビソプロロール1.25 mgに変更して以降は症状安定，血漿BNP値も30～40 pg/ml台まで低下して現在まで経過観察中である．

## まとめ

本稿は慢性期の狭心症に対してβ遮断薬か冠血管拡張薬かというテーマの議論および症例提示を行った．器質的冠動脈狭窄のため心筋虚血のある症例においてはβ遮断薬が優先され，冠血管拡張薬は自覚症状軽減のための補助的療法となることを示した．虚血性心疾患の慢性期においては症状および予後両者の改善を目指した薬物療法を適切に行っていく必要がある．

### 文献

1) Boden WE, O'Rourke RA, Teo KK, et al : COURAGE Trial Research Group. Optimal medical therapy with or without PCI for stable coronary disease. N Engl J Med 356 : 1503-1516, 2007
2) Opie LH, Gersh BJ : Drugs for the heart. Eighth edition. Elsevier, 2013
3) 2012 ACCF/AHA/ACP/AATS/PCNA/SCAI/STS Guideline for the diagnosis and management of patients with stable ischemic heart disease : a report of the American College of Cardiology Foundation/American Heart Association Task Force on Practice Guidelines, and the American College of Physicians, American Association for Thoracic Surgery, Preventive Cardiovascular Nurses Association, Society for Cardiovascular Angiography and Interventions, and Society of Thoracic Surgeons. J Am Coll Cardiol 60 : e44-e164, 2012
4) 2013 ESC guidelines on the management of stable coronary artery disease : The Task Force on the management of stable coronary artery disease of the European Society of Cardiology. Eur Heart J 34 : 2949-3003, 2013
5) Yusuf S, Wittes J, Friedman L : Overview of results of randomized clinical trials in heart disease. I. Treatments following myocardial infarction. JAMA 260 : 2088-2093, 1988
6) Bangalore S, Steg G, Deedwania P, et al ; REACH Registry Investigators : β-Blocker use and clinical outcomes in stable outpatients with and without coronary artery disease. JAMA 308 : 1340-1349, 2012
7) 日本循環器学会：冠攣縮性狭心症の診断と治療に関するガイドライン（2013年改訂版）．

---

## 循環器ジャーナル

▶ 2017年10月号 [Vol.65 No.4   ISBN978-4-260-02945-2]

1部定価：本体4,000円＋税
年間購読 好評受付中！
電子版もお選びいただけます

### 特集 ACSの診断と治療はどこまで進歩したのか

企画：阿古潤哉（北里大学医学部循環器内科学）

**主要目次**

■ I. ACSの基礎知識
ACSの分類、universal definition、バイオマーカー／川島千佳、日比　潔、木村一雄
わが国におけるACSの疫学／石原正治
ACSの病理、ACS発症のメカニズム／大塚文之
■ II. ACSの診断
ACSの診断／高見浩仁、園田信成
ACSのCT、MRI診断／寺島正浩
ACSと鑑別すべき疾患／奥野泰史、青木二郎
■ III. ACSの治療
ACSの血管内イメージング所見／石松　高、光武良亮、上野高史
STEMIの治療／伊苅裕二
血栓吸引療法のコントロバーシー／日置紘文、興野寛幸、上妻　謙
door-to-balloon時間（D2BT）、onset-to-balloon時間（O2BT）の重要性／藤田英雄
NSTEMI, UAPの治療方針／齋藤佑一、小林欣夫
特殊な病態　冠動脈解離と冠攣縮／伊藤智範
冠動脈インターベンションの適切な適応
　appropriate use criteriaの視点から／猪原　拓、香坂　俊
■ IV. ACSの二次予防
抗血小板療法、DAPT／飯島雷輔
ACSの脂質低下療法　PCSK9を含めて／藤末昂一郎、辻田賢一
糖尿病治療／坂口一彦
β遮断薬／田巻庸道、中川義久
ACS患者におけるACE-I, ARB, MRA／神田大輔、大石　充
■ V. ACSの非薬物療法
リハビリテーション／長山雅俊
重症心不全を合併したACSに対する補助循環
　VAD, IABP, Impella／中本　敬、坂田泰史

医学書院

〒113-8719　東京都文京区本郷1-28-23　　[WEBサイト] http://www.igaku-shoin.co.jp
[販売部] TEL：03-3817-5650　FAX：03-3815-7804　E-mail：sd@igaku-shoin.co.jp

## 術者MITSUDOの匠の技、ここに極まる！

# 術者MITSUDOの押さないPCI

**著** 光藤和明
元・倉敷中央病院副院長／心臓病センターセンター長

**執筆協力** 倉敷中央病院循環器内科

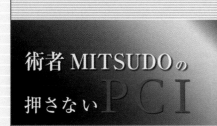

日本が世界に誇るインターベンショナリストの光藤和明医師が、生前に書き溜めていた原稿をもとに、倉敷中央病院循環器内科の協力により書籍化。
数万例を超える治療経験と膨大な研究データを解析した上に成り立つ、"押さない"PCIテクニックの神髄に触れることができる。生涯、一術者として日々カテ室に入り続け、患者の治療に当たった医師の根底に流れる哲学が脈々とつづられている。

● B5 頁264 2016年 定価：本体8,000円＋税
[ISBN978-4-260-02527-0]

### 目次

**第1章 術者MITSUDOのCTOに対するPCI**
- I. アプローチ（穿刺部）
- II. シース
- III. ガイディングカテーテル
- IV. 抗凝固戦略
- V. 透視・撮影戦略
- VI. Antegrade approach
- VII. Retrograde approach
- VIII. 再びantegrade approach
- IX. トラブルシューティング

**第2章 分岐部ステンティング**
- I. 分岐部専用ステント
- II. 分岐部に最適化した汎用ステントデザイン
- III. 分岐部ステンティングを理想に近づけるための留置技法
- IV. 分岐部 two stent法の理想型

**第3章 右冠動脈入口部ステンティング**
- I. Radial force
- II. Preparation
- III. ステント
- IV. ステントの位置決め
- V. IVUSの必要性
- VI. Case studies

**第4章 左主幹部（LMT）ステンティング**
- I. 病変部位・病変形態とステント留置法
- II. ステントデザイン
- III. Preparation
- IV. ステンティングとステント留置手順
- V. 三分枝におけるLMTステンティング
- VI. LMTステントの実例

**第5章 術者MITSUDOの押さないPCI**
- I. 押してもよい場合
- II. ガイドワイヤー
- III. バルーン（POBA）
- IV. Rotablator
- V. ELCA
- VI. ステント
- VII. IVUS
- VIII. いわゆるアンカーテクニック
- IX. Guidewire loop (tag of wire)
- X. IVUS引き抜き

 **医学書院**
〒113-8719 東京都文京区本郷1-28-23 ［WEBサイト］http://www.igaku-shoin.co.jp
［販売部］TEL：03-3817-5650 FAX：03-3815-7804 E-mail：sd@igaku-shoin.co.jp

特集　循環器診療　薬のギモン──エキスパートに学ぶ薬物治療のテクニック
虚血性心疾患・SHD 診療でのギモン

# TAVI 後の内服は何がどれだけ必要か？

津田真希／溝手 勇

> **Point**
> - TAVI 後は抗血栓療法が必要不可欠とされており，現在は 2 剤併用療法（アスピリン＋クロピドグレル）が主流である．一方で，カテーテル生体弁留置後の至適抗血栓療法については未だエビデンスがないのが現状である．
> - TAVI 患者のほとんどが高血圧の既往を有しているが，降圧薬を選択する際には伝導障害および心室内圧較差の有無を確認してから使用することが重要である．

## TAVI とは？

　経カテーテル的大動脈弁植込み術（transcatheter aortic valve implantation ; TAVI）は，症候性の重症大動脈弁狭窄症患者のうち，開胸による外科的手術（大動脈弁置換術）が高リスク（STS score ＞8%）と考えられる患者に対して行われる治療である．手術リスクは，現在では主に STS score を用いて判断されるが，それ以外にも肝硬変や porcelain aorta の有無，frailty なども加味し，ハートチームで判断されている．従来の大動脈弁置換術と比較し低侵襲で，かつ良好な中間成績が報告される

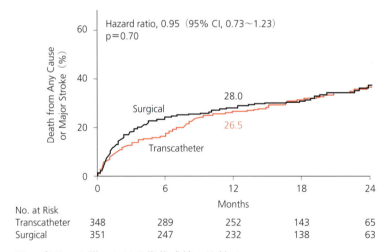

図1　高リスク群における術後成績の比較（Smith CR, et al. N Engl J Med 364 : 2187-2198, 2011 より引用）

手術リスクが高い患者において，術後 2 年までの全死亡および後遺障害を伴う脳卒中の発生頻度は，大動脈弁置換術（Surgical）と TAVI（Transcatheter）で有意差は認めなかった．

つだ まさき・みぞて いさむ　大阪大学大学院医学系研究科循環器内科学（〒565-0871 大阪府吹田市山田丘 2-2）

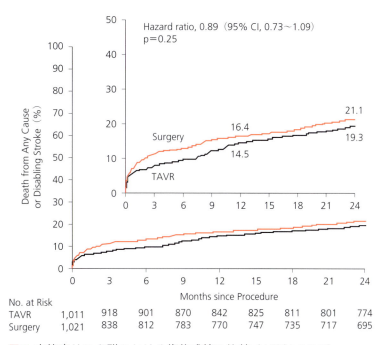

図2 中等度リスク群における術後成績の比較（文献[1]より引用）
手術リスクが中等度の患者において，術後2年までの全死亡および後遺障害を伴う脳卒中の発生頻度は，大動脈弁置換術（Surgery）とTAVI（TAVR）で有意差は認めなかった．

ようになったため，高齢者を中心に近年急速に普及しつつある（図1，2）．しかし，比較的新しい治療のため十分なエビデンスが確立されておらず，特にTAVI弁の耐久性や，TAVI後の抗血栓療法については重要な課題である．

## TAVI弁

TAVI弁はバルーン拡張型と自己拡張型の2つに分類され，本邦では現在2種類の人工弁（SAPIEN3®, Edwards, Corevalve Evolut R®, Medtronic）が保険適応内で使用可能である（図3）．SAPIEN3®はバルーン拡張型の人工弁で，Corevalve Evolut R®は自己拡張型の人工弁であるが，どちらも生体弁と金属フレームから構成されており，SAPIEN3®はウシ心膜とコバルトニッケル，Corevalve Evolut R®はブタ心膜とナイチノールが使用されている．

## TAVI後の内服

前述の通りTAVI弁には生体弁や金属フレームが使用されており，血栓症の予防には抗血栓療法が必

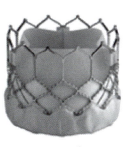

図3 本邦で現在使用可能な人工弁

要不可欠である．また，TAVI患者は基本的に高齢者であり，心房細動を有する者も多いため抗凝固療法が必要な症例も多い．ほかにも動脈硬化進展のリスクファクターである，高血圧症や脂質異常症に対する内服治療も重要となってくるが，本稿ではそのうち特に重要である抗血栓薬と降圧薬を中心に使用方法について概説する．

### 1▪抗血栓薬

現在，AHA/ACCやESC/EACTSのガイドラインでは心房細動非合併TAVI後患者では，アスピリン

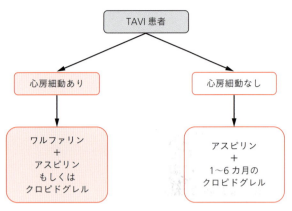

図4 AHA/ACC ガイドライン，ESC/EACTS ガイドライン

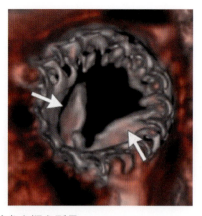

図6 血栓弁を疑う所見
収縮期のCT画像である．矢印の部位に血栓を認め，弁尖の開放制限を認める．

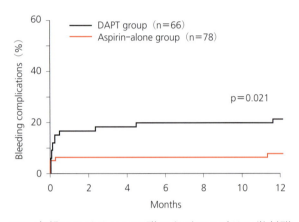

図5 本邦におけるDAPT群およびアスピリン単剤群における出血イベントの比較（文献[2]より引用）
DAPT群はアスピリン単剤群に比べ，TAVI後早期より出血イベントの有意な増加を認めた．

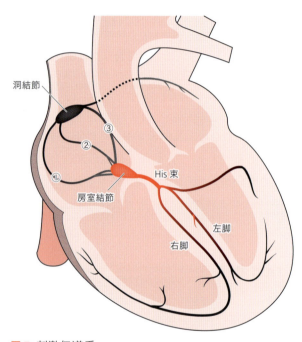

図7 刺激伝道系
①後結節間路，②中結節間路，③前結節間路

＋1〜6カ月のクロピドグレル，心房細動合併TAVI後患者ではアスピリンもしくはクロピドグレル＋ワルファリンが推奨され，当院でもガイドラインに準じた抗血栓療法を行っている（図4）．しかし，これらはTAVI弁に金属フレームが使用されていることから，冠動脈ステント留置後のステント内血栓症のエビデンスを基に考案されたもので，本当にこのレジメンが正しいのか十分なエビデンスがないのが現状である．実際に，アスピリン単剤群とアスピリン＋クロピドグレル併用（DAPT）群を比べた本邦での報告では，DAPT群で有意に出血イベントが増加した（図5）が，両群で術後の弁機能に差は認めなかったと報告されており，臨床的に問題となる血栓弁の頻度は両群で差がない可能性が示唆される．同様にワルファリン単剤群とワルファリン＋アスピリン併用群を比較した報告でもワルファリン＋アスピリン併用群で出血イベントが増加したとされており，脳出血などの出血イベントの多いといわれているわれわれアジア人にとっては，抗血栓療法の選択は大変重要な課題である．

一方で，現行のガイドライン通りに抗血栓療法を行った患者のTAVI弁にも，約13％と少なくない頻度で血栓弁を疑う所見を認めることが最近報告された（図6）．TAVI弁における血栓弁の臨床的意義は明らかにされていないが，そのなかで抗凝固療法

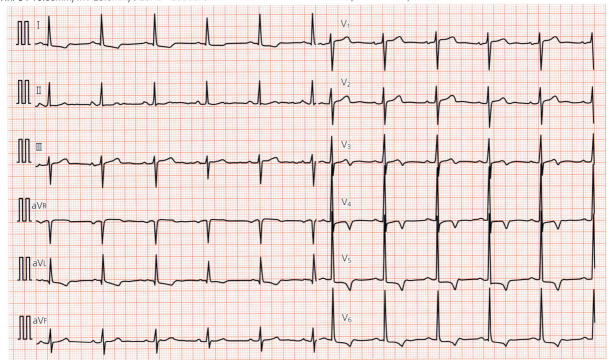

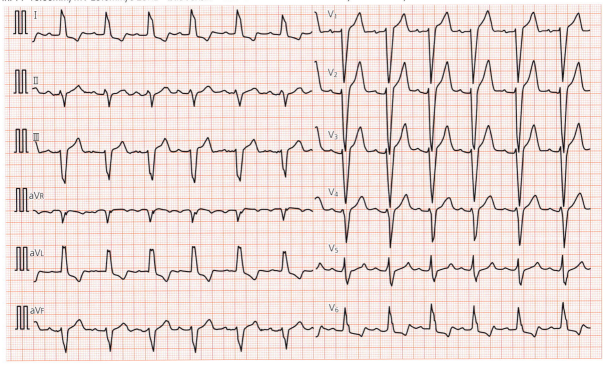

図8 症例1の心電図（上：術前，下：術後）

が導入されていた群において血栓弁が少なかったこと，抗凝固療法の導入により血栓弁が改善されたことが報告されたため，近年抗凝固療法に注目が集まりつつある．従来抗凝固療法といえばワルファリンであったが，近年直接経口抗凝固薬（direct oral anticoagulant；DOAC）が心房細動患者で普及しており，TAVI弁に対する使用も試みられており現在複数の臨床試験が進行中であり，その結果が期待さ

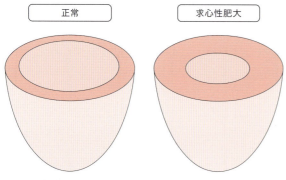

図9 求心性肥大のイメージ

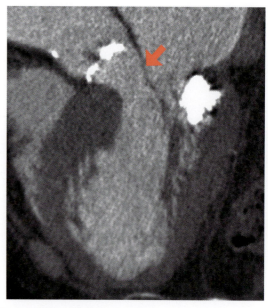

図10 左室流出路狭窄（CT画像）
sigmoid septumにより左室流出路の狭窄（矢印）を認める．

れている．

## 2▪降圧薬

大動脈弁狭窄症は基本的に動脈硬化がベースにある．そのため，ほとんどの患者が高血圧症を有しており術前から降圧薬を内服している．大動脈弁の開放制限を認めた状態でも高かった血圧が，狭窄解除に伴いさらに上昇し，術後に内服の強化が必要な症例も多い．実際に，術中は弁留置直後から血圧が上昇し，静注での降圧薬（当院ではジヒドロピリジン系Ca拮抗薬であるニカルジピンを使用）をほとんどの症例で使用している．降圧薬の選択に関しては，基本的にはガイドラインに準じてACE阻害薬/ARB，Ca拮抗薬（ジヒドロピリジン系），β遮断薬，利尿薬などを用いるが，すべてのTAVI患者にこれらすべてを使用できるわけではなく，慎重な選択が必要な場合が存在する．以下にその詳細を記述する．

### 1)房室ブロック

大動脈弁の弁輪部近傍には刺激伝導系の伝導路が走行している（図7）．そのため，バルーンや人工弁による弁輪部や左室流出路の圧排により，比較的高頻度で房室ブロックや脚ブロック（特に左脚ブロック）が出現する．これらの伝導障害は一過性のこともあるが，回復せず残存することもある．また，完全房室ブロックのために術後にペースメーカーが必要となる割合は，使用する弁にもよるが総じて10〜15%程度と報告されている．術前から右脚ブロックを有している症例では，TAVI後に左脚ブロックが生じることで容易に完全房室ブロックへ移行するため，特に注意が必要である．

そのため，術前より房室伝導路障害を有している症例や，術後に房室伝導路障害を認めた症例（症例1）では，房室伝導を抑制するβ遮断薬の使用は控えたほうが無難である．特に自己拡張型人工弁を用いた場合，術直後には伝導路障害を認めていなくても，金属フレームが徐々に拡張することで数日後に房室ブロックを来すこともあるため注意を要する．また降圧薬ではないものの心房細動のレートコントロールや冠攣縮予防で多用されている非ジヒドロピリジン系のCa拮抗薬（ベラパミル，ジルチアゼム）の使用も同様に注意が必要である．

【症例1】

術前は房室ブロックおよび脚ブロックはいずれも認めなかった．本症例は幸い完全房室ブロックには至らなかったが，術後より1度房室ブロックおよび左脚ブロックを認めた（図8）．

### 2)左室内圧較差/左室流出路狭窄

大動脈弁狭窄症患者の左室心筋は，長期間受けた圧負荷のため少なからず左室肥大を来している．特に求心性肥大が著しい場合，左室内腔が狭小化し肥大型心筋症と同様左室内圧較差を認める場合がある（図9）．また，高齢者に多いsigmoid septumに左室肥大が加わることによって左室流出路狭窄を来す

場合もある（図10）．これらの患者にACE阻害薬/ARBや利尿薬といった前負荷軽減効果のある降圧薬を用いると，圧較差の増大を招き，大動脈弁を治療しても症状が残存することとなるため使用は控えるべきである．これらの患者には陰性変力作用のあるβ遮断薬やCa拮抗薬，場合によっては不整脈薬（ジソピラミド，シベンゾリン）を用いることとなるが，β遮断薬については前述の房室伝導障害の有無をチェックして使用する必要がある．

文献

1) Leon MB, Smith CR, Mack MJ, et al：Transcatheter or Surgical Aortic-Valve Replacement in Intermediate-Risk Patients. N Engl J Med 374：1609-1620, 2016
2) Ichibori Y, Mizote I, Maeda K, et al：Clinical Outcomes and Bioprosthetic Valve Function After Transcatheter Aortic Valve Implantation Under Dual Antiplatelet Therapy vs. Aspirin Alone. Circ J 81：397-404, 2017
3) Makkar RR, Fontana G, Jilaihawi H, et all：Possible Subclinical Leaflet Thrombosis in Bioprosthetic Aortic Valves. N Engl J Med 373：2015-2024, 2015

---

## 循環器ジャーナル

▶ 2017年7月号 [ Vol.65 No.3　ISBN978-4-260-02944-5 ]

1部定価：本体4,000円+税
年間購読　好評受付中！
電子版もお選びいただけます

**特集　不整脈診療　ずっと疑問・まだ疑問**

企画：村川裕二（帝京大学医学部附属溝口病院第四内科）

**主要目次**

■I. 不整脈診療のベーシック
心房細動のトライアル：「絶対の3つ」と「大事な3つ」／髙橋尚彦
短い心房細動は予後に影響しないのか／蜂谷　仁
心不全と心房細動とβ遮断薬／小川正浩
AF-CHFからわかること／増田慶太・関口幸夫
心拍数が安定した心房粗動はそのままでいいのか／二宮雄一
心室不整脈のトライアル：「絶対の3つ」と「大事な9つ」
　　／橋田匡史, 吉岡公一郎
ペースメーカはなにが新しくなったのか／三橋武司
AEDは役に立っているか／三田村秀雄
■II. 抗凝固療法を考える
「低リスクの心房細動でも除細動前に抗凝固療法」は合理的か？
　　／奥山裕司
$CHA_2DS_2$-VAScスコアだけでは決められない／加藤律史
DOACはどれも同じか／小谷英太郎

■III. 心室性不整脈
心室期外収縮が右室流出路起源か左室流出路起源かを
　　区別する理由／神田茂孝
ベラパミル感受性心室頻拍は奥深い／野上昭彦
Brugada型心電図に出会ったら／小島敏弥
一次予防としての植込み型除細動器／佐藤弘典、畔上幸司
■IV. 抗不整脈薬のヒント
夜間好発の心房細動に抗コリン作用をもつ抗不整脈薬を使う
　　根拠はあるか／小松　隆
Ic群抗不整脈薬の昨日と今日／木村友紀、住吉正孝
ランジオロールを使う／小林茂樹
■V. 心房細動アブレーションの展望
テクニカルな面からみた心房細動のカテーテル・アブレーション
　　／慶田毅彦
アウトカムからみた心房細動のカテーテル・アブレーション
　　／深水誠二
AFアブレーション後に抗凝固薬から逃げられるか？／山内康照

医学書院　〒113-8719　東京都文京区本郷1-28-23　[WEBサイト] http://www.igaku-shoin.co.jp
[販売部] TEL：03-3817-5650　FAX：03-3815-7804　E-mail：sd@igaku-shoin.co.jp

特集 循環器診療 薬のギモン──エキスパートに学ぶ薬物治療のテクニック
**不整脈診療でのギモン**

# 高齢者の抗凝固療法はどうしたらいいの？

井上耕一

> **Point**
> - 高齢者では血栓塞栓症リスクが高いため年齢のみを根拠として抗凝固療法を中止することは推奨されない．
> - 出血リスク因子の管理を厳密に行うことで出血のリスクを減らすことに注力する．
> - 高齢者においては，心房細動よりも，併存疾患と全身状態のほうが予後に与える影響が大きい．
> - フレイル患者では抗凝固療法の有効性は確立しておらず，抗凝固療法の是非を症例ごとに考える．

## 心房細動患者における抗凝固療法の適応

　心房細動患者数は高齢化社会の到来とともに増加し，心房細動管理が日常臨床のなかで占める重要性も増している．心原性脳塞栓症は脳梗塞の約3割を占め，かつその多くは重症であるため[1]，リスクを伴う心房細動患者に対しては，心原性血栓塞栓症の予防のために抗凝固療法が必要とされる．
　抗凝固療法の適応は，日本人ではCHADS$_2$スコア（表1）[2]をもとにして決められる〔心房細動治療（薬物）ガイドライン（2013年改訂版）〕．弁膜症性心房細動〔中等度以上の僧帽弁狭窄症と人工弁（生体弁を含む）を有する心房細動〕症例では，ワルファリンが適応である．それ以外の非弁膜症心房細動の場合は，CHADS$_2$スコアが1点以上の場合は，抗凝固療法が推奨（考慮），0点であっても心筋症を有する症例，65〜74歳の症例，動脈硬化性疾患を有する症例に関しては，抗凝固療法を考慮すべきとされている（図1）．
　欧米では，CHA$_2$DS$_2$-VAScスコア（表2）[3]をも

**表1** CHADS$_2$スコア（文献[2]より引用）

| 頭文字 | 項目名 | | 点数 |
|---|---|---|---|
| C | <u>C</u>ongestive Heart Failure | 心不全 | 1点 |
| H | <u>H</u>ypertension | 高血圧 | 1点 |
| A | <u>A</u>dvanced Age | 年齢（75歳以上） | 1点 |
| D | <u>D</u>iabetes | 糖尿病 | 1点 |
| S | <u>S</u>troke | 脳卒中/一過性脳虚血発作 | 2点 |

いのうえ　こういち　桜橋渡辺病院心臓血管センター（〒530-0001 大阪府大阪市北区梅田2-4-32）

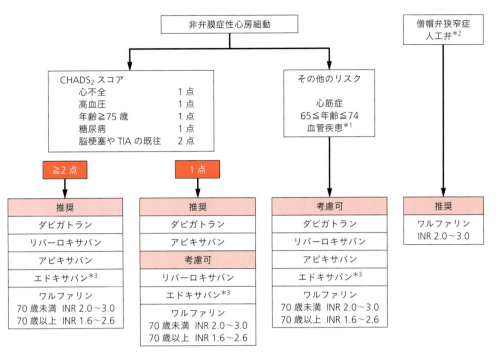

**図1** 心房細動における抗血栓療法

同等レベルの適応がある場合，新規経口抗凝固薬がワルファリンよりも望ましい．
＊1：血管疾患とは心筋梗塞の既往，大動脈プラーク，および末梢動脈疾患などをさす．
＊2：人工弁は機械弁，生体弁をともに含む．
＊3：2013年12月の時点では保険適応未承認．
〔日本循環器学会．心房細動治療（薬物）ガイドライン（2013年改訂版）．http://www.j-circ.or.jp/guideline/pdf/JCS2013_inoue_d.pdf〕

**表2** $CHA_2DS_2$-VASc スコア（文献[3]より引用）

| 頭文字 | 項目名 | | 点数 |
|---|---|---|---|
| C | Congestive Heart Failure | 心不全 | 1点 |
| H | Hypertension | 高血圧 | 1点 |
| A | Advanced Age | 年齢（75歳以上） | 2点 |
| D | Diabetes | 糖尿病 | 1点 |
| S | Stroke | 脳卒中/一過性脳虚血発作 | 2点 |
| V | Vascular Disease | 血管疾患 | 1点 |
| A | Advanced Age | 65～74歳 | 1点 |
| Sc | Sex category | 性別（女性） | 1点 |

とに判断される．欧州心臓病学会のガイドライン[4]では，弁膜症性心房細動（中等度以上の僧帽弁狭窄症と機械弁）の場合はワルファリンを投与すべきとされている．非弁膜症性心房細動の場合は，男性では0点は適応外，1点は投与を考慮，2点以上は投与すべきとされ，女性では1点では適応外，2点以上では投与すべきとされている．

　抗凝固療法は，近年，直接作動型経口抗凝固薬（DOAC）が次々と使用可能となり，臨床に大きなインパクトを与えた．用量の調節が不要で，ワルファリンと同等もしくはそれ以上の安全性と有効性を有することが，第Ⅲ相試験として行われた無作為化割り付け試験（RCT）で示されている．日本循環器学会ガイドラインにおいても「同等レベルの適応がある場合DOAC（本文中ではNOAC）がワルファリンよりも好ましい」とされている．DOACの登場で，抗凝固療法が広まり，より洗練されてきたわけだが，抗凝固療法がリスクを伴う治療であることには違いないため，現場では常にリスクとベネフィットを比べながら，投与の適応を決めなければ

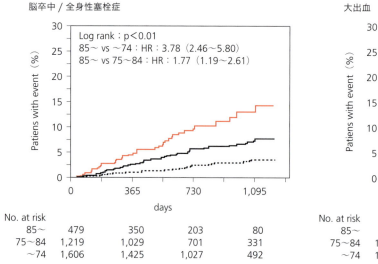
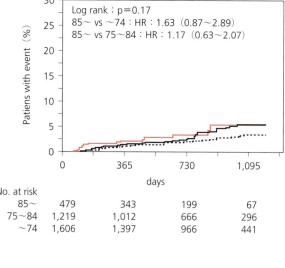

図2 超高齢AF患者の予後（Fushimi AF registryより）（文献[9]より抜粋引用）

ならない．DOACの出現で相対的にベネフィットが増したものの，そのバランスをとるのに苦慮すべき患者をしばしば経験することには変わりがない．

## 高齢者における抗凝固療法のジレンマ

年齢は，主要な心原性血栓塞栓症のリスクである．前述のCHADS₂スコアでもCHA₂DS₂-VAScスコアでも，リスク因子の一つに数えられており，CHA₂DS₂-VAScスコアでは75歳以上はStrokeの既往と同じ2点としてカウントされる．近年報告されたABC stroke risk scoreでも年齢は3つの有意なリスク（ほかはBiomarker，脳卒中/一過性脳虚血発作の既往）の一つであり，75歳は2点，90歳は3点にカウントされている[5]．

一方で，年齢は主要な出血性合併症のリスク因子でもある．抗凝固療法中の出血性合併症を予測するためのスコアとしては，HAS-BLEDスコア[6]やATRIAスコア[7]，ORBITスコア[8]などが有名であるが，それぞれのスコアで，65歳以上，75歳以上，75歳以上が出血リスクとされている．高齢患者は出血しやすく，身体的な予備能力もないため，出血した際に重症化する可能性が高い．また，出血により抗凝固療法を中止した際に，血栓塞栓症が起こりやすいということも知られており，血栓塞栓症のハイリスクである高齢者では特に心配になってしまう．高齢者だから，病気で悪くなってしまうのは仕方ないという心理も，心のどこかにあるかと思う．心房細動を有する高齢者は出血リスクと血栓塞栓症リスクがともに高い．高齢者の抗凝固療法は，「やるべきか，やらざるべきか，それが問題」であり，これが本稿のテーマである．

## 高齢者の出血リスクと血栓塞栓症リスク

心房細動を有する高齢者における出血リスクと血栓塞栓症リスクは，どちらのほうがより高いのであろうか．図2はFushimi AF registryのデータである[9]．脳卒中・全身性塞栓症と大出血ともに85歳以上の超高齢者が85歳未満よりも多いが，大出血ではその差は大きくはなく，有意でもない．脳卒中・全身性塞栓症では，その差は大きく有意であるうえに，発症頻度も脳卒中・全身性塞栓症が大出血の3倍程度あることが見て取れる．つまり，高齢者でより恐れるべきは，大出血ではなく脳卒中・全身性塞栓症であることがわかる．高齢者ではpolypharmacyの問題もあり投薬を減らすことは常に考慮されるべきであるが，高齢者は，健康度，自立

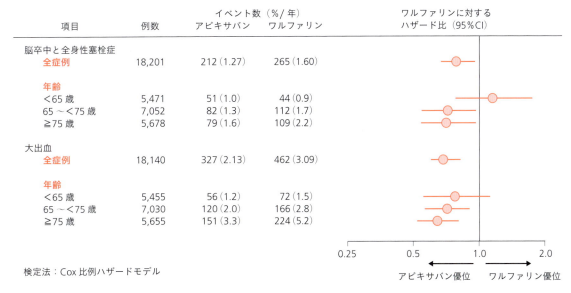

**図3** 年齢別でのDOACとワルファリンの治療効果と安全性比較：ARISTOTLE試験より（文献[12]より作成）

度，体力，認知力に大きな個人差があり，年齢のみを根拠として打ち切りを考えるのは一般論としても適切ではない．特に，血栓塞栓症リスクと出血のリスク比は高齢者で特に高くなるため，「高齢者では出血が怖い」といった理由のみで，抗凝固療法を中止することは推奨されないことがわかる．

## 高齢者にはDOACか，ワルファリンか？

高齢者においては，調整マーカーのないDOACよりも弱めにワルファリンを行うのが良いという意見を述べる医師も珍しくはない．本邦においては，70歳以上ではPT-INR（prothrombin time-international normalized ratio）値を1.6〜2.6でコントロールすることがガイドラインで推奨されている．「高齢者における弱めのワルファリンコントロール」とは，INR 1.6〜2.0程度のコントロールを指していると思われる．はたしてこれは有効なのであろうか．残念ながら，この方針が有効であるというエビデンスは全くない．むしろ，高齢者ではワルファリンコントロールが難しくなる可能性が指摘されており[10]，PT-INRを1.6〜2.6にコントロールすることも必ずしも容易ではない．ましてや，1.6〜2.0のコントロールはさらに難しい．ワルファリンの効果はPT-INRのコントロールの質に大きく依存することが知られている[11]．例えば，PT-INRのTTR（time in therapeutic range；ワルファリン治療期間のうちでPT-INRが至適範囲にある期間の割合）が50％程度ではワルファリンを飲んでいないのと同程度の脳卒中発症頻度であり，40％未満ではむしろ脳卒中が多い．そのようななかで，1.6〜2.0を目指した場合は，効果不十分（PT-INR＜1.6）に陥るリスクが高くなり，むしろ脳卒中を増やしてしまう可能性が考えられる．DOACのなかには，高齢者において安全性・有効性ともにワルファリンに勝ることが第Ⅲ相試験で示されたものもある（図3, 4）[12, 13]．長年ワルファリンを服用し続けており，安定したPT-INRコントロールが得られてきた高齢者はワルファリンを継続することが好ましいが，コントロールが良好と言えない（例；TTR＜65％，至適範囲からの逸脱が大きい）患者や新規導入の患者においてはDOACのほうが好ましい，というのが筆者の意見である．

## 出血性合併症のリスクを減らすために

高齢者では出血リスクも高いため，出血リスクを減らすための対応をすることが重要である．併存しているリスク因子の管理は重要であるが，特に高血圧は心房細動患者の過半数が罹病していることもあ

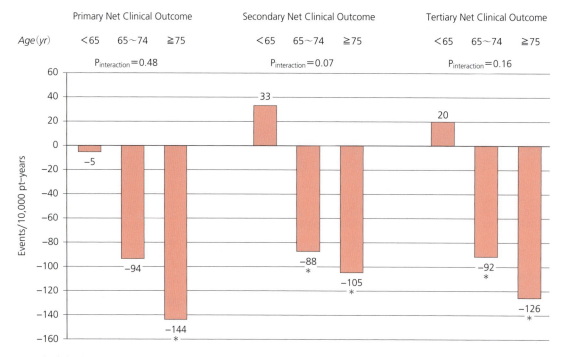

**図4** DOACとワルファリンの臨床複合エンドポイントを年齢別で比較：Engage-AF試験より（文献[13]より引用改変）
【臨床複合エンドポイント（第1[※1]，第2[※2]，第3[※3]）】
※1：脳卒中，全身性塞栓症，大出血，死亡
※2：機能予後不良の脳卒中，生命の危機に直面する出血，死亡
※3：脳卒中，全身性塞栓症，生命の危機に直面する出血，死亡
Warfarin：ワルファリン群，HDER：エドキサバン高用量群

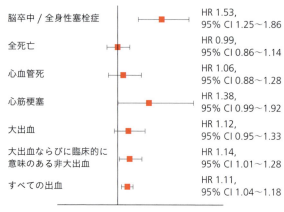

**図5** 血圧コントロールが抗凝固療法施行下のAF患者の予後に与える影響；ARISTOTLE研究より（Rao MP, et al. J Am Heart Assoc 4：e002015, 2015より引用）

り，大切である．ARISTOTLE試験において，エントリー時の血圧コントロールが良好な群（収縮期血圧140 mmHg未満かつ拡張期血圧90 mmHg未満の患者）と血圧コントロールが不良な群（上記に当てはまらない患者）を比較した場合，脳卒中/全身性塞栓症のみならず出血性合併症も有意に血圧コントロールが良好な群のほうが良かった（図5）．高齢者に限らず，高血圧合併心房細動患者において，抗凝固療法と厳格な降圧は，常にセットで行われるべきであろう．腎機能低下例，糖尿病や心不全を有する場合は，これらに対する厳格で適切な介入を行うこと，出血の既往のある者には出血源の治療をしっかり行うこと，抗血小板薬併用例では中止を考慮する（抗血小板薬よりも抗凝固薬を優先する）ことも重要である．<u>出血を減らすために抗凝固療法を控えるよりも，これらの管理を厳密に行うことで出血のリスクを減らすことに注力されたい</u>．

表3 高齢AF患者の生命予後に関連する因子（文献14)より引用）

| Variables | Univariate analysis | | Multivariate analysis | |
| --- | --- | --- | --- | --- |
| | Unadjusted HR（95% CI） | P | Adjusted HR（95% CI） | P |
| フレイル | 2.69（1.53〜4.74） | 0.001 | 2.33（1.31〜4.14） | 0.004 |
| 年齢 | 1.03（0.99〜1.07） | 0.10 | — | — |
| 性別 | 0.70（0.43〜1.16） | 0.17 | — | — |
| 併存疾患（Charlson morbidily index） | 1.18（1.07〜1.31） | 0.001 | 1.16（1.04〜1.28） | 0.007 |
| $CHA_2DS_2$-VASc スコア | 1.14（0.96〜1.35） | 0.13 | — | — |
| HAS-BLED スコア | 1.29（1.00〜1.66） | 0.05 | — | — |
| 転倒による入院 | 1.16（0.65〜2.07） | 0.62 | — | — |
| 入院時せん妄 | 1.84（0.94〜3.62） | 0.08 | 2.07（1.05〜4.10） | 0.036 |
| 抗凝固療法 | 0.63（0.37〜1.09） | 0.09 | — | — |
| ジゴキシン | 1.66（0.95〜2.91） | 0.07 | — | — |
| 向精神薬 | 1.62（0.93〜2.80） | 0.09 | — | — |
| スタチン | 0.89（0.51〜1.53） | 0.67 | — | — |

65歳以上の入院患者で心房細動を有する患者の6カ月以内の全死亡と関連していた因子を調べた．
N＝302，平均年齢85±7歳，フレイルが53.3%，女性が50%．

## 抗凝固療法はいつまで行うべきか？

　高齢者は，健康度，自立度，体力，認知力に大きな個人差があり，年齢という指標のみで抗凝固療法の継続の可否を判断するのは難しいし，適切ではない．では，抗凝固療法はいつまで継続されるべきなのであろうか？　実は超高齢心房細動患者において抗凝固療法が予後改善に有効であるという確固としたエビデンスはない．大規模臨床試験では，年齢が除外基準であったり，併存疾患のためにエントリーできなかったり，主治医がエントリーをためらったり，などの理由で，超高齢者は参加されないことが多い．心房細動を有する入院患者（n＝302，平均年齢85±7歳）を対象とした観察研究では，患者の半年後の死亡率増加に関与していたのは，フレイルの存在，高い併存疾患指数（Charlson morbidily index），入院時のせん妄の存在であり，抗凝固療法の有無は有意な因子ではなかった（表3)14)．高齢者においては，心房細動よりも，併存疾患と全身状態のほうが予後に与える影響が大きいということだと解釈できる．

　フレイルは虚弱とも訳され，生理予備能が低下し脆弱となった要介護状態の前段階を意味する．身体的フレイル（身体機能低下，体重減少，サルコペニアなど），精神・心理的フレイル（認知機能障害，うつなど），社会的フレイル（独居，社会との隔絶など）の要素が含まれており，高齢者の約7割はフレイルを経験するとされている．フレイルに陥り，そこからの改善の見込みが乏しい場合は，抗凝固療法の是非を考えるべきであろう．そして，認知機能低下やサポートの欠如で「アドヒアランスが維持できない」場合，サルコペニアや身体機能低下で「転倒を繰り返す」場合は，抗凝固療法を中止すべきであろう．また，併存疾患により，出血を繰り返すリスクが高く，抗凝固療法のベネフィットを上回ると判断された場合も（高齢者に限ったことではないが），中止することが妥当である．

　中止後に，血栓塞栓症を起こす可能性もある．トラブルを避けるためにも，ご本人，および家族に，十分な説明を行い，理解を得た旨をカルテにしっかりと記述しておくことは必須であり，決して忘れてはならない．

## 症例提示

以下に具体的な症例をいくつか提示したい．

### 症例1

主病名：持続性心房細動
年齢：88歳
性別：男性
併存疾患：慢性腎臓病（血清クレアチニン値1.6

mg/dl），高血圧，脂質異常症
現病歴：かかりつけ医を受診時に脈の乱れを指摘．心電図で心房細動を指摘され，当院を紹介された．
体重：65 kg
その他：認知機能は正常，ADL は保たれる，栄養状態は良，肝機能は正常，血圧管理良好，貧血は軽度（Hb 12.3 g/dl），出血性疾患の既往なし
内服薬：テルミサルタン 40 mg，アムロジピン 5 mg，ロスバスタチン 2.5 mg
受診後経過：明らかな基礎疾患を認めず，症状もなし，レートは moderate（80 bpm）であった．レートコントロールと抗凝固療法を治療方針とし，エドキサバン 30 mg で開始．経過をみても貧血の進行がないことを確認して紹介医における加療継続を依頼した．
考察：$CHADS_2$ スコアは 2 点であり，抗凝固療法が好ましい症例．88 歳と高齢であるが，認知機能も衰えておらず，ADL も自立していたため抗凝固療法を行う方針とした．クレアチニンクリアランスは 29 ml/min であり，朝のみの内服であったため，低用量のエドキサバン（朝のみの内服）とした．貧血は進行がなく，以前よりこの程度で安定していたため，年齢に伴うものと判断した．

### 症例 2

主病名：永続性心房細動
年齢：85 歳
性別：女性
基礎心疾患：陳旧性心筋梗塞
併存疾患：高血圧，脂質異常症
現病歴：10 年前に心筋梗塞（下壁）を発症し冠動脈 #2 にステントが留置されている．4 年前より発作性心房細動があり，2 年前より持続．レートコントロールとリバーロキサバンによる抗凝固療法がなされていた．定期受診時に，貧血の進行（Hb 11.8 g/dl から 8.7 g/dl に低下）が認められたため，精査のために入院とした．
体重：58 kg
その他：認知症なし，ADL は保たれる，独居
左室駆出率は 58％，NYHA クラスⅠ度
心房細動は無症状，血清クレアチニン値は 0.78 mg/dl
内服薬：リバーロキサバン 10 mg，アスピリン 100 mg，カルベジロール 5 mg，オルメサルタン 20 mg，ロスバスタチン 2.5 mg，エゼチミブ 10 mg
入院後経過：上部消化管内視鏡で胃潰瘍（H1 期）を認めた．アスピリンを中止し，エソメプラゾール 20 mg を開始した．
考察：アスピリン潰瘍の症例．抗血小板薬と抗凝固薬を投与していたにもかかわらず，胃薬の併用ができていなかったのは大きな反省点である．本症例では，プロトンポンプ阻害薬を開始するとともにアスピリンを中止した．高齢ではあるが，今回の対応で出血リスクの軽減が期待できること，$CHA_2DS_2$-VASc スコアで 5 点とハイリスクに相当することより，抗凝固療法は継続とした．心房細動と冠動脈疾患を合併している場合，抗凝固療法を優先することが望ましい．欧州心臓病学会のガイドライン[15]では，ステント留置後 1 年以上経ったあとは抗凝固薬の単剤投与が推奨されている．

### 症例 3

主病名：永続性心房細動
年齢：86 歳
性別：女性
基礎心疾患：洞不全症候群
現病歴：洞性徐脈で 12 年前にペースメーカーを植え込まれた．3 年前に発作性心房細動を発症．抗凝固療法とレートコントロールが行われていた．1 年前より持続性心房細動に移行．中等度の認知症があり，離れて暮らす息子に連れられての不定期受診と

なり，受診ごとに大量の残薬を持参していた．

体重：41 kg

その他：認知症中等度，サルコペニア（手押し車歩行），独居転倒で頭部打撲・皮下血腫の既往あり

内服薬：アピキサバン 5 mg，メトプロロール 20 mg，酸化マグネシウム 0.5 g

受診後経過：認知症のため，コンプライアンスを守ることが困難である．家族も別居であり，訪問看護を始めても服薬状況は改善しなかったため，家族の同意を得て，抗凝固療法を中止した．

考察：認知症の進行のため，服薬ができなくなってしまった症例．家族は別居のため服薬管理できないとのことであり，訪問看護サービスを行っても服薬アドヒアランスは改善しなかった．また，サルコペニアも進行しており，転倒も経験し，出血リスクも高いため，抗凝固療法の継続を断念した．中止のリスクと継続のリスクを息子に説明し，理解を得た旨をカルテに記載し，同居が難しいならば施設への入所を検討するように伝えた．

## おわりに

高齢者では，健康度の個人差が大きいため，抗凝固療法をどうするかを年齢で一律に決めることはできない．一般的に高齢者では出血リスク以上に血栓塞栓症のリスクが高くなるため，可能な範囲で抗凝固療法を継続し，患者ごとに病状のみならず社会的状況や患者と家族の意向を考慮しながら，中止時期を探らなくてはならない．このような「撤退戦」は，楽しくない，気の重い作業であるが，今後経験することが増えると思われる．

特集 循環器診療　薬のギモン——エキスパートに学ぶ薬物治療のテクニック
**不整脈診療でのギモン**

# AFに対する抗不整脈薬，抗コリン薬は，どういう人に使ったらいいの？アミオダロンはどういうときに使うの？

萩原かな子／岩崎雄樹／清水 渉

**Point**

- 心房細動の治療方針はそれぞれの患者の基礎疾患や臨床背景を十分考慮したうえで決定する．
- 抗不整脈薬による治療は決して無理をせず一つの方針に固執しないことが大切である．

## はじめに

　心房細動に対する治療方針はリズムコントロールとレートコントロールに大きく分けられる．その治療方針の決定には心房細動の罹患期間，基礎心疾患の有無，および自覚症状の有無が重要な因子となる．そして実臨床における抗不整脈薬使用は，これらの因子に加えて心臓以外の併存疾患や患者の臨床背景なども加味して薬剤選択を行うことが必要とされる．

　具体的な薬剤の使用方法としては，まずリズムコントロールにおける①薬理学的除細動，②薬理学的・電気的除細動もしくは自然停止により洞調律化が得られた場合の再発予防，および③レートコントロールの3つが挙げられる．レートコントロールについては他稿に譲り，本稿では心房細動の分類や臨床症状に応じた抗不整脈薬の適切な使用について概説する．

## リズムコントロールかレートコントロールか？　治療方針の決定

　2000年以前までは心房細動の治療には洞調律化が望ましいとされてきたが，近年欧米を中心として様々な大規模臨床試験の結果が報告され，またそのメタ解析の結果からも，それまで行われてきた抗不整脈薬によるリズムコントロールはレートコントロールに勝る治療法ではないことが示され，抗不整脈薬の使用を考え直すきっかけとなった．PIAF（Pharmacological Intervention in Atrial Fibrillation）試験では持続性心房細動例を対象としレートコントロール群とリズムコントロール群に分けオープン試験で1年間追跡した．QOLの評価については両治療群で差はなかったが，入院率は高くなるものの運動耐容能（6分間歩行）に関してはリズムコントロール群において優位性を示す結果であっ

はぎわら　かなこ・いわさき　ゆうき・しみず　わたる　日本医科大学付属病院循環器内科（〒113-8603 東京都文京区千駄木1-1-5）

た[1]．RACE（Rate Control versus Electrical Cardioversion for Persistent Atrial Fibrillation）試験では過去に1度以上電気的除細動を受けたことがある再発性の持続性心房細動例を対象とし，レートコントロール群とリズムコントロール群に分けて2.3年追跡した．両群間でエンドポイント（死亡，心不全，血栓塞栓症，出血，ペースメーカー植込み，薬剤の重篤な副作用）の発生に差はなかった[2]．AFFIRM（Atrial Fibrillation Follow-up Investigation of Rhythm Management）試験は，65歳以上の高齢者を対象にレートコントロール群とリズムコントロール群で死亡率，脳梗塞の発生率は有意差がなかったものの，リズムコントロール群ではレートコントロール群に比して死亡率が高い傾向にあった[3]．またサブ解析においてはアミオダロン，ソタロール，フレカイニドが投与されたそれぞれの群とレートコントロール群とを比較した結果が報告されたが，アミオダロンとソタロールの投与が主要アウトカム（心血管要因による最初の入院までの期間，または死亡）を有意に増加させた[4]．これは洞調律化によるメリットよりも抗不整脈薬による催不整脈作用，陰性変力作用による心機能への悪影響が上回ってしまった結果と考えられている．一方で，J-RHYTHM試験は発作性心房細動例に対しレートコントロール群とリズムコントロール群で比較した本邦の大規模臨床試験である．両群間で死亡率や脳梗塞の発生に関して有意差はなく，QOLの観点からはリズムコントロール群で優っていたという結果であった[5]．つまり，本邦における抗不整脈薬は死亡率の低下や脳塞栓症を抑制するために使用するのではなく，あくまでもQOLの改善のために洞調律維持を試みる目的で使用することが望ましいことが示された．しかし，J-RHYTHM試験では対象患者が基礎心疾患のない心機能正常例を対象としており，心機能低下例における抗不整脈薬の使用に関するデータは乏しく今後の課題となっている．

以上のようにこれまでのエビデンスからは有症候性の発作性心房細動に関してはQOL改善のためにリズムコントロールが望ましいものの，無症候の場合や持続性心房細動の場合にはリズムコントロールの有用性は示されていない．

## 各抗不整脈薬の特徴

抗不整脈薬を電気生理学的特性に基づきⅠ～Ⅳ群に分類したVaughan Williams分類がある（表1）．

### 1・Ⅰ群抗不整脈薬（Naチャネル遮断薬）

- Ⅰa群（ジソピラミド，シベンゾリン），Ⅰc群（ピルシカイニド，プロパフェノン，フレカイニド）などが用いられる．
- 陰性変力作用があるため心機能低下や基礎心疾患を有する例では注意が必要．
- 代謝経路として腎排泄のものが多く，腎機能障害例では積極的に使用しづらく，使用の際に投与量の調整が必要（Ⅰc群のプロパフェノン，Ⅰb群のアプリンジンは肝代謝のため用量調節が不要）．
- Ⅰa群は抗コリン作用を有するため前立腺肥大や緑内障を有する例では禁忌．
- 夜間に発症する心房細動例では迷走神経緊張が誘因となるため抗コリン作用のあるⅠ群薬が有用．
- 基礎心疾患のない症例のリズムコントロールに適している．

### 2・Ⅱ群抗不整脈薬（β遮断薬）

- ベラパミルやジギタリス製剤とともにレートコントロールとして使用される．
- 喘息患者では$\beta_1$受容体選択性の高いビソプロロールなどを慎重に投与する．
- 陰性変力作用，陰性変時作用を有するため心機能低下例では注意を要する．

### 3・Ⅲ群抗不整脈薬（Kチャネル遮断薬）

- アミオダロンは血中濃度のモニタリング（TDM）を行う．
- アミオダロンは肝機能障害，間質性肺疾患，甲状腺機能異常などに注意が必要．
- ソタロールはβ遮断作用が強い．
- 血清K値の低下は催不整脈作用を増強するおそれがあるため注意する．

**表1** Vaughan-Williams 分類

| 分類 | | | 薬剤 |
|---|---|---|---|
| I群薬 Naチャネル遮断薬 | Ia | 活動電位持続時間延長 | キニジン<br>プロカインアミド<br>ジソピラミド<br>シベンゾリン<br>ピメノール |
| | Ib | 活動電位持続時間短縮 | リドカイン<br>メキシレチン<br>アプリンジン |
| | Ic | 活動電位持続時間不変 | プロパフェノン<br>フレカイニド<br>ピルシカイニド |
| II群薬 β遮断薬 | | | プロプラノロール<br>アテノロール<br>ビソプロロール<br>メトプロロールなど |
| III群薬 Kチャネル遮断薬 | | | アミオダロン<br>ソタロール<br>ニフェカラント |
| IV群薬 Caチャネル遮断薬 | | | ベラパミル<br>ベプリジル<br>ジルチアゼム |

### 4 ▪ IV群抗不整脈薬（Caチャネル遮断薬）

- 血管拡張作用に伴う血圧低下，めまいなどの副作用に注意する．
- 心不全症例や心機能低下例では陰性変力作用を有する薬剤を使用する際には注意が必要である．

## 治療方針決定のために必要な情報

- 発作の持続時間（発作性か持続性か，発作性であれば48時間以内か）
- 抗凝固療法の有無
  → 持続時間が48時間以上，血栓塞栓リスクのある心房細動例で適切な抗凝固療法がそれまで行われていなかった場合は経食道心エコーにより心内血栓がないことを確認しリズムコントロール療法を導入する必要がある．
- 心機能，基礎心疾患の有無（心エコーによる心機能評価，虚血性心疾患や心不全の合併の有無の評価）
- 併存症の有無：甲状腺疾患，脱水，呼吸器疾患，緑内障，前立腺肥大など

## 実臨床における抗不整脈薬の使用について

### 1 ▪ 発作性心房細動に対する薬理学的除細動

動悸やめまい，気分不快などの自覚症状が強い場合に除細動目的に抗不整脈薬を投与することがある．薬物療法，非薬物療法の有無にかかわらず発症後7日以内に洞調律に復帰する心房細動を発作性心房細動というが，先に述べたようにQOL改善のためのリズムコントロールが第一選択となる．特に持続時間の短い心房細動に対しNaチャネル遮断薬が有効であることが示されており，本邦のガイドラインにおいても，Naチャネル遮断薬は，器質的心疾患のない持続時間が48時間未満の心房細動に対しクラスI，持続が48時間から7日以内で血栓の存在が否定された心房細動に対しクラスIIaの適応となっている[6]．Naチャネル遮断薬は心房細動中の心房および肺静脈内の興奮頻度を減らすことで細動を停止させる[7]が，心房筋の再分極後不応期を延

**表2** 臨床上有意な器質的心疾患を認めない例に対する治療薬とその投与法

| 薬剤 | 経口1日量 | 投与法 | 静注投与法 |
| --- | --- | --- | --- |
| ピルシカイニド | 150 mg | 分3 | 1 mg/kg/10 min |
| シベンゾリン | 300 mg | 分3 | 1.4 mg/kg/2〜5 min |
| プロパフェノン | 450 mg | 分3 | ― |
| ジソピラミド | 300 mg | 分3 | 1〜2 mg/kg/5 min |
| フレカイニド | 200 mg | 分2 | 1〜2 mg/kg/10 min |

日本循環器学会．心房細動治療（薬物）ガイドライン（2013年改訂版）．
http://www.j-circ.or.jp/guideline/pdf/JCS2013_inoue_h.pdf（2017年9月閲覧）

長する作用[8,9]，興奮前面の曲率半径を増大させる作用[10,11]，肺静脈局所から発生する異常興奮や同部に存在する伝導遅延部位の伝導途絶を促す作用[12]などが関与している．つまりNaチャネル遮断薬は発作性心房細動のトリガーと基質の両方に対し作用を発揮する．特にPSTAFという多施設共同試験において発作性心房細動に対するピルジカイニドの150 mg単回投与が45％の停止効果を上げたことが示された[13]．またシベンゾリンは持続時間48時間以内の心房細動に対し200 mgの単回投与によって75〜85％の停止が得られることが報告されている[14]．プロパフェノンやフレカイニドの有効性はスペインの研究で示されている．2 mg/kg/20 minの静注（8時間以内に停止しない場合は1 mg/kg追加）でプロパフェノンでは72％，フレカイニドでは90％の除細動成功率であった[15]．また，単回内服投与による停止効果も示されている[16]．一方で，Naチャネル遮断薬は強い陰性変力作用を有するため，基礎心疾患を有する症例や心機能低下例，血行動態が不安定な患者に対しては注意が必要である．夜間に発作が多い迷走神経依存型心房細動は40〜50歳台初発で男性に多く，基礎疾患のない孤発性心房細動で，ジソピラミドやシベンゾリンが有効である[17]．抗コリン作用を有するため，尿閉や排尿障害，口渇，霧視，便秘，眼圧上昇などの副作用を生じることがあり注意が必要である．またシベンゾリンには低血糖の副作用も挙げられる．Naチャネル遮断薬は心房内伝導速度を低下させ，抗コリン作用により房室結節伝導能が亢進することによって心房細動を粗動化させ，1：1房室伝導を呈する場合があり注意を要する．また，腎機能障害症例でジソピラミドやシベンゾリンの投与量が多い場合には低血糖発作を惹起することもあり注意を要する．Ⅰa群ではKチャネル遮断作用に伴う催不整脈作用であるTorsade de Pointes（TdP）の発生にも十分注意する．洞機能不全の存在は心房細動が停止して初めて顕在化することがあるが，Naチャネル遮断薬によって洞停止時間を延長することがある．Brugada症候群に対するNaチャネル遮断薬はSTを上昇させるだけでなく致死性不整脈を誘発することがあるので十分注意が必要である．

以上のように基礎心疾患を有さない発作性心房細動の薬理学的除細動においてはNaチャネル遮断薬が第一選択（表2）となるが，基礎心疾患を有する場合にはその陰性変力作用から使用しづらく，電気的除細動が第一選択となっている．

【症例提示】

ピルシカイニド中毒を来した症例を提示する．症例は86歳女性．発作性心房細動，高血圧，脂質異常症で近医通院中であった．2日前より動悸を自覚し近医を受診．心房細動を認め，もともと内服していたピルシカイニド150 mg/日に追加して合計300 mg/日の内服を指示されていた．2日後に気分不快を主訴に救急要請，当院搬送時，心室内伝導障害〜促進固有心室調律を認めた（図1）．ピルシカイニド中毒を疑い血中濃度を測定したところ，2.85 μg/mlと上昇を認めた（治療域0.2〜0.9 μg/ml）．直ちにピルシカイニドを中止しwashoutを開始したところ心電図所見は正常化した．本症例は86歳と高齢女性であり，かつ体重が43 kgと低体重であった．血清クレアチニンは0.99 mg/dlであったが，クレアチニンクリアランス28 ml/min

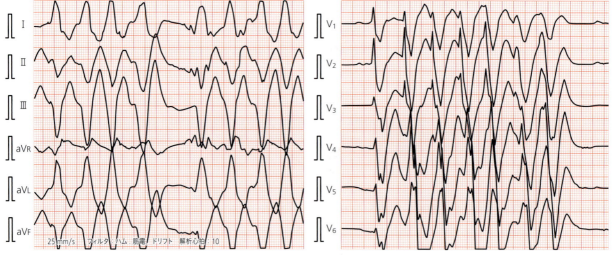

**図1 ピルシカイニド中毒の心電図**
症例は86歳女性，発作性心房細動の頻脈発作に対し常用のピルシカイニド150 mg/日に追加してピルシカイニド300 mg/日を内服し，気分不快を主訴に当院へ救急搬送された．診察時の心電図を示す．心室内伝導障害〜促進固有心室調律を認めた．ピルシカイニドの血中濃度の上昇を認め，直ちにピルシカイニドを中止しwashoutしたところ心電図は正常化しサンリズム中毒と診断した．

と低値であった．本薬剤は腎排泄性であり，本症例のような低体重の高齢者や腎機能低下例に投与すると，血中濃度上昇に伴いサンリズム中毒を来すことがある．症状や心電図所見から副作用の出現に十分注意し，適切なモニタリングを行う必要がある．

> **コラム：pill-in-the-pocket**
>
> pill-in-the-pocketとは，安全性を確認したうえで患者が薬剤を持ち歩き，必要な状況下で自身の判断により内服してもらう方法である．いつ発症するかわからない自覚症状の強い発作性心房細動には特に有効である．使用する薬剤は経口投与後に速やかに血中濃度が上昇し頓用でも十分効果が得られるものがよい．本邦のガイドラインではピルシカイニド100 mg，フレカイニド100 mg，プロパフェノン150 mg，シベンゾリン100 mgを基準とし，高齢者や腎機能低下例では状況に応じて減量するよう記載されている[6]．初めて投与する際には心電図監視下に投与し，伝導障害や著明な洞停止，過度のQT延長が認められることなく発作に対して効果があるか確認する．Brugada型心電図でないことも確認する必要がある．

## 2 ▪ 持続性心房細動に対する薬物学的除細動

発症後7日を超えて持続する心房細動を持続性心房細動という．持続性心房細動に対してはリズムコントロールよりもレートコントロールのほうが優れたQOLをもたらすことがJ-RHYTHM試験によって示されている[5]．しかしながらレートコントロールを行っても自覚症状が改善しない場合や，永続性心房細動に移行する前にアブレーションを行う際には除細動を試みることがある．持続性心房細動を除細動するには薬物学的除細動のみでは成功率は低く，即効性も劣るため，電気的除細動も選択される．抗不整脈薬の使用は催不整脈作用のリスクも伴うため，慎重に適応を判断する必要がある．

心房細動が7日を超えて持続すると心房筋のリモデリングが進行し，心房筋細胞膜のイオンチャネルの発現様式が変化することが報告されている．7日以上持続する心房細動に対してはNaチャネル遮断薬のフレカイニドとKチャネル遮断薬のソタロールはどちらも除細動効果を示さず，効果が限定的である[18]．

アミオダロンの経口投与による持続性心房細動の停止効果は決して高いとはいえないが，有効例の報告がある．PIAF試験では7日以上持続する心房細動に対しアミオダロンを投与し3週間で23％の洞

調律化が得られた[1]．また，72時間以上持続する心房細動例を対象としたSAFE-T試験ではプラセボ群が1カ月以内に0.8%しか洞調律に復帰しなかったのに対し，アミオダロン群では27.1%が洞調律に復帰した[19]．アミオダロンはKチャネルを遮断することからⅢ群に属しているが，Naチャネル遮断作用，β遮断作用，Caチャネル遮断作用も有することからマルチチャネル遮断薬と呼ばれている．Kチャネル遮断薬はQT延長に伴う催不整脈作用が懸念されるが，経口投与のアミオダロンに限ってはQT延長を来すもそれに伴う催不整脈作用が少ないとされている．アミオダロンは肝代謝であり，腎機能に関係なく投与可能であり，透析例にも使用可能である．低心機能患者に対しても心拍出量を低下させることがないので血行動態が不安定な患者に対しても投与が可能である．しかし，間質性肺炎や甲状腺機能異常といった重篤な副作用を生じることがあるため，投与中は慎重な観察が必要である．アミオダロンは脂溶性であり，投与直後は組織に移行するため短期的に使用しても安定した血中濃度の上昇は得られない．経口投与は通常400 mg/dayから開始し，2週間後から200 mg/dayに減量し，可能ならば100 mg/dayまで減量することが望ましいとされている．急速な心房細動停止効果が不要であるような症例には，100 mgから開始することもある．本邦では経口アミオダロンは肥大型心筋症や心不全に伴う場合を除いては心房細動に対する適応は認められていない．

SAFE-T試験ではソタロールの有効性に関しても検討しており，72時間以上持続する心房細動例で24.2%の除細動が得られた[19]．QT延長に伴い再分極異常を来し，TdPを発生させる可能性がある．特に心房細動停止時には，ソタロールのβ遮断作用から洞性徐脈となり，Kチャネル遮断の逆頻度依存性特性によりQTがより延長しやすくなるため注意を要する．

またベプリジルについてはJ-BAFという日本の多施設共同試験がある．7日以上1年未満持続する心房細動をプラセボ，ベプリジル100 mg/day，200 mg/dayの3群に分けて3カ月間における洞調律化率を比較したものであるが，プラセボ群で3.4%，ベプリジル100 mg/day群で37.5%，200 mg/day群で69.0%とベプリジルの高い除細動効果が示された．この試験では心室頻拍に伴う死亡例が1例報告されており，催不整脈作用による可能性が指摘されている[20]．ベプリジルは通常100 mg/dayから開始し，QT延長に注意しながら可能であれば200 mgまで増量する．

以上より持続性心房細動のリズムコントロールとしては，除細動および再発予防の目的で基礎心疾患のない場合にはベプリジルを，基礎心疾患を有する場合にはアミオダロンもしくはソタロールを開始し，薬理学的に除細動が得られない場合には電気的除細動を行うのがその方針となる．

### 3 ▪ 心房細動の再発予防

再発予防を考える場合，特に初発心房細動の場合にはまずその必要性を考慮する必要がある．初発心房細動とは，心房細動が心電図上で初めて確認されたものであり，必ずしもそれが真に初発であるかは問わない．その後再発する心房細動が存在するかどうかを見極めることが重要である．CARAF試験はこのような初発心房細動を平均4.1年経過観察した研究であるが，その結果で半数は1年以内に心房細動の再発がみられたが，半数は経過中の再発は認めなかった[21]．よって初発心房細動を認めた場合は直ちにリズムコントロールとしての抗不整脈薬の投与を開始する必要はなく，脳梗塞の危険因子が存在する場合には再発がないと確認されるまではまず抗凝固療法を行う．特に初めての動悸症状で心房細動がみられた場合には，動悸症状再燃時の抗不整脈薬単回経口投与を選択するなど，不要な抗不整脈薬の継続投与による副作用を極力抑えることが重要である．心筋梗塞や心不全，術後など一過性に出現する場合や，甲状腺機能亢進症など心房細動の誘因や原因が除去，是正されるものでは，継続的な抗不整脈薬の投与は不要とされている．一方で，発作を繰り返し，動悸などの症状でQOLが低下する場合には再発予防としての薬物療法が考慮される．現在では，有症候性の薬剤抵抗性持続性心房細動に対する

カテーテルアブレーションも有効である場合があり，左房径や心機能によってはいたずらに抗不整脈薬を継続するのではなくカテーテルアブレーションも治療選択として考慮する．

## おわりに

抗不整脈薬を選択する際には，脳梗塞の危険因子がある症例に対する抗凝固療法の徹底，血栓の存在の否定，レートコントロール療法との比較，非薬物療法（アブレーションや電気的除細動）の考慮を行い，それぞれの患者に対して適切な選択を行う．患者ごとに適する薬剤があり，また同一患者であっても必ずしも同じ薬剤がいつも奏効するわけではないことを念頭に置く．抗不整脈薬治療は，使用して効果をみないと判断できない部分があるが，抗不整脈薬使用の基本原則は，"Do No Harm"であり，無理をせず，一つの方針に固執しないことが大切である．

### 文献

1) Hohnloser SH, Kuck KH, Lilienthal J : Rhythm or rate control in atrial fibrillation--Pharmacological Intervention in Atrial Fibrillation (PIAF) : a randomised trial. Lancet 356 : 1789-1794, 2000
2) Van Gelder IC, Hagens VE, Bosker HA, et al : A comparison of rate control and rhythm control in patients with recurrent persistent atrial fibrillation. N Engl J Med 347 : 1834-1840, 2002
3) Wyse DG, Waldo AL, DiMarco JP, et al : A comparison of rate control and rhythm control in patients with atrial fibrillation. N Engl J Med 347 : 1825-1833, 2002
4) Saksena S, Slee A, Waldo AL, et al : Cardiovascular outcomes in the AFFIRM Trial (Atrial Fibrillation Follow-Up Investigation of Rhythm Management). An assessment of individual antiarrhythmic drug therapies compared with rate control with propensity score-matched analyses. J Am Coll Cardiol 58 : 1975-1985, 2011
5) Ogawa S, Yamashita T, Yamazaki T, et al : Optimal treatment strategy for patients with paroxysmal atrial fibrillation : J-RHYTHM Study. Circ J 73 : 242-248, 2009
6) Gupta S, Figueredo VM : Tachycardia mediated cardiomyopathy : pathophysiology, mechanisms, clinical features and management. Int J Cardiol 172 : 40-46, 2014
7) Horiuchi D, Iwasa A, Sasaki K, et al : Effect of pilsicainide on dominant frequency in the right and left atria and pulmonary veins during atrial fibrillation : association with its atrial fibrillation terminating effect. Eur J Pharmacol 608 : 54-61, 2009
8) Kanki H, Mitamura H, Takatsuki S, et al : Postrepolarization refractoriness as a potential anti-atrial fibrillation mechanism of pilsicainide, a pure sodium channel blocker with slow recovery kinetics. Cardiovasc Drugs Ther 12 : 475-482, 1998
9) Fukuda K, Watanabe J, Yagi T, et al : A sodium channel blocker, pilsicainide, produces atrial post-repolarization refractoriness through the reduction of sodium channel availability. Tohoku J Exp Med 225 : 35-42, 2011
10) Hoekstra BP, Diks CG, Allessie MA, DeGoede J : Spatial correlation analysis of the pharmacological conversion of sustained atrial fibrillation in conscious goats by cibenzoline. Arch Physiol Biochem 108 : 332-348, 2000
11) Kawase A, Ikeda T, Nakazawa K, et al : Widening of the excitable gap and enlargement of the core of reentry during atrial fibrillation with a pure sodium channel blocker in canine atria. Circulation 107 : 905-910, 2003
12) Kumagai K, Tojo H, Noguchi H, et al : Effects of the NA+ channel blocker pilsicainide on the electrophysiologic properties of pulmonary veins in patients with atrial fibrillation. J Cardiovasc Electrophysiol 15 : 1396-1401, 2004
13) Atarashi H, Inoue H, Hiejima K, Hayakawa H : Conversion of recent-onset Atrial Fibrillation by a single oral dose of Pilsicainide (Pilsicainide Suppression Trial on atrial fibrillation). The PSTAF Investigators. Am J Cardiol 78 : 694-697, 1996
14) 戸叶隆司，中里祐二，土屋洋人，他：発作性および持続性心房細動に対するシベンゾリン経口単回投与による薬理学的除細動に関する検討．心電図 29：50-57, 2009
15) Martinez-Marcos FJ, Garcia-Garmendia JL, Ortega-Carpio A, et al : Comparison of intravenous flecainide, propafenone, and amiodarone for conversion of acute atrial fibrillation to sinus rhythm. Am J Cardiol 86 : 950-953, 2000
16) Hsu JC, Chan PS, Tang F, et al : Differences in anticoagulant therapy prescription in patients with paroxysmal versus persistent atrial fibrillation. Am J Med 128 : 654.e1-654.e10, 2015
17) 小松 隆，中村 紳，蓬田邦彦：発症時間帯からみた発作性心房細動に対する disopyramide の停止効果・長期予防効果．心臓 33：29-35, 2001
18) Reisinger J, Gatterer E, Heinze G, et al : Prospective comparison of flecainide versus sotalol for immediate cardioversion of atrial fibrillation. Am J Cardiol 81 : 1450-1454, 1998
19) Singh BN, Singh SN, Reda DJ, et al : Amiodarone versus sotalol for atrial fibrillation. N Engl J Med 352 : 1861-1872, 2005
20) Yamashita T, Ogawa S, Sato T, et al : Dose-response effects of bepridil in patients with persistent atrial fibrillation monitored with transtelephonic electrocardiograms : a multicenter, randomized, placebo-controlled, double-blind study (J-BAF Study). Circ J 73 : 1020-1027, 2009
21) Humphries KH, Kerr CR, Connolly SJ, et al : New-onset atrial fibrillation : sex differences in presentation, treatment, and outcome. Circulation 103 : 2365-2370, 2001

# 医師に必須の心電図解読のまたとない入門書

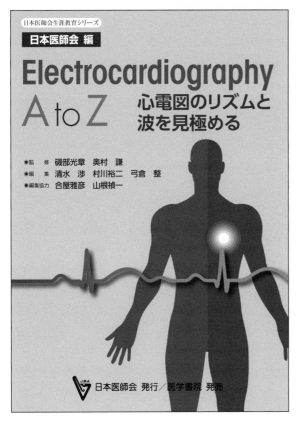

日本医師会生涯教育シリーズ

# Electrocardiography A to Z
## 心電図のリズムと波を見極める

**編・発行** 日本医師会
**監修** 磯部光章／奥村　謙
**編集** 清水　渉／村川裕二／弓倉　整
**編集協力** 合屋雅彦／山根禎一

● B5　頁304　2015年　定価：本体5,500円＋税
[ISBN978-4-260-02150-0]

発行：日本医師会　発売：医学書院

心電図で迷ったらこの１冊。すべての医師・看護師に必須の心電図の基礎から臨床までを、第一線で活躍する医師が丁寧にわかりやすく解説。豊富な心電図症例や図版、フローチャートが直感的でビジュアルな理解を可能にしている。心電図の読み方の手順から、最新の治療や検査法までくまなく収載。医師・看護師のみならず、医学生や看護学生も必携の心電図入門書の決定版。

## 目次

カラー口絵　心電図を易しく理解するために

**I章　心電図の基本的知識**
1　誘導法
2　心電図波形とその成り立ち
3　波形の計測
4　心電図の正常範囲
5　正常範囲内とされる心電図の実例

**II章　心電図判読の手順と異常所見**
1　判読の手順
2　リズムの異常
3　波形・間隔の異常

**III章　波形の異常**
異常心電図
1　虚血性心疾患
2　心筋炎
3　心膜炎
4　たこつぼ心筋症
5　心筋障害（非特異的ST-T変化）
6　心室肥大
7　心室内伝導障害
8　電解質異常
9　不整脈原性右室心筋症
10　右胸心

**IV章　調律の異常**
A　不整脈をどう読んでいくか
1　不整脈基本解析のステップ
2　基本調律は何か
3　P波とQRS波の関係
　（1：1に対応しているか）
4　RR間隔が突然変動する場合
5　心拍数が50拍／分未満の場合
6　心拍数が100拍／分以上の場合
7　植込みデバイスのリズムを
　どう読んでいくか
8　心室期外収縮の起源
9　心室期外収縮の性質

B　不整脈心電図の実際
1　洞リズムの異常
2　頻脈性不整脈
3　徐脈性不整脈
4　特殊な症候群
5　人工ペースメーカリズム
6　致死性不整脈

**V章　心電図に関連する臨床的知識**
1　Holter心電図
2　携帯型心電計
3　運動負荷試験
4　小児心電図の特徴
5　心腔内心電図
6　平均加算化心電図
7　モニター心電図のみかた
8　心電図自動診断
9　自動解析心電計の上手な使い方

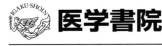
医学書院

〒113-8719　東京都文京区本郷1-28-23　[WEBサイト] http://www.igaku-shoin.co.jp
[販売部] TEL：03-3817-5650　FAX：03-3815-7804　E-mail：sd@igaku-shoin.co.jp

**特集** 循環器診療　薬のギモン——エキスパートに学ぶ薬物治療のテクニック
不整脈診療でのギモン

# 心不全の人のAF．
# β遮断薬はどう考えるの？

平井雅之／山本一博

> **Point**
> - 心房細動が心不全の基礎疾患になっているのか，それとも心機能障害に関連した合併症とした位置付けなのかを評価する必要がある．
> - 心房細動を合併した心不全の急性期においては，心不全管理とともにβ遮断薬を中心としたレートコントロールを行う．
> - 心房細動合併心不全の慢性期におけるβ遮断薬については洞調律患者以上に有効性を評価しながら使用する必要がある．

## はじめに

　心房細動は最もよくみられる不整脈であり，高齢化社会の進展とともにその重要性が増している．心原性塞栓症の原因となるだけでなく，心機能の低下を来し，時には心不全の増悪や基礎疾患として働くこともある．心不全と心房細動は密接な関係にあり，それぞれの病態を悪化させ複雑化していく．NYHA分類が上がるにつれて心房細動の合併率は上昇していくことが知られている[1]．さらに心房細動を合併した心不全は，合併していない心不全患者に比べて生命予後は悪化する．心不全管理を行うに当たって心房細動の管理は避けられない問題である．本稿では心不全患者における心房細動の管理について，β遮断薬による薬物治療を中心として述べる．

## 心不全と心房細動の関係性

　心房細動は心原性塞栓症，特に脳塞栓症を来しやすい不整脈である．直接型経口抗凝固薬の登場やCHADS$_2$スコアなどの簡易な塞栓症リスクスコアの普及などもあって，心房細動患者を診たら脳梗塞予防，つまり抗凝固療法の適応の有無を考えるといったことは今日の診療において広く理解されてきている印象を受ける．しかし初回心房細動を発症してから起きるイベントとしては脳卒中よりもむしろ心不全のほうが多く[2]，2016年のLancetに掲載された世界47カ国を対象としたコホート研究[3]においては，救急外来を受診した心房細動および心房粗動の患者15,361名を1年間追跡調査してみると，脳卒中604名に対して心不全入院1,922名と心不全のほうがはるかに多かった．さらに死亡した患者の内訳をみるとその原因として脳卒中が8%程度であるのに対して心不全が3割を超える結果であった．つまり心房細動患者の最大の死因は心不全である．この結果には地域格差もあると思われるが，心房細動患者に対して抗凝固療法による塞栓症予防だけではなく，心不全への進行を常に考慮しながら診療に

---

ひらい　まさゆき・やまもと　かずひろ　鳥取大学医学部附属病院病態情報内科学（〒683-8504 鳥取県米子市西町36-1）

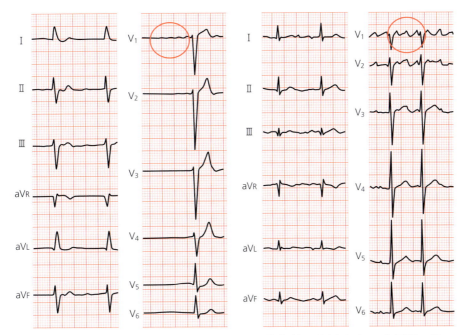

**図1a** 拡張型心筋症（左）と心房細動による心機能低下症例（右）の心電図の違い（一例）

拡張型心筋症に比べて心房細動による心機能障害は$V_1$誘導の心房波高が高い．

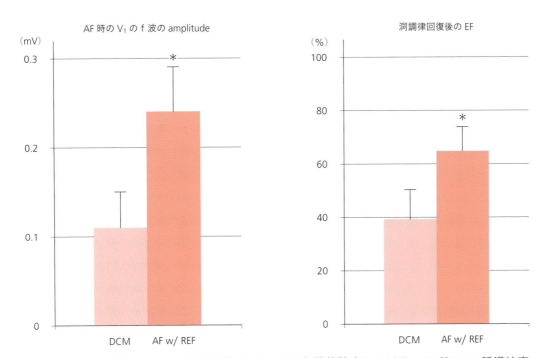

**図1b** 拡張型心筋症（DCM）と心房細動（AF）による心機能障害における，AF時の$V_1$誘導波高の違いと洞調律復帰後の心機能の改善度の違い（文献[4]より作図）

＊：$p<0.05$　w/REF：with reduced ejection fraction

当たる必要があるといえよう．

　心房細動が関連する心不全において，病態の把握を難しくしているのが，心房細動（特に心室レートが速い場合）によって心機能が低下しているのか，それとも元々の心機能低下に合併して心房細動を有しているのかを判断しなければならないことである．しかし治療前にこのことを判断するのは難しく，特に情報が乏しい心不全の急性期においてはな

おさらである．前者は頻脈誘発性心筋症（tachycardia induced cardiomyopathy；TIC）としての病態が存在しており積極的に心不全治療とともに心房細動自体の治療を行うことで心機能の改善が期待できると思われる．一方，後者のように心房細動の発症が心機能低下の原因ではない場合（元々背景に何らかの心筋障害を有している場合）は治療の順序には慎重になる必要がある．例えばリズムコントロールのために抗不整脈薬を使用するとその陰性変力作用で心不全そのもののコントロールが悪化する可能性もありうる．比較的短期間に心機能の変化があることを心房細動発症の前後で確認できればよいが，受診前の心エコーの情報がない場合も多く，また心室レートの速い頻脈性不整脈でなくても，リズム不整や心室興奮の非同期性によって心機能障害を来すこともあるので判断に迷うところである．図1は当院で拡張型心筋症と頻脈誘発性心筋症における心電図と心エコー所見を少数例で比較したものである．頻脈誘発性心筋症は拡張型心筋症に比べて左室が小さく，心電図のf波の波高が高く，両者の鑑別に役立つ可能性があるかもしれない[4]．

## 急性心不全における心房細動

　急性心不全における心房細動の管理のゴールは，血栓塞栓症の予防と，症状・血行動態のコントロールである．本邦の心房細動治療ガイドライン2013[5]では，$CHADS_2$スコアを用いて抗血栓療法を行うことが推奨されている．心不全患者は既に同スコアで最低でも1点は確実にあるため，HAS-BLEDスコアなどで評価される出血性合併症のリスクがよほど高くない限りは抗凝固療法がほぼ必要な状態であると考える．また急性心不全の初期治療と並行して心房細動の原因検索を行うことを忘れてはいけない．例えば甲状腺機能亢進症が存在した場合は甲状腺機能に対する治療介入により洞調律を維持できることもある．

　心房細動自体に対する治療介入としては，リズムコントロールとレートコントロールの2つの選択肢がある．頻脈誘発性心筋症のように，心房細動が急性心不全の主たる原因であると判断できる場合は，最終的にリズムコントロールを考慮した治療を行う必要があるが，心不全急性期にはそれを判断する材料が乏しいことも多く，まずは心拍数をコントロールすることが優先とする．なお閉塞性肥大型心筋症や重症大動脈弁狭窄症など，心房細動により血行動態が破綻する急性心不全については電気的除細動を用いた速やかなリズムコントロールが必要なこともある．

　心房細動合併症心不全の初期治療としてレートコントロールを考えるうえで，どの程度の心拍数にコントロールするかは議論が多い．心不全入院した心房細動患者の入院中死亡率をみると，入院時心拍数が100回/分を下回ると心拍数低下とともに死亡率は低下するが，100回/分以上であれば心拍数が増加しても死亡率はさらには上昇しないとするデータが報告されている[6]．一方，RACE II 試験[7]は平均左室駆出率50％以上と比較的心機能の保たれた心房細動患者を安静時心拍数80回/分未満と厳格なレートコントロール群，安静時心拍数110回/分未満と緩やかなレートコントロール群の2群に分けて比較検討し，その結果，自覚症状や有害事象，心不全の重症度など両群間で差を認めることはなく，緩やかなコントロールでもよいことが明らかになった．2016年ESC心房細動ガイドライン[8]においては，初期の心拍コントロール目標は110回/分未満とされ，本邦の心房細動治療ガイドライン2013でもclass IIa適応として同様の緩やかな調整を推奨し，自覚症状や心機能の改善がみられない場合により厳格なコントロールを行うこととしている．急性期のレートコントロールに使用する薬剤としては，ジギタリス製剤，非ジヒドロピリジン系のカルシウム拮抗薬，β遮断薬，アミオダロンが主に挙げられる（図2）．ESC心不全ガイドライン2016[9]では，β遮断薬はレートコントロールの1st lineの薬剤として挙げられている．使用するβ遮断薬については，従来より心不全患者に使用されていたカルベジロールやビソプロロールを利用することが多いが，経口薬では効果が得られるまでに時間を要するうえ，急性期にβ遮断薬投与により血行動態が悪化する懸

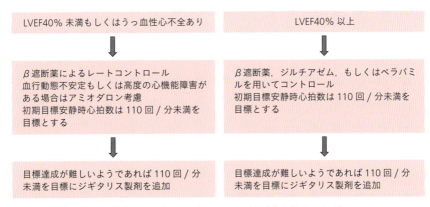

図2 心房細動の急性期レートコントロール（文献8)を参考に作成）

念もあることから，効果発現が早く，かつ半減期の短いβ遮断薬が望ましい．本邦では急性期レートコントロール目的に静注用短時間作用型のβ遮断薬が使用できるようになり，治療戦略に幅ができた．短時間作用型β遮断薬ランジオロールはJ-Land試験10)においてジギタリス製剤と比較した場合，速やかに目標までの心拍抑制を得られたとの報告がなされており，急性期の心拍コントロールに有効な手段と考えられる．しかしJ-Land試験ではランジオロール群がジギタリス群と比べて有意に血圧が低下したことが報告されており，急性期治療における血行動態の変動に留意が必要である．また目標達成までに使用するランジオロールが3割の症例で10 μg/kg/minの高用量を使用していることや治療後の左室駆出率や腎機能，NYHA classにはジギタリス群と差がなかったことも考慮すべきことかと思われる．つまり，むやみに心拍数を低下することが効果的な治療ではないことを示している．経口内服が可能な状態であれば，初期より静注薬と併用しながら目標心拍数に近くなった所で切り替えていく方法が良いと思われる．

ジギタリスは心拍数の抑制効果と強心作用を併せ持つ薬剤だが，近年はその有効性に疑問を呈する報告が散見されている．心房細動を合併した心不全に対してはジギタリスが総死亡を微増させてしまうシステマティックレビューもある11)．またROCKET-AF試験のサブ解析12)においても，ジゴキシン投与群は非投与群に比べて総死亡や心血管死のイベントが多かったとの報告がある．一方質の高いRCTに限ったメタ解析13)ではジゴキシン使用による心血管死リスクは低いのではないかともされているが，β遮断薬単独でのコントロールが困難な場合の補助的な役割や，呼吸器疾患などによるβ遮断薬不耐容の場合の使用などの2nd lineとしての使用になるかと思われる．投与量が多い場合や腎機能障害がある場合にはジギタリス中毒に注意が必要である．

ジルチアゼムのような非ジヒドロピリジン系カルシウム拮抗薬については，心機能低下のリスクがあるため左室機能が低下した症例には推奨されていないが，左室駆出率が保持されている心不全（HFpEF）の場合はジギタリス製剤との併用にて効果的な場合があるとされている．

静注アミオダロンについては本邦では心房細動に対する適応がないが，低左心機能患者の頻脈性心房細動を合併した心不全患者においてはレートコントロールだけでなく，心房細動の発症から時間が経過していない場合は，リズムコントロールとしての役割も期待できる有用な薬剤であり，海外のガイドラインでもNYHA Ⅳの心不全における心室レートのコントロールに推奨されている．一方間質性肺炎や甲状腺機能，肝機能障害などの重篤な副作用も多いため，長期にわたって薬剤を継続するかどうかは患者ごとに判断する必要がある．

## 慢性心不全における心房細動

急性期における心房細動の管理は，抗凝固療法の必要性を検討したうえで，心不全管理に加えてβ遮

断薬を中心とした目標心拍数までのレートコントロールの必要性を述べた．では慢性期における心房細動の管理についてはどうか．慢性心不全における心不全治療，特に左室駆出率が低下した心不全（HFrEF）に対してβ遮断薬は標準的な治療ともいえるが，近年のメタアナリシスにおいては左室機能の低下した心房細動合併心不全におけるβ遮断薬の有効性は示されなかった．2014年 Lancet に掲載された論文[14]によると，左室収縮能の低下した心不全症例をβ遮断薬投与群とプラセボ群で比較したところ，洞調律を維持している心不全については従来通りβ遮断薬使用群ではプラセボ群と比較して全死亡が低下したが（HR 0.73，95％信頼区間 0.67～0.80），心房細動合併した心不全ではプラセボ群と有意差を認めなかった（HR 0.97，95％信頼区間 0.83～1.14）．一方 AF-CHF 試験のサブ解析[15]では心房細動合併心不全のβ遮断薬の有効性が報告されている．AF-CHF 試験に参加した左室駆出率35％以下の心房細動を合併する症候性心不全患者の内，β遮断薬使用例および非使用例を傾向スコアでマッチングさせたうえでβ遮断薬の使用と死亡率および入院率の関係を検討した結果，β遮断薬使用群の死亡率（31％）は非使用群の死亡率（46％）に比べて有意に低値であり，β遮断薬の使用は死亡率の有意な低下と関連しており（HR 0.721，95％信頼区間 0.549～0.945，p＝0.0180），β遮断薬は心房細動を合併している左室収縮不全に対しても有効な可能性を示している．

このように心房細動を合併した HFrEF においては，洞調律時ほどβ遮断薬の効果が明確にはなっていない．洞調律においてはβ遮断薬の有無にかかわらず，心不全患者の心拍数増加が予後不良に繋がるとする報告もある．J-CHF 試験[16]ではβ遮断薬の投与量よりも心拍数の減少がより重要であり，SHIFT 試験[17]では心拍数そのものを ivabradine で抑制することで心不全再入院と心不全死がプラセボ群よりも有意に低値であった．しかし心房細動患者の場合，洞調律患者と比べて至適な心拍数が同じではない可能性がある．RR 間隔の変動が大きく，洞調律時と同じ感覚で心拍数を低下させると，夜間や安静時に高度の徐脈をもたらし，せっかくのβ遮断薬の予後改善効果を目立たなくするのかもしれない．心房細動を合併しているということは，それだけ重症の心不全であることを表しているのかもしれない．また心房細動は加齢とともに増加する加齢性心臓疾患とも言え，フレイルやその他の既往症を合併していることもある．これらの患者では心臓だけがその予後を規定し難くなり，β遮断薬の恩恵が減るのかもしれない．現段階では，本邦を含めいずれの国の心不全ガイドラインにおいても HFrEF に対しては心房細動の有無にかかわらずβ遮断薬は禁忌がない限り投与すべき薬剤に位置付けられているが，心房細動合併心不全においては長期予後改善を期待してβ遮断薬をはじめとした薬物療法を行う場合に洞調律時よりも慎重にその有効性を見極めながら投与していく必要性がある．

左室駆出率が保持された心不全（HFpEF）に心房細動が合併した場合はどうか．ガイドラインにおいて HFpEF の長期予後を改善する薬剤の推奨は明確ではない．近年の臨床研究をみると HFpEF 患者における心房細動合併率は50％を超えており，心房細動は HFpEF 発症の独立した危険因子であることが示されている[18]．HFpEF と心房細動の発症がほぼ同じ時期である患者が多い[19]とされていることから，HFpEF においては HFrEF より心房細動が心不全発症に与える影響が大きい可能性がある．心不全治療に用いるβ遮断薬目標投与量の半分以上を投与すると HFpEF の予後改善が得られる可能性を示した J-DHF 試験の対象患者の約半数は心房細動を合併していたが，未だ HFpEF，ましてや心房細動合併 HFpEF に対するβ遮断薬の位置付けは確立していない[20]．HFpEF 患者の一部には，心房細動に対する非薬物療法であるカテーテルアブレーションも治療選択肢の一つかもしれない．

## おわりに

心不全患者において心房細動は非常によくみられる併存疾患でありながら，その対処法が定まっていない．心房細動が心不全の主たる原因なのか，基礎

心疾患に付随したものなのか評価を行うとともに，急性期においてはまずレートコントロールをβ遮断薬中心として行い，慢性期において長期予後改善を期待した治療を行う場合には，β遮断薬の有効性をよく見極めた対応が求められる．

**文献**

1) Maisel WH, Stevenson LW : Atrial fibrillation in heart failure : epidemiology, pathophysiology, and rationale for therapy. Am J Cardiol 91 : 2D-8D, 2003
2) Lubitz SA, Moser C, Sullivan L, et al : Atrial fibrillation patterns and risks of subsequent stroke, heart failure, or death in the community. J Am Heart Assoc 2 : e000126, 2013
3) Healey JS, Oldgren J, Ezekowitz M, et al : Occurrence of death and stroke in patients in 47 countries 1 year after presenting with atrial fibrillation : a cohort study. Lancet 388 : 1161-1169, 2016
4) 三明淳一朗，山本一博：頻脈誘発性心筋症診断の新局面．医学のあゆみ 252 : 1106-1111, 2015
5) 日本循環器学会．循環器病の診断と治療に関するガイドライン：心房細動治療（薬物）ガイドライン（2013年改訂版）．http://www.j-circ.or.jp/guideline/pdf/JCS2013_inoue_h.pdf
6) Bui AL, Grau-Sepulveda MV, Hernandez AF, et al : Admission heart rate and in-hospital outcomes in patients hospitalized for heart failure in sinus rhythm and in atrial fibrillation. Am Heart J 165 : 567-574, 2013
7) Van Gelder IC, Groenveld HF, Crijns HJ, et al : Lenient versus strict rate control in patients with atrial fibrillation. N Engl J Med 362 : 1363-1373, 2010
8) Kirchhof P, Benussi S, Kotecha D, et al : 2016 ESC Guidelines for the management of atrial fibrillation developed in collaboration with EACTS. Eur Heart J 37 : 2893-2962, 2016
9) Ponikowski P, Voors AA, Anker SD, et al : 2016 ESC Guidelines for the Diagnosis and Treatment of Acute and Chronic Heart Failure. Rev Esp Cardiol（Engl Ed）69 : 1167, 2016
10) Nagai R, Kinugawa K, Inoue H, et al : Urgent management of rapid heart rate in patients with atrial fibrillation/flutter and left ventricular dysfunction : comparison of the ultra-short-acting β1-selective blocker landiolol with digoxin（J-Land Study）．Circ J 77 : 908-916, 2013
11) Vamos M, Erath JW, Hohnloser SH : Digoxin-associated mortality : a systematic review and meta-analysis of the literature. Eur Heart J 36 : 1831-1838, 2015
12) Washam JB, Stevens SR, Lokhnygina Y, et al : Digoxin use in patients with atrial fibrillation and adverse cardiovascular outcomes : a retrospective analysis of the Rivaroxaban Once Daily Oral Direct Factor Xa Inhibition Compared with Vitamin K Antagonism for Prevention of Stroke and Embolism Trial in Atrial Fibrillation（ROCKET AF）．Lancet 385 : 2363-2370, 2015
13) Ziff OJ, Lane DA, Samra M, et al : Safety and efficacy of digoxin : systematic review and meta-analysis of observational and controlled trial data. BMJ 351 : h4451, 2015
14) Kotecha D, Holmes J, Krum H, et al : Efficacy of β blockers in patients with heart failure plus atrial fibrillation : an individual-patient data meta-analysis. Lancet 384 : 2235-2243, 2014
15) Cadrin-Tourigny J, Shohoudi A, Roy D, et al : Decreased Mortality With Beta-Blocker in Patients With Heart Failure and Coexisting Atrial Fibrillation : An AF-CHF Substudy. JACC Heart Fail 5 : 99-106, 2017
16) Okamoto H, Hori M, Matsuzaki M, et al : Minimal dose for effective clinical outcome and predictive factors for responsiveness to carvedilol : Japanese chronic heart failure（J-CHF）study. Int J Cardiol 164 : 238-244, 2013
17) Swedberg K, Komajda M, Böhm M, et al : Ivabradine and outcomes in chronic heart failure（SHIFT）: a randomised placebo-controlled study. Lancet 376 : 875-885, 2010
18) Ho JE, Lyass A, Lee DS, et al : Predictors of new-onset heart failure : differences in preserved versus reduced ejection fraction. Circ Heart Fail 6 : 279-286, 2013
19) Zakeri R, Chamberlain AM, Roger VL, et al : Temporal relationship and prognostic significance of atrial fibrillation in heart failure patients with preserved ejection fraction : a community-based study. Circulation 128 : 1085-1093, 2013
20) Yamamoto K, Origasa H, Hori M, et al : Effects of carvedilol on heart failure with preserved ejection fraction : the Japanese Diastolic Heart Failure Study（J-DHF）．Eur J Heart Fail 15 : 110-118, 2013

特集 循環器診療 薬のギモン──エキスパートに学ぶ薬物治療のテクニック
不整脈診療でのギモン

# VTでは薬剤の使い分けはあるの？

篠原徹二／髙橋尚彦

## Point

- VTを認めた場合は，そのときの血行動態が安定しているか否かによって対応が異なる．意識障害のある例や血行動態の不安定な例では迷わず直流通電を行い，VTを停止させた後にVTの再発抑制目的で抗不整脈薬の投与を行う．
- 抗不整脈薬の多くは，心臓に対する陰性変力作用と催不整脈作用を有するので注意が必要である．これらの作用が少ない薬剤として，アミオダロン，ニフェカラント，リドカイン，ランジオロールなどがある．
- 各抗不整脈薬特有の副作用にも注意が必要である．特に，アミオダロンによる間質性肺炎や甲状腺機能障害，ニフェカラントによるQT延長などに注意する．
- 基礎心疾患がないVTを特発性心室頻拍と呼ぶ．代表的な頻拍として，左脚後枝領域心室頻拍（一般にベラパミル感受性心室頻拍と呼ばれる）と右室流出路起源心室頻拍があり，それぞれCa拮抗薬やβ遮断薬が有効である．

## はじめに

ヒス束の分岐部以下を起源とする頻脈性不整脈を心室頻拍（ventricular tachycardia；VT）と呼ぶ．そのうち，30秒以上持続する単一波形の頻拍を持続性心室頻拍と言い，30秒以内に自然停止する頻拍は非持続性心室頻拍と呼ぶ．また，複数のwide QRS波形が認められる場合は多形性心室頻拍と言い，特にQT延長に伴って起きる多形性心室頻拍はトルサード・ド・ポアンツ（torsade de pointes；TdP）と呼ばれる．VTに対する薬物治療は，VTに伴う血行動態の変化，基礎心疾患の有無などを考慮して，それぞれに適した抗不整脈薬を使用する．このため，それぞれの抗不整脈薬の特徴を把握しておく必要がある．本稿では，持続性心室頻拍に対する急性期の抗不整脈薬の使い分けを中心に概説する．

## 血行動態の破綻したVTに対する薬物治療

VTを認めた場合は，そのときの血行動態が安定しているか否かによって対応が異なる．日本循環器学会のガイドラインによる持続性心室頻拍停止法のフローチャートを図1に示す[1]．意識障害のある例や血行動態の不安定な例では迷わず直流通電を行う．VTを停止させた後，VTの再発抑制目的で抗不整脈薬の投与を行う．この際の抗不整脈薬としては心臓に対する陰性変力作用が弱く，催不整脈作用の少ない薬剤として，①アミオダロン，②ニフェカラント，③リドカイン，④ランジオロール（保険適応外）などが用いられる（図1）．表1に抗不整脈薬の心臓への影響，排泄経路，および副作用を示す．抗不整脈薬の多くは，心臓に対する陰性変力作用と催不整脈作用を有するので注意が必要である（表1）．

しのはら てつじ・たかはし なおひこ　大分大学医学部循環器内科・臨床検査診断学講座（〒879-5593 大分県由布市挾間町医大ヶ丘1-1）

表1 抗不整脈薬の種類と特徴

| 抗不整脈薬 | 左室への影響 | 排泄経路（%） | 催不整脈要因 | 心臓外の副作用 |
|---|---|---|---|---|
| リドカイン | → | 肝 | （QRS 幅拡大） | ショック，嘔吐，痙攣，興奮 |
| メキシレチン | → | 肝 | （QRS 幅拡大） | 消化器症状，幻覚，紅皮症 |
| プロカインアミド | ↓ | 腎（60），肝（40） | QT 延長，QRS 幅拡大 | SLE 様症状，顆粒球減少，肝障害，血圧低下* |
| ジソピラミド | ↓ | 腎（70） | QT 延長，QRS 幅拡大 | 口渇，尿閉，排尿困難，低血糖 |
| キニジン | → | 肝（80），腎（20） | QT 延長，QRS 幅拡大 | Cinchonism（眩暈など），消化器症状 |
| プロパフェノン | ↓ | 肝 | QRS 幅拡大 | 筋肉痛，熱感，頭痛，悪心，肝障害 |
| アプリンジン | → | 肝 | QRS 幅拡大（QT 延長） | しびれ，振顫，肝障害，白血球減少 |
| シベンゾリン | ↓ | 腎（80） | QRS 幅拡大 | 頭痛，眩暈，口渇，尿閉，低血糖 |
| ピルメノール | ↓ | 腎（70） | QT 延長，QRS 幅拡大 | 頭痛，口渇，尿閉 |
| フレカイニド | ↓ | 腎（85） | QRS 幅拡大 | 眩暈，耳鳴，羞明，霧視，下痢 |
| ピルジカイニド | ↓ | 腎 | QRS 幅拡大 | 消化器症状，神経症状（ともに少ない） |
| ベプリジル | → | 肝 | QT 延長，徐脈 | 眩暈，頭痛，便秘，肝障害，倦怠感，肺線維症 |
| ベラパミル | ↓ | 肝（80），腎（20） | 徐脈 | 便秘，頭痛，顔面のほてり |
| ジルチアゼム | ↓ | 肝（60），腎（35） | 徐脈 | 消化器症状，ほてり |
| ソタロール | ↓ | 腎（75） | QT 延長，徐脈 | 気管支喘息，頭痛，倦怠感 |
| アミオダロン | → | 肝 | QT 延長，徐脈 | 肺線維症，甲状腺機能異常，角膜色素沈着，血圧低下* |
| ニフェカラント | → | 腎（50），肝（50） | QT 延長 | 口渇，ほてり，頭重感 |
| β遮断薬 | ↓ | 肝，腎 | 徐脈 | 気管支喘息，血糖値低下，脱力感，レイノー現象 |
| アトロピン | → | 腎 | 頻脈 | 口渇，排尿障害，緑内障悪化 |
| ATP | → | 腎 | 徐脈 | 頭痛，顔面紅潮，悪心，嘔吐，気管支攣縮 |
| ジゴキシン | ↑ | 腎 | ジギタリス中毒 | 食欲不振，嘔吐 |

催不整脈要因の（ ）は過量投与時にみられる．　　　*静注
日本循環器学会．不整脈薬物治療に関するガイドライン（2009 年改訂版）．http://www.j-circ.or.jp/guideline/pdf/JCS2009_kodama_h.pdf（2017 年 9 月閲覧）

## 1・アミオダロン

　アミオダロンは心室不整脈の停止・予防において優れた作用を有しており，心肺蘇生などの緊急時に最も使用されることの多い薬剤である．肝臓で代謝されるため，腎機能の影響を受けづらいとされている．慢性期には間質性肺炎や甲状腺機能障害といった心外性副作用への注意が必要であるが，ほかの抗不整脈薬と比較して催不整脈作用の少ない抗不整脈薬である．特に，後述するニフェカラントと比較して，TdP を生じるリスクが低いとされている．使用方法は，急速投与としてアミオダロン 125 mg を 10 分間，次に負荷投与として 50 mg/hr を 6 時間，さらに維持投与として 25 mg/hr を 42 時間投与する方法が推奨されている．このとき，アンカロン注 150® が 1 アンプル 150 mg であることに注意する．また，電気的除細動抵抗性の心室細動あるいは無脈性心室頻拍の場合は，アミオダロン 300 mg また

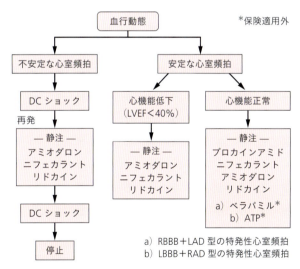

図1 持続性心室頻拍の停止法
日本循環器学会．不整脈薬物治療に関するガイドライン（2009 年改訂版）．http://www.j-circ.or.jp/guideline/pdf/JCS2009_kodama_h.pdf（2017 年 9 月閲覧）

は 5 mg/kg をボーラス投与する．アミオダロンには内服薬があるため，慢性期の VT 抑制目的で内服薬への切り替えがしばしば行われる．しかし，アミ

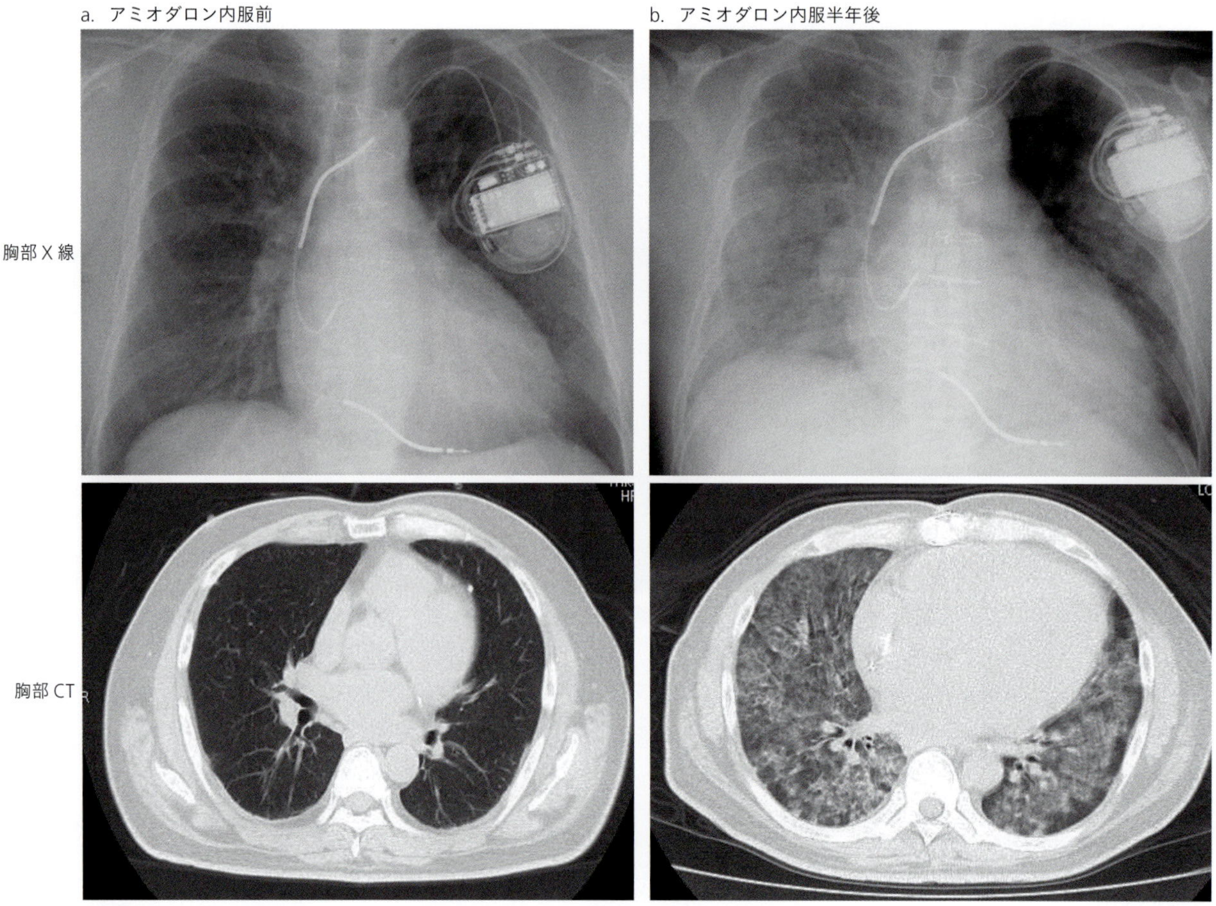

**図2** アミオダロンによる間質性肺炎（症例1）
a：上段はアミオダロン内服前の胸部X線所見．下段はアミオダロン内服前の胸部CT所見．
b：上段はアミオダロン内服半年後の胸部X線所見．下段はアミオダロン内服半年後の胸部CT所見．

オダロンの投与期間が長くなると，間質性肺炎や甲状腺機能障害といった心外性副作用を合併するリスクが高くなる．低用量（25〜100 mg/day）でも症例によってはVT抑制効果が得られるため，再発がなければ可能な限り低用量の使用にすることが肝要である．以下にわれわれが経験したアミオダロン内服による間質性肺炎を発症した症例を報告する．

**症例1：アミオダロン内服による間質性肺炎**

症例は55歳，男性．心臓サルコイドーシスに合併したVTのため，植込み型除細動器（implantable cardioverter defibrillator；ICD）が植込まれ，再発抑制目的でアミオダロン150 mg/dayの内服が開始された．VTの再発は抑制されていたが，半年後に心不全，呼吸不全症状にて当院を緊急受診した．受診時の胸部X線および胸部CT検査所見から，アミオダロン誘発性間質性肺炎と診断された（図2）．

このため，アミオダロン内服中止し，人工呼吸器管理下でステロイドパルス療法を開始した．その後間質性肺炎は改善して，ソタロール内服に切り替えて現在に至るまでVTは抑制できている．アミオダロンはVT抑制に有用な抗不整脈薬であるが，時に致死的な副作用（間質性肺炎）を起こすことがあるため注意する．

### 2 ニフェカラント

純粋なKチャネル遮断薬である．Kチャネルのうち，$I_{Kr}$チャネルを抑制して有効不応期を延長することによって抗不整脈効果を発揮する．同時にQT延長を起こすため，特に徐拍時にはTdPが起こりやすく，使用中はQT間隔の定期的なモニタリングが必要である．アミオダロンと同様に陰性変力作用は少なく，心機能低下症例にも使用しやすい．また，後

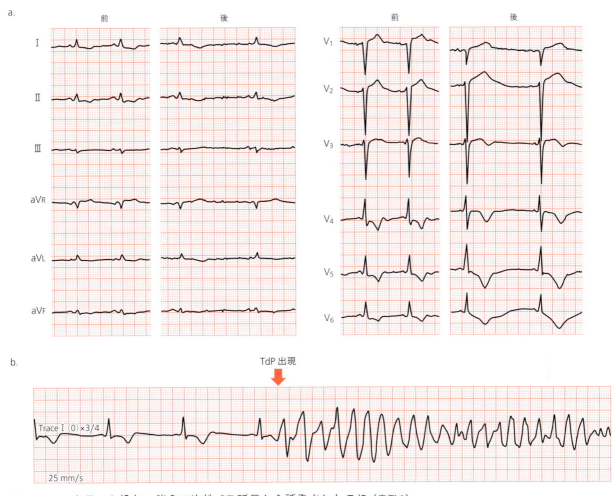

**図3** ニフェカラント投与に伴う二次性QT延長から誘発されたTdP（症例2）
a：虚血性心疾患治療後に出現したVTに対するニフェカラント静注によって，QT時間の延長（620 ms）を認める．
b：R on T型の心室期外収縮からTdPが出現している．

述するランジオロールと同様に半減期が短いこともこの薬剤を使用しやすくしている．ただし，アミオダロンと異なって腎排泄性があるため，腎機能低下患者には注意が必要である．心室細動に対する除細動閾値低下作用が報告されているため，直流通電無効症例には使用してみる価値がある．使用方法は，初回loadingの0.3 mg/kgを5分間かけて静注して，維持量0.4 mg/kg/hrでの持続点滴が推奨されている．QT延長によるTdPのリスクに注意して，可能であれば0.2 mg/kg/hrの持続点滴が望ましい．以下にわれわれが経験したニフェカラント投与に伴う二次性QT延長からTdPが出現した症例を提示する．

**症例2：ニフェカラント投与に伴う二次性QT延長から誘発されたTdP**

症例は79歳，男性．突然の胸痛を主訴として緊急搬送された．緊急冠動脈造影検査にて急性心筋梗塞（左前下行枝近位部閉塞）と診断されて，責任病変に対して経皮的カテーテルステント留置術が施行された．入院4日後の夜間から非持続性心室頻拍が繰り返し出現するようになった．このため当直医の指示で，VTに対してニフェカラントの静注が行われた．持続静注開始後，それまで認められていた単形性のVTは出現しなくなった．しかし，投与開始後の12誘導心電図検査にてQT時間が620 ms（QTc＝531 ms）と著明に延長し，洞性徐脈（44 bpm）を認めた（図3a）．その後，R on T型の心室期外収縮からTdPを引き起こし（図3b），電気的除細動で洞調律に復帰した．

### 3 ▪ リドカイン

即効性があって陰性変力作用が少ない肝代謝薬であり，従来から多く使用されている．しかし，単独投与における有効性のエビデンスがなく，予後改善効果はないことを念頭に置いて使用する必要がある．使用方法は1回50～100 mgを1～2分で静注し，1～2 mg/minで維持投与する．

### 4 ▪ ランジオロール

$\beta_1$選択性の高い静注用$\beta$遮断薬である．2013年より従来の周術期の頻脈性上室不整脈に加えて，心機能低下例や心不全の急性増悪期の心房細動および心房粗動のレートコントロールも適応となっている．心室不整脈には保険適応外であるが，アミオダロンやニフェカラントといったⅢ群抗不整脈薬抵抗性VTのelectrical stormに対する有効性が報告されている[2]．頻拍発生に交感神経活性の亢進が関与している場合に良い適応と考えられる．血中半減期が約4分の短時間作用型$\beta_1$遮断薬である．使用方法は，まず1 μg/kg/minの速度で静脈内持続投与を開始する．心拍数や血圧をモニタリングして効果が不十分な場合には，1～10 μg/kg/minの範囲内で漸増する．血中半減期が約4分と極端に短いことから，たとえ持続投与中に血圧低下などの副作用が出現しても投与中止すれば速やかに血中濃度が低下するので使用しやすいことが特徴である．

## 血行動態の安定したVT

血圧が保たれ，意識レベルも正常である場合は，治療を行う際に時間的余裕が存在する．12誘導心電図記録と心エコー図検査を行って，心室不整脈の性状および心機能を評価してから適切な抗不整脈薬を選択する．余裕があれば，同時に腎機能・肝機能などの採血データを確認できれば腎排泄型および肝代謝型を考慮して抗不整脈薬の選択が可能である．

### 1 ▪ 心機能低下（LVEF＜40％）の場合

低左心機能症例では，血行動態の破綻したVTにおける再発抑制と同様にアミオダロン，ニフェカラント，リドカインが選択される（図1）．

### 2 ▪ 心機能正常の場合

正常心機能症例では，上記の薬剤に比較すると心臓に対する陰性変力作用があるが，比較的少ないプロカインアミドを使用することが可能である．プロカインアミドは200 mgを側管から5分で静注する．最大1,000 mgまで使用可能とされているが，過量投与にならないようにする．Naチャネル遮断薬によるQRS幅の過剰な拡大は催不整脈作用や血圧の急激な低下を引き起こすことがあるため注意を要する．以下にわれわれが経験したプロカインアミド投与によってVT停止に成功した症例を報告する．

**症例3：プロカインアミド投与によってVT停止に成功した症例**

症例は60歳，男性．心臓サルコイドーシス症に合併したVTのため，ICDが植込まれていた．ICD頻回作動により当院救急外来を緊急受診した．12誘導心電図検査で比較的頻拍レートの遅い持続性心室頻拍（心拍数142 bpm）を認めた（図4a）．プロカインアミドを200 mg静注したところ，頻拍レートは低下（心拍数118 bpm）しQRS幅が拡大した（図4b）．さらに，200 mgを追加したところVT停止し洞調律に復帰した（図4c）．その後，洞調律が維持された（図4d）．

VTには基礎心疾患がない特発性心室頻拍がある．代表的な頻拍として，左脚後枝領域心室頻拍（一般にベラパミル感受性心室頻拍と呼ばれる）と右室流出路起源心室頻拍がある．前者は通常の心室頻拍に比べQRS幅が比較的狭く，右脚ブロック・左軸偏位（RBBB＋LAD）型心室頻拍を示すことが多い．左脚後枝領域を起源とし，Ca電流依存性組織がリエントリー回路の一部になると考えられている．このため，Ca拮抗薬であるベラパミルによって停止することが多い．ベラパミルは1 mg/minで側管から静注する．頻拍が停止した時点で投与を中止する．ただし，ベラパミルは心臓に対する陰性変力作用があるため，特発性と診断できない場合は使用を控えるべきである．後者は左脚ブロック・右軸偏位

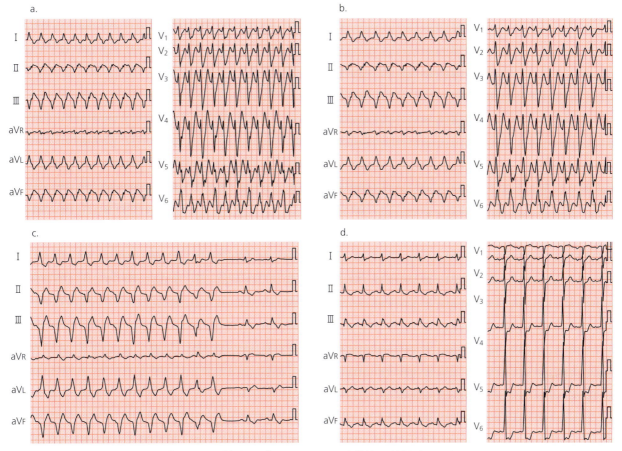

**図4** 心臓サルコイドーシスに伴うVTに対するプロカインアミド静注の効果（症例3）
a：左脚ブロック・左軸偏位型の比較的頻拍レートの遅い持続性心室頻拍（心拍数142 bpm）を認める．
b：プロカインアミド200 mg静注によって，頻拍レートは低下（心拍数118 bpm）しQRS幅が拡大した．
c：さらに，200 mgを追加したところVT停止し洞調律に復帰した．
d：洞調律（心拍数82 bpm）が維持された．

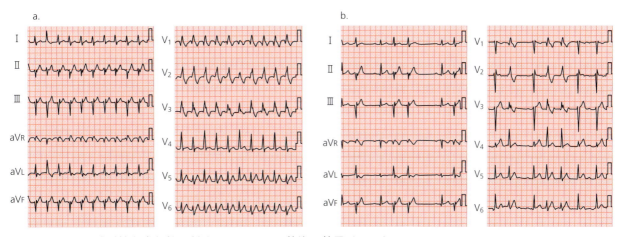

**図5** ベラパミル感受性心室頻拍に対するベラパミル静注の効果（症例4）
a：右脚ブロック・左軸偏位型の持続性心室頻拍（心拍数144 bpm）を認める．
b：ベラパミル静注によってVT停止し，頻拍と同波形の心室期外収縮を認めた．

（LBBB＋RAD）型心室頻拍で，遅延後脱分極によるトリガードアクティビティによるものが多く，頻発する非持続性心室頻拍としてもしばしば認められ

る．アデノシンが奏効する例があることから，頻拍停止にATP，β遮断薬，ベラパミルやジルチアゼムといったCaチャネル遮断薬，そしてNaチャネル

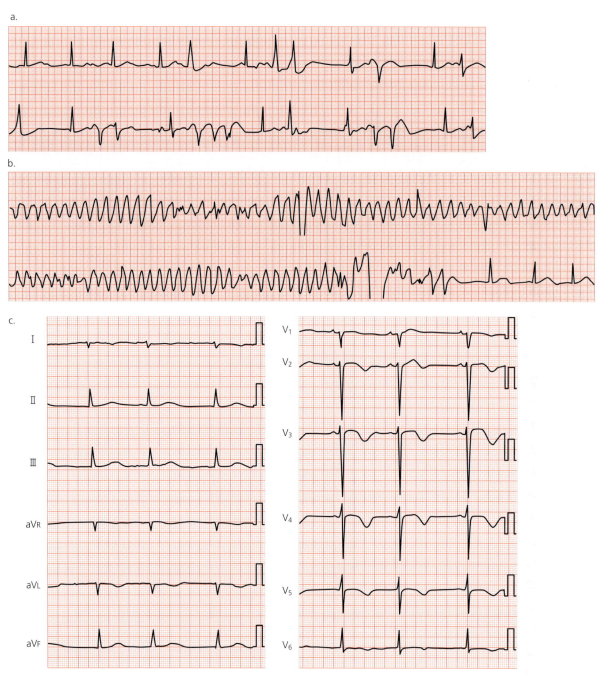

**図6 薬剤誘発性 QT 延長による TdP に対する治療（症例5）**
a：モニター心電図において R on T の心室性期外収縮を認める．
b：自然停止する TdP を繰り返していた．
c：12 誘導心電図検査では QT 時間は 640 ms（QTc＝584 ms）と延長していた．

遮断薬が用いられる．以下にわれわれが経験したベラパミル投与によって VT 停止に成功したベラパミル感受性心室頻拍症例を報告する．

### 症例4：ベラパミル投与によって VT 停止に成功したベラパミル感受性心室頻拍

症例は34歳，男性．以前より反復する動悸症状を自覚していた．突然の動悸症状を主訴として当院救急外来を緊急受診した．来院時，血行動態は保たれ，意識レベルも正常であった．12 誘導心電図検査にて心拍数 144 bpm の持続性心室頻拍を認めた（図5a）．右脚ブロック・左軸偏位の心電図波形より，ベラパミル感受性心室頻拍と考えた．ベラパミ

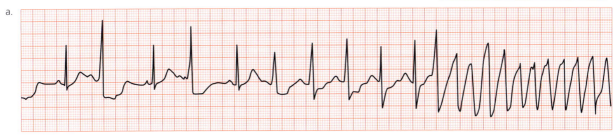
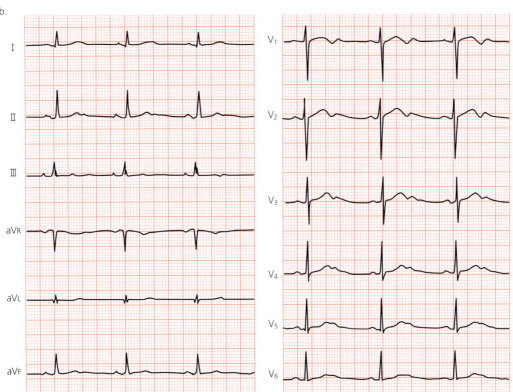

**図7** 先天性QT延長症候群におけるTdP（症例6）
a：TdPを繰り返していた．
b：notched T waveを認め，QT intervalが528 msと延長している．

ル10 mgを静注したところで持続性心室頻拍は停止した．その後，頻拍時と同じQRS波形の心室期外収縮が残存したが（図5b），しだいに消失した．

## 多形性心室頻拍

多形性心室頻拍は頻拍中のQRS波形が刻々と変化し，QRS波形が基線を中心にして捻れているように見える．多くは非持続性で自然停止するが，時に心室細動に移行する．多形性心室頻拍はQT延長を伴っている場合と伴っていない場合で治療方法が異なってくる．QT延長を認める場合はまずマグネシウム静注を行ってから，QT延長を起こしている原因治療を行う．この際，後天性のQT延長であれば，低K血症などの電解質異常の補正および徐脈に対するペーシング治療を行う．一方，先天性QT延長症候群（LQT）の場合は，β遮断薬の投与が基本的な治療となる．既にLQTと診断されており，遺伝子検査にて先天性QT延長症候群3型（LQT3）と診断されている場合はメキシレチンなどのNaチャネル遮断薬が使用されることがある．QT延長を認めない場合は，アミオダロンやニフェカラントを適宜使用するとともに，原因精査を行って原因に対する治療を行う．以下にわれわれが経験したベプ

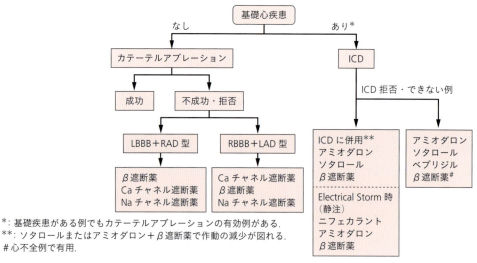

**図 8** 持続性心室頻拍の再発予防
日本循環器学会．不整脈薬物治療に関するガイドライン（2009 年改訂版）．http://www.j-circ.or.jp/guideline/pdf/JCS2009_kodama_h.pdf（2017 年 9 月閲覧）

リジル内服によって後天性 QT 延長から TdP が誘発された症例と TdP が繰り返された先天性 QT 延長症候群症例を報告する．

**症例 5：後天性 QT 延長から TdP が誘発された症例**

症例は 64 歳，男性．持続性心房細動の除細動目的でベプリジル 200 mg/日を投与されていた．待合室で突然失神発作を起こし救急外来へ運ばれた．モニター心電図では，R on T の心室性期外収縮を認め（図 6a），自然停止する TdP を繰り返していた（図 6b）．血液検査では低 K 血症（K 3.0 mEq/L）を認め，12 誘導心電図検査では QT 時間は 640 ms（QTc＝584 ms）と延長していた（図 6c）．硫酸マグネシウム 2 g（マグネゾール®（2 g）1 A）を静注したところ，TdP は速やかに消失した．その後，低 K 血症の補正を行った．

**症例 6：TdP が繰り返された先天性 QT 延長症候群**

症例は 30 歳，女性．11 歳時に失神発作を認め，当院小児科で先天性 QT 延長症候群 2 型（LQT2）と診断された．β遮断薬内服開始されるも QT 延長を認めており，強い精神ストレス時に失神発作が数年に 1 回程度出現していた．妊娠した際に分娩・産褥期の頻拍発作出現を考慮して ICD 移植術が施行された．その後，LQT2 を遺伝していた長女が失神発作を起こした際に精神ストレスから TdP が出現するようになり，ICD 作動が繰り返された（図 7a）．12 誘導心電図検査では notched T wave を認め，QT 時間は 528 ms（QTc＝535 ms）と延長していた（図 7b）．β遮断薬の増量，ICD 設定変更によるペーシング治療（心拍数増加），過度の精神的ストレスに対して鎮静薬を使用することで TdP は抑制された．

## 持続性 VT に対する再発予防

VT が心筋虚血，電解質異常，薬剤などの可逆的因子によるものであれば，それを治療する．再発予防目的の薬剤使用に当たっては，長期投与になることから副作用を起こさないように留意する．基礎心疾患の有無で対応が異なってくる（図 8）．

### 1・基礎心疾患がある場合

血行動態が破綻するような VT に対しては，生命予後改善を目的として ICD 植込みが第一選択となる．そして，ICD 作動を抑制する目的でカテーテルアブレーションや適切な抗不整脈薬治療が必要とされる．この際，たとえ抗不整脈薬による治療によって VT が抑制できていたとしても生命予後を改善しないことが報告されているため，長期予後を考慮して ICD を勧めるべきである[3,4]．薬物治療にはアミオダロン，ソタロール，ベプリジル，β遮断薬など

が選択される．

### 2 ▪ 基礎心疾患がない場合

まず，カテーテルアブレーション治療で根治治療を目指すべきである．アブレーション治療が行えない，または不成功の場合は，薬物治療を行う．右脚ブロック・左軸偏位（RBBB＋LAD）型心室頻拍ではCaチャネル遮断薬，Naチャネル遮断薬を，左脚ブロック・右軸偏位（LBBB＋RAD）型心室頻拍ではβ遮断薬，Caチャネル遮断薬，Naチャネル遮断薬を順次試みる．

## おわりに

本稿では，主にガイドラインに従って抗不整脈薬選択の考え方を述べた．しかし，臨床で遭遇する症例のなかには必ずしもガイドラインに合致しない症例も存在する．その際，各症例に応じて適切な治療を行っていく．そのためには，抗不整脈薬の効果発現メカニズムおよび注意すべき副作用に関して普段から精通しておくことが重要である．

### 文献

1) 日本循環器学会．循環器病の診断と治療に関するガイドライン（2008年度合同研究班報告）：不整脈薬物治療に関するガイドライン（2009年改訂版）．
2) Miwa Y, Ikeda T, Mera H, et al : Effects of landiolol, an ultra-short-acting beta1-selective blocker, on electrical storm refractory to class III antiarrhythmic drugs. Circ J 74 : 856-863, 2010
3) A comparison of antiarrhythmic-drug therapy with implantable defibrillators in patients resuscitated from near-fatal ventricular arrhythmias. Antiarrhythmics versus Implantable Defibrillators (AVID) Investigators. N Engl J Med 337 : 1576-1583, 1997
4) Connolly SJ, Gent M, Roberts RS, et al : Canadian implantable defibrillator study (CIDS) : a randomized trial of the implantable cardioverter defibrillator against amiodarone. Circulation 101 : 1297-1302, 2000

特集 循環器診療 薬のギモン——エキスパートに学ぶ薬物治療のテクニック
**肺高血圧症診療でのギモン**

# upfront治療って実際にどうするの？

上田 仁／大郷 剛

> **Point**
> - 肺高血圧症の原因，病態は多岐にわたるため，適切な治療を行うには，正確な確定診断，病型分類，重症度評価が必要である．
> - 肺高血圧症の各疾患は，同一疾患とは思えないほど多彩な臨床像を示すことがあるため，診断後は，早期に肺高血圧症診療の経験豊富な専門施設への紹介が望ましいと推奨されている．
> - 肺血管拡張薬は，3系統の薬剤が存在し，主にGroup 1である肺動脈性肺高血圧症に対して使用されている．
> - 肺血管拡張薬の使用に当たっては，各々の特性と副作用，薬剤間相互作用を十分に理解することが重要である．

## はじめに

肺高血圧症（pulmonary hypertension；PH）とは，右心カテーテル検査にて安静仰臥位での平均肺動脈圧が25 mmHg以上の病態であり，かつ慢性的に持続した病態と定義されている[1]．何らかの原因で肺動脈の狭窄が起こり，肺動脈圧の上昇を認め，右心負荷がかかることで右心不全を引き起こす予後不良な進行性の疾患群であり，その原因，病態は多岐にわたる．Group 1に分類される肺動脈性肺高血圧症（pulmonary arterial hypertension；PAH）は，肺高血圧症発症のメカニズムは不明な点が多いが，①肺動脈の血管収縮，②血栓症，③肺動脈壁の肥厚の3つの機序が考えられている．治療としては，一般的な支持療法（在宅酸素療法，抗凝固療法，利尿薬，ジギタリス製剤）と肺血管拡張薬が主な治療となる．未治療のPAH患者では，カルシウム拮抗薬の治療適応判定目的で，専門施設での急性肺血管反応性試験が勧められている[2,3]．特発性肺動脈性肺高血圧症（IPAH）患者の約10%で陽性例を認め，そのうちの約半数例で長期間のカルシウム拮抗薬の大量療法が効果的であることが報告されている[2]．その一方で，大部分のPAH患者では根本的な治療がなく，予後不良であったが，近年PAH治療は劇的な進歩に伴い予後の改善が報告されている．現在使用できる肺血管拡張薬（特異的PAH治療薬）は，作用機序から，①プロスタサイクリン経路，②エンドセリン経路，③一酸化窒素（NO）-可溶性グアニル酸シクラーゼ（sGC）-サイクリックグアノシン一リン酸（cGMP）経路の3系統に大別されており，急性肺血管反応性試験で陰性例では，これらの3系統の薬剤を経験豊富な専門施設で使用することが推奨されている[1,3,4]（図1，2）．特異的PAH治療薬の推奨は，ランダム化比較試験に基づいたエビデンスレベルから決定されており，各々の患者における自覚症状（WHO機能分類）などによって検

うえだ じん・おおごう たけし　国立循環器病研究センター肺循環科（〒565-8565 大阪府吹田市藤白台5-7-1）

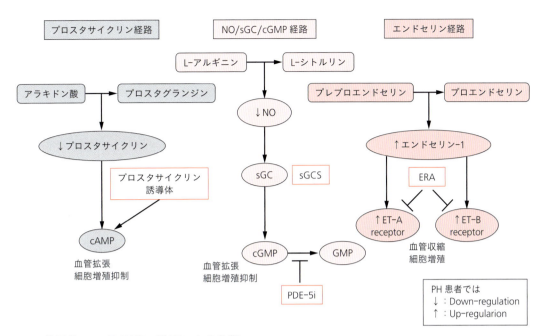

図1 特異的PAH治療薬の機序による分類

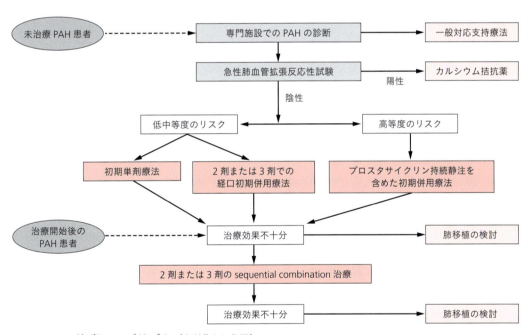

図2 PAHの治療アルゴリズム（文献[3]より作図）

討される．初期治療として単剤での治療を開始し，反応が悪い場合は併用療法が検討される逐次併用療法（sequential combination therapy）が，現在の日本および欧米のガイドラインでの方針となっている．その結果，PAH患者の生存率は近年改善傾向であることが報告されている[5]．sequential combination therapyにおける方法論としては，Hoeperらは，治療目標を一定の運動耐容能に設定し，目標達成のために逐次治療薬を追加していく目標指向型逐次併用療法（goal oriented sequential combination therapy）を提唱し，PAH患者の3年生存率が79.9％と有意に向上したことを報告した[6]．

近年，日本国内においては，治療目標に血行動態の改善（平均肺動脈圧の正常化）を一つの指標として設定し，治療初期から複数の治療薬をほぼ同時に併用開始する，より積極的な併用療法が主流とな

りつつある．可能な限り早期に複数経路の治療薬を併用するこの初期併用療法（upfront combination therapy）により，国内ではPAHの予後は飛躍的に改善を認めている．現時点では本治療法の有効性を示す十分なエビデンスがないのが現状であるが，併用療法に関するエビデンスは徐々に増加してきており，代表的な併用療法の報告を以下に示し，upfront combination therapyの意義について概説する．またエポプロステノール持続静注を含めた3剤併用のupfront combination therapyの実例を提示して，観察点や導入の工夫などを解説する．

## 逐次併用療法（sequential combination therapy）のエビデンス

### 1 ▪ エポプロステノール持続静注療法とホスホジエステラーゼ-5 阻害薬（PDE-5i）の併用

エポプロステノール持続静注療法で安定している267例のPAH患者（71.5%がWHO-FC：Ⅲ/Ⅳ）に対して，ホスホジエステラーゼ-5阻害薬（phosphodiesterase type 5 inhibitors；PDE-5i）であるシルデナフィル追加群とプラセボ群とを比較した無作為化比較試験（PACES-1試験）では，シルデナフィル追加群（4週間：20 mgを1日3回，次の4週間：40 mgを1日3回，最後の8週間：80 mgを1日3回投与．※日本で認められている投与量は20 mgを1日3回である．）で有意に6分間歩行距離の延長と臨床的悪化までの期間延長が得られ，併用療法の効果と安全性が示された[7]．

### 2 ▪ プロスタサイクリン製剤とエンドセリン受容体拮抗薬（ERA）の併用

ボセンタンの単独治療を行っていた67例のPAH患者（98.5%がWHO-FC：Ⅲ/Ⅳ）に対して，吸入プロスタサイクリン誘導体であるイロプロスト吸入薬追加群とプラセボ群とを比較した無作為化比較試験（STEP試験）では，イロプロスト吸入薬追加群で有意に6分間歩行距離の延長，WHO-FCの改善，臨床的悪化までの期間延長が得られ，併用療法の効果と安全性が示された[8]．しかしながら，同様のボセンタン単独治療にイロプロスト吸入薬追加の効果をみた無作為化比較試験（COMBI試験）では，効果が得られず試験が中止[9]となっており，ボセンタンにイロプロスト吸入薬を追加するsequential combination therapyの効果に関する見解は定まっていない．

### 3 ▪ ERAとPDE-5iの併用

ボセンタンを3カ月以上継続投与中のPAH患者45例に対して，シルデナフィル25 mg単回投与し，その急性効果をみたCOMPASS-1試験では，シルデナフィル投与後に有意な平均肺動脈圧と肺血管抵抗の低下および心拍出量の増加がみられ，薬剤追加による急性効果が示された[10]．COMPASS-2試験では，シルデナフィル（20 mg以上を1日3回内服）を3カ月以上継続投与中のPAH患者334例に対して，ボセンタン追加（125 mgを1日2回内服）群とプラセボ群に二重盲検で振り分けられ，ボセンタン追加群では6分間歩行距離とNT-pro BNPの改善を認めたが，全死亡率や臨床的悪化までの期間などに有意差は認めなかった[11]．

エンドセリン受容体拮抗薬（endothelin receptor antagonists；ERA）とPDE-5iの併用には，代謝酵素CYP2C9とCYP3A4を介した相互作用の観点から注意が必要である．ボセンタンとPDE-5iとの併用においては，PDE-5iの血中濃度の減少（シルデナフィルは50〜60%，タダラフィルは30〜40%の減少）と，ボセンタンの血中濃度の上昇（シルデナフィルとの併用で約50%増加，タダラフィルとの併用では血中濃度の変化はなし）が知られている．すなわち，両者の併用ではボセンタンの作用が増強され，PDE-5i（シルデナフィル，タダラフィル）の作用が減弱する可能性があり，複数の治療薬の併用ではその相互作用に留意する必要がある．その他のERAであるアンブリセンタン，マシテンタンでは，PDE-5iとの相互作用の懸念は少ないといわれている．

### 4 ▪ その他

既にボセンタンもしくはシルデナフィルの単独治療（70%がボセンタン単独治療）が行われている，コントロール不良のWHO-FC：Ⅲ～Ⅳの重症PAH患者（n=235，98%がWHO-FC：Ⅲ）に対して，トレプロスチニルの吸入療法追加群とプラセボ群とを比較した無作為化比較試験（TRIUMPH試験）では，トレプロスチニルの吸入療法追加群で有意に6分間歩行距離の延長，QOLの改善，NT-pro BNPの改善を認めたが，WHO-FCと臨床的悪化までの期間に有意差は認めなかった[12]．

新規の経口薬剤であり，3番目のERAであるマシテンタンの有用性を確認する目的で行われたSERAPHIN試験では，マシテンタンはPAH患者の運動耐容能と生命予後の改善を認めた．また既に特異的PAH治療薬を使用中の対象例にマシテンタン追加群とプラセボ群を比較した結果，マシテンタン追加群で有意に長期予後の改善を認め，併用療法の有用性を示した[13]．

## 初期併用療法（upfront combination therapy）のエビデンス

近年，日本国内においては，治療目標に血行動態の改善（平均肺動脈圧の正常化）を一つの指標として設定し，治療初期から複数の治療薬をほぼ同時に併用開始する，より積極的な併用療法が主流である．これは，シルデナフィルの長期試験（SUPER-2）[14]での，プラセボ群に割り付けられた症例の予後は，治験が終了し実薬が開始された後も，初期実薬群に比して長期予後が劣る結果であったことを根拠としている．不十分な初期治療は予後に大きく影響する可能性が示唆され，病状の進行の速いPAHでは，可能な限り早期に複数経路の治療薬を併用することで病状の進行を抑えることが必要であるとの考えに基づいている．この初期併用療法（upfront combination therapy）により，国内ではPAHの予後は飛躍的に改善を認めている．

### 1 ▪ エポプロステノール持続静注療法とERAの併用

upfront combination therapyに関する最初の無作為化比較対象試験であるBREATHE-2試験では，WHO-FC：Ⅲ～Ⅳの重症PAH患者（n=33）を対象に，ボセンタンとエポプロステノール持続静注の2剤初期併用療法群とエポプロステノール持続静注単独治療群が二重盲検で振り分けられ，併用群では単剤療法に比べて血行動態の改善や運動耐容能の改善が良好な傾向ではあったが有意差は示されなかった[15]．少数例（n=23）の後ろ向きの観察研究では，WHO-FC：Ⅲ～Ⅳの重症PAH患者に対してボセンタンとエポプロステノール持続静注の2剤初期併用療法を行ったほうが，エポプロステノール持続静注単独治療と比べて，自覚症状，運動耐容能，血行動態の改善を認めたとする報告もある[16]．

### 2 ▪ ERAとPDE-5iの併用

AMBITION試験では，WHO-FC：Ⅱ～Ⅲの未治療PAH患者を対象に，アンブリセンタンとタダラフィルの2剤初期併用療法と各々の単剤治療に二重盲検で振り分けられ，併用療法群では単独治療群に比べて臨床的悪化（死亡，PH増悪による入院，病気の進行など）を有意に減少させることが示された[17]．しかしながら生存率では有意差を認めなかった[18]．

### 3 ▪ その他

日本のPHレジストリー（Japan PH Registry）からの後ろ向き研究では，2剤もしくは3剤でのupfront combination therapyの3年生存率が95.7%と良好であることが報告された[19]．またフランスからも重症PAH患者に対する経口薬2剤のupfront combination therapy（ボセンタンもしくはアンブリセンタン＋シルデナフィルもしくはタダラフィルの組み合わせ）による3年生存率が83%であり，予測生存率が改善されることが報告されている[20]．

3剤のupfront combination therapyの有用性に関するエビデンスは少ないのが現状である．内服3剤によるupfront combination therapyの報告はな

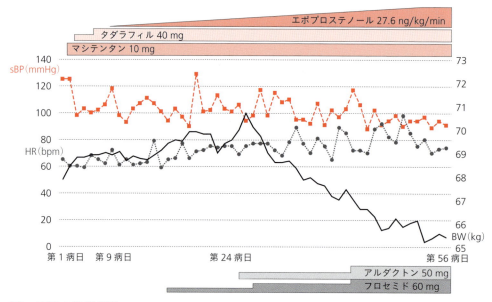

図3 症例の治療経過

いが,これは経口プロスタサイクリン製剤が海外では使用されていなかったためである.2016年に経口プロスタサイクリン受容体刺激薬であるセレキシパグが登場したこともあり,今後は内服3剤によるupfront combination therapyの報告が期待される.

特に重症のPAH症例群を対象にした,エポプロステノール持続静注を含んだ3剤のupfront combination therapyに関しては,2014年のフランスのSitbonらの少数例(n=19)の後ろ向きの観察研究の報告がある.WHO-FC:Ⅲ〜Ⅳの未治療の特発性/遺伝性PAH(I/HPAH)患者を対象に,upfront combination therapy(エポプロステノール持続静注,ボセンタンおよびシルデナフィルの同時併用)を行い,自覚症状,運動耐容能,血行動態の著明な改善を認めたことと,3年生存率が100%であったことを報告している[21].治療初期から3経路のすべてをブロックすることがPAH治療において大きな効果を示す可能性があることを示す結果であった.現時点で最新の2015年に発表されたESC/ERSガイドラインではこれらの報告を受けて,未治療の重症PAHに対してエポプロステノール持続静注を含んだ3剤のupfront combination therapyが,中等度PAHに対して2剤または3剤での経口初期併用療法が方針として組み込まれている(図2).海外においても,治療初期から複数の治療薬をほぼ同時に併用開始する,より積極的なupfront combination therapyが主流となりつつあるが,さらなるエビデンスの蓄積,副作用の問題や費用対効果などの課題が残っており,今後はさらなる研究が必要である.

## 症例提示

### 未治療の特発性肺動脈性肺高血圧症(IPAH)の33歳女性

【主訴】労作時息切れ(WHO-FC Ⅲ/mMRC grade 3),失神

【現病歴】生来健康.4カ月前から労作時息切れを自覚.1週間前に運動後に突然失神(失禁あり)を認め近医受診.PHを指摘され当院に転院(入院時:NYHA Ⅲ/mMRC grade 3,BW=67.9 kg,BNP=23.4 pg/ml,CTR=51.3%,6分間歩行距離(NC 2L):365 m).

【既往歴】特記事項なし,アレルギー歴なし

【家族歴】心疾患/突然死歴なし,母親:高血圧症(内服加療)

【生活歴】飲酒歴;なし,喫煙歴;なし(never smoker),違法薬物歴;なし

【入院時治療内容】内服薬なし,酸素NC 2L(常時)

【入院後経過(図3,図4,表1)】転院時の心電図で

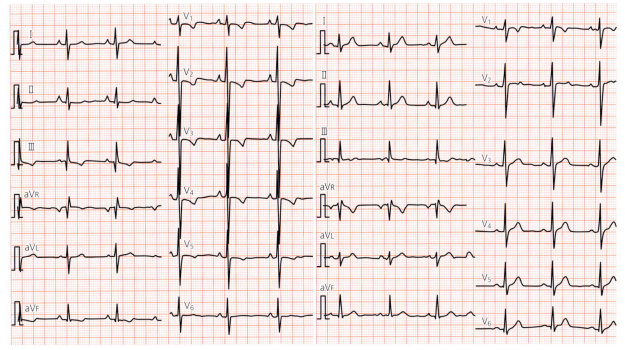

入院時（治療前）の心電図　　　　　　　　　　治療 1 年後の心電図

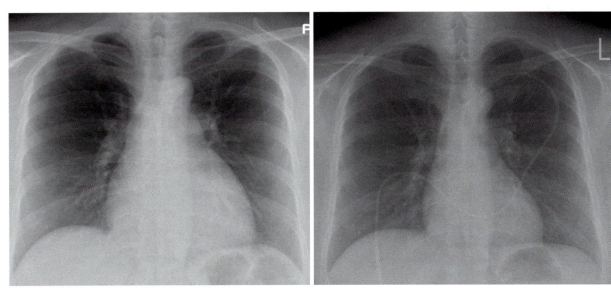

入院時（治療前）の胸部 X 線写真　　　　　　　治療 1 年後の胸部 X 線写真

**図 4** 症例の心電図・胸部 X 線写真の経過

は右軸偏位と右室肥大所見を認め，心エコー検査ではPH（著明なLV圧排像，TRPG＝71 mmHg）と心嚢液の貯留を認めた．右心不全兆候を認め，比較的急速に増悪しており，失神歴もあることから，重症と判断し，同日カテーテル検査を行った．血行動態は，肺動脈楔入圧（PAWP）4 mmHg，肺動脈圧（PAP）98/39（55）mmHg，右心房圧（RAP）1 mmHg，血圧（NIBP）131/86（107）mmHg，心拍出量（CO）4.05 L/min，心係数（CI）2.50 L/min/m$^2$，脈拍数（HR）77 bpm，動脈血酸素飽和度（SaO$_2$）96.9％，混合静脈血酸素飽和度（SvO$_2$）77.5％，肺血管抵抗（PVR）12.6 WU と pre-capillary PH を認めた．簡易サンプリングではO$_2$ step-upを認めず，急性肺血管反応性試験は陰性であった．後日行った各種検査結果もあわせてIPAHと診断した．

**表1** 症例の血行動態などの経過

|  | 治療前 | 退院前 | 退院3カ月後 | 治療1年後 |
|---|---|---|---|---|
| WHO-FC | Ⅲ | Ⅱ | Ⅰ | Ⅰ |
| BNP | 23.4 | <5.8 | 10.9 | 8.4 |
| 6MWD | 365 | 480 | 505 | 515 |
| PAP | 98/39（55） | 35/14（21） | 31/13（20） | 26/12（17） |
| RAP | 1 | 2 | 4 | 4 |
| CI | 2.50 | 4.69 | 5.06 | 4.58 |
| PVR | 12.6 | 1.9 | 1.3 | 1.0 |

　検査翌日（第2病日）よりマシテンタン（オプスミット®）10 mg を開始し，副作用がないことを確認し，第3病日よりタダラフィル（アドシルカ®）20 mg を開始し，第6病日には40 mg まで増量した．第9病日よりエポプロステノール持続静注（エポプロステノール静注用「ACT」®）を 0.24 ng/kg/min から開始し，バイタルや体重，副作用に注意しながら漸増を行った．経過中に頭痛，下痢，浮腫などの副作用出現を認めたが各々鎮痛薬，整腸薬，利尿薬で対応した．利尿薬は最終的にはフロセミド60 mg/日，スピロノラクトン 50 mg/日へ増量して心囊液はほぼ消失した．第24病日にヒックマンカテーテル留置し，第52病日にはエポプロステノール 27.6 ng/kg/min まで増量を行った．在宅エポプロステノール持続静注療法の手技，管理方法の獲得を確認して第56病日に退院となった．退院前の右心カテーテル検査では，PAWP 7 mmHg，PAP 35/14（21）mmHg，RAP 2 mmHg，NIBP 97/51（70）mmHg，CO 7.50 L/min，CI 4.69 L/min/m$^2$，HR 83 bpm，SaO$_2$ 94.7%，SvO$_2$ 80.2%，PVR 1.9 WU と血行動態の著明な改善を認めた．さらに6分間歩行距離（6MWD）も 365 m→480 m へ増加した．3剤併用 upfront combination therapy で血行動態，自覚症状の著明改善が得られた症例であり，治療1年後も PAWP 10 mmHg，PAP 26/12（17）mmHg，RAP 4 mmHg，NIBP 106/52（63）mmHg，CO 7.10 L/min，CI 4.58 L/min/m$^2$，HR 76 bpm，SaO$_2$ 95.7%，SvO$_2$ 81.5%，PVR 1.0 WU と良好な血行動態を保っていた．

### upfront combination therapy における注意点

　導入に当たり血行動態の正確な評価が最も重要である．特に著明な右心不全状態で低拍出を認める際は，特異的 PHA 治療薬の導入に先駆けて，強心薬を開始することが重要となる．重症例ではエポプロステノール持続静注を可能な限り早期に導入を行い，血行動態や忍容性をみながら慎重に増量することが重要となるが，エポプロステノール持続静注は非常に強力な血管拡張作用のため，不用意に開始することで高度の血圧低下を来すことがあり，重症例ほど少量（0.2〜0.5 ng/kg/min）からの慎重な投与開始が必要であり，かつ強心薬（ドブタミン，ドパミン）との併用も考慮する必要がある．増量の過程で，低酸素血症や一時的な右心不全の増悪を認めることがあるが，その際は肺静脈病変の鑑別も重要であり，バイタルと体重の慎重な管理，定期的な胸部X線や心エコーのフォローが必要である．上記症例のように低酸素血症や肺うっ血を伴わないような，特異的 PAH 治療薬増量に伴う volume retention による浮腫や体重増加に対しては適宜利尿薬を追加して対応する．右心不全の増悪や血圧の低下が著しい際には，エポプロステノールの増量のいったん中止や増量スピードの調整が必要となる．その他の副作用としては，強力な血管拡張作用に伴う頭痛，顎痛，足底痛，潮紅，吐き気，下痢や血小板低下が挙げられる．その際は，増量スピードを調整することや対症療法として鎮痛薬（ロキソニン®，トラムセット® など），制吐薬（プリンペラン®，ゾフラン® など），整腸薬（ビオフェルミン® 製薬）を

併用することで対応する．特にエポプロステノール持続静注療法を行っている I/HPAH 患者では，高率に甲状腺疾患を合併することが知られており，特に増量中は定期的な甲状腺機能の評価が必要となる．

エポプロステノール持続静注は，静脈炎を起こしうることから長期留置用中心静脈カテーテルを留置したうえでの持続静注療法となる．長期留置用中心静脈カテーテルは，感染予防のために皮下トンネルを設けながら鎖骨か静脈より中心静脈に留置している．在宅管理となるため，患者自身が粉末のエポプロステノール製剤を専用溶解液で溶解し調製しなければならず，毎日の薬剤調製やポンプの交換を行う必要があり，感染しないように無菌操作を遵守することが重要である．導入時に，手技の確立のために，専門施設での患者教育が重要であり，外来での継続したフォローも必要である．（感染や閉塞などの）カテーテルトラブルやポンプトラブルなどの際には，迅速な対応が必要となる．カテーテルの血流感染の際は，抗菌薬の投与，（重症であれば）カテーテルの抜去が必要となる．皮下感染の際は，抗菌薬の投与と創部処置で対応できることが多い．カテーテルの閉塞の際は，ポンプの問題がなければすぐに末梢ルートを確保しエポプロステノールをすぐに再開することが重要である．そのうえで，カテーテルの閉塞を確認し，塞栓物を吸引後に使用可能となった症例もある．

## おわりに

肺血管抵抗上昇により右心不全，死亡を来す予後不良の疾患群であった PAH 患者の予後は，新たな特異的 PAH 治療薬の登場による sequential combination therapy，そして平均肺動脈圧の正常化を目指し治療初期から複数の治療薬をほぼ同時に併用開始するより積極的な併用療法である upfront combination therapy により，劇的な改善を認めている．しかしながら，長期予後のデータは出ておらず，予断を許さない状況である．また診断の遅れや治療の遅れは予後の悪化に直結すること，適切な治療を行うには正確な確定診断，病型分類，重症度評価が必要であること，治療の際は特異的 PAH 治療薬の各々の特性，副作用，薬剤間相互作用の十分な理解が必要なこと，肺高血圧症は希少疾患であること，肺血圧症は多彩な臨床像を示し治療に際して十分な治療経験が必要であること等々から，受診後早期または診断後早期に経験豊富な専門施設への紹介が推奨されており，また専門施設での適切な治療が予後改善に寄与すると考えられる．

### 文献

1) 日本循環器学会：肺高血圧症治療ガイドライン（2012 年改訂版）．
2) Sitbon O, Humbert M, Jaïs X, et al：Long-term response to calcium channel blockers in idiopathic pulmonary arterial hypertension. Circulation 111：3105-3111, 2005
3) Galiè N, Humbert M, Vachiery JL, et al：2015 ESC/ERS Guidelines for the diagnosis and treatment of pulmonary hypertension. Eur Respir J 46：903-975, 2015
4) Simonneau G, Gatzoulis MA, Adatia I, et al：Updated clinical classification of pulmonary hypertension. J Am Coll Cardiol 62：D34-41, 2013
5) Humbert M, Sitbon O, Chaouat A, et al：Survival in patients with idiopathic, familial, and anorexigen-associated pulmonary arterial hypertension in the modern management era. Circulation 122：156-163, 2010
6) Hoeper MM, Markevych I, Spiekerkoetter E, et al：Goal-oriented treatment and combination therapy for pulmonary arterial hypertension. Eur Respir J 26：858-863, 2005
7) Simonneau G, Rubin LJ, Galiè N, et al：Addition of sildenafil to long-term intravenous epoprostenol therapy in patients with pulmonary arterial hypertension：a randomized trial. Ann Intern Med 149：521-530, 2008
8) McLaughlin VV, Oudiz RJ, Frost A, et al：Randomized study of adding inhaled iloprost to existing bosentan in pulmonary arterial hypertension. Am J Respir Crit Care Med 174：1257-1263, 2006
9) Hoeper MM, Leuchte H, Halank M, et al：Combining inhaled iloprost with bosentan in patients with idiopathic pulmonary arterial hypertension. Eur Respir J 28：691-694, 2006
10) Gruenig E, Michelakis E, Vachiéry JL, et al：Acute hemodynamic effects of single-dose sildenafil when added to established bosentan therapy in patients with pulmonary arterial hypertension：results of the COMPASS-1 study. J Clin Pharmacol 49：1343-1352, 2009
11) McLaughlin V, Channick RN, Ghofrani HA, et al：Bosentan added to sildenafil therapy in patients with pulmonary arterial hypertension. Eur Respir J 46：405-413, 2015
12) McLaughlin VV, Benza RL, Rubin LJ, et al：Addition of inhaled treprostinil to oral therapy for pulmonary arterial hypertension：a randomized controlled clinical trial. J Am Coll Cardiol 55：1915-1922, 2010
13) Pulido T, Adzerikho I, Channick RN, et al：Macitentan and morbidity and mortality in pulmonary arterial hypertension. N Engl J Med 369：809-818, 2013
14) Rubin LJ, Badesch DB, Fleming TR, et al：Long term treatment with sildenafil citrate in pulmonary arterial hypertension：the SUPER-2 study. Chest 140：1274-1283, 2011
15) Humbert M, Barst RJ, Robbins IM, et al：Combination of bosentan with epoprostenol in pulmonary arterial hypertension：BREATHE-2.

Eur Respir J 24：353-359, 2004
16) Kemp K, Savale L, O'Callaghan DC, et al：Usefulness of first-line combination therapy with epoprostenol and bosentan in pulmonary arterial hypertension：an observational study. J Heart Lung Transplant 31：150-158, 2012
17) Galiè N, Barberá JA, Frost AE, et al：Initial use of ambrisentan plus tadalafil in pulmonary arterial hypertension. N Engl J Med 373：834-844, 2015
18) Hoeper MM, McLaughin VV, Barberá JA, et al：Initial combination therapy with ambrisentan and tadalafil and mortality in patients with pulmonary arterial hypertension：a secondary analysis of the results from the randomized, controlled AMBITION study. Lancet Respir Med 4：894-901, 2016
19) Tamura Y, Kumamaru H, Satoh T, et al：Effectiveness and outcome of pulmonary arterial hypertension-specific therapy in Japanese patients with pulmonary arterial hypertension. Circ J doi：10.1253/circj.CJ-17-0139, 2017
20) Sitbon O, Sattler C, Bertoletti L, et al：Initial dual oral combination therapy in pulmonary arterial hypertension. Eur Respir J 47：1727-1736, 2016
21) Sitbon O, Jaïs X, Savale L, et al：Upfront triple combination therapy in pulmonary arterial hypertension：a pilot study. Eur Respir J 43：1691-1697, 2014

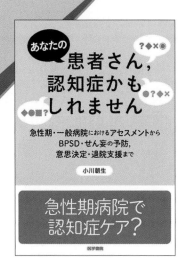

epoprostenol for Injection

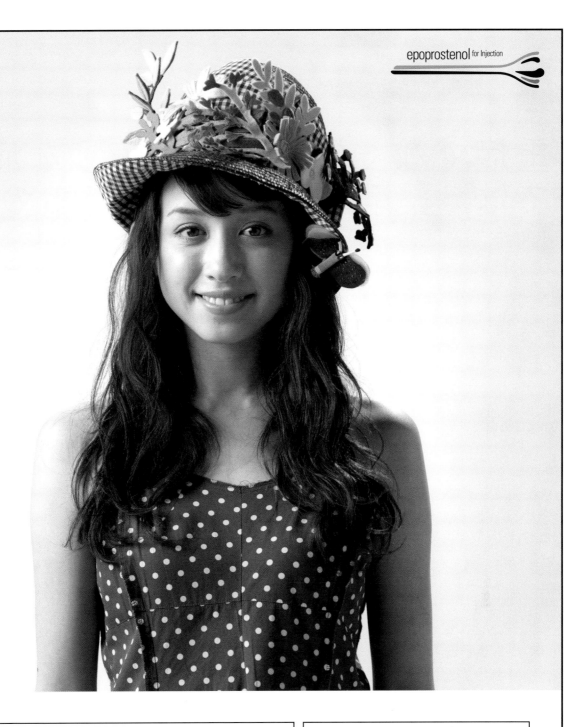

【警告】
(1) 過度の血圧低下、低血圧性ショック、徐脈、意識喪失・意識障害等の重大な副作用が認められているので、本剤の投与は患者の状態を十分観察しながら行うこと。
(2) 本剤の使用にあたっては、【用法・用量】、「用法・用量に関連する使用上の注意」を遵守すること。
 1) 本剤は常に専用溶解用液(生理食塩液)のみで溶解し、他の注射剤等と配合しないこと。また、他の注射剤、輸液等を併用投与する場合は、混合せず別の静脈ラインから投与すること。[pHが低下し、安定性が損なわれ、本剤の有効成分の含量低下により投与量が不足する可能性がある。投与量の不足により十分な臨床効果が得られず、肺高血圧症状の悪化又は再発を来すおそれがある。]
 2) 外国で長期投与後の急激な中止により死亡に至った症例が報告されているので、本剤を休薬又は投与中止する場合は、徐々に減量すること。

【禁忌】(次の患者には投与しないこと)
(1) 本剤の成分に対し過敏症の既往歴のある患者
(2) 右心不全の急性増悪時の患者[本剤の血管拡張作用によりその病態をさらに悪化させるので、カテコールアミンの投与等の処置を行い、状態が安定するまでは投与しないこと。]
(3) 重篤な左心機能障害のある患者[本剤の血管拡張作用により、その病態をさらに悪化させるおそれがある。]
(4) 重篤な低血圧の患者[本剤の血管拡張作用により、その病態をさらに悪化させるおそれがある。]
(5) 用量設定期(投与開始時)に肺水腫が増悪した患者[「副作用」の項参照]

※「効能・効果」、「効能・効果に関連する使用上の注意」、「用法・用量」、「用法・用量に関連する使用上の注意」、「警告・禁忌を含む使用上の注意」等についてはD.I.をご参照ください。

劇薬・処方箋医薬品(注意—医師等の処方箋により使用すること)
プロスタグランジンI₂製剤
エポプロステノール 静注用 0.5mg／1.5mg「ACT」 薬価基準収載
一般名：エポプロステノールナトリウム／Epoprostenol Sodium

エポプロステノール 静注用 0.5mg／1.5mg「ACT」
専用溶解用液(日本薬局方 生理食塩液)
【使用上の注意】
本剤は、エポプロステノール静注用「ACT」の溶解のみに使用すること。
他の注射用エポプロステノール製剤の溶解には使用しないこと。

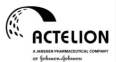

製造販売元[資料請求先]：アクテリオン ファーマシューティカルズ ジャパン株式会社 〒107-6235 東京都港区赤坂9-7-1 ミッドタウン・タワー

特集 循環器診療 薬のギモン——エキスパートに学ぶ薬物治療のテクニック
**肺高血圧診療でのギモン**

# 重症でなく単剤でいいような症例では，薬剤の使い分けはあるの？

小川愛子

> **Point**
> - 重症度から，単剤で治療可能な症例かどうかを見極めることが最も重要である．
> - 各症例の基礎疾患や併存疾患，併用薬などを考慮して投与する薬剤を決定する．
> - 治療開始後はその効果や副作用を注意深く観察し，治療増強の必要性を検討する．

## はじめに

肺高血圧症では，肺動脈のリモデリングに基づく狭窄・閉塞により肺血管抵抗や肺動脈圧が上昇すると考えられている．病変の進行には，3つの要因〔①プロスタグランジン $I_2$（$PGI_2$）の減少，②血管収縮・細胞増殖促進作用をもつエンドセリンの増加，③血管拡張作用をもつ一酸化窒素（nitric oxide；NO）産生系の障害〕が関与しており，それぞれの要因に対応する薬剤が，肺高血圧症に特異的な治療薬として開発された．日本では1999年以後これらの肺高血圧症治療薬が順次使用可能になり，$PGI_2$製剤/$PGI_2$受容体作動薬，エンドセリン受容体拮抗薬（ERA），ホスホジエステラーゼ阻害薬（PDE5-I）/可溶性グアニル酸シクラーゼ刺激薬，の3系統の薬剤が使用可能となっている．肺高血圧症は5群に分類されているが，肺高血圧症治療薬の適応があるのは第1群の肺動脈性肺高血圧症（pulmonary arterial hypertension；PAH）と第4群の慢性血栓塞栓性肺高血圧症（chronic thromboembolic pulmonary hypertension；CTEPH）である．本稿では，これらの治療薬の使い分けについて，自験例を紹介しながら解説する．

## 単剤で肺高血圧症治療を行う症例を見極める

労作時息切れなどの自覚症状があり，精査で肺高血圧症と診断された症例では，既に血管床の大半が障害されているため，何らかの治療介入が必要である．日本循環器学会の肺高血圧症治療ガイドラインでは，まず1剤の肺高血圧症治療薬を使用し，効果が不十分な場合には他系統の薬剤を追加して併用療法を行う治療アルゴリズムが推奨されている[1]．肺高血圧症治療薬の多くは高価であり，また，指定難病であるため医療費の多くが公費負担である本疾患において，1剤で十分治療可能な症例については1剤での治療が行われるべきである．近年，治療開始早期から併用療法を行うupfront therapyが効果的であるとされて広まりつつあるが，重症度に応じて，コストや副作用を考慮しながら，必要最小限の投薬で最大の効果を得られる方策を考えるべきである．一方で，治療の強化が必要な症例に対して漫然と1剤を投与してはならない．十分な治療効果が

---

おがわ あいこ　独立行政法人国立病院機構岡山医療センター臨床研究部分子病態研究室（〒701-1192 岡山県岡山市北区田益1711-1）

**表1** 岡山医療センターにおける肺高血圧症治療選択基準

| 平均肺動脈圧（mmHg） | ～40 | | 40～50 | 50～ | 問わない |
|---|---|---|---|---|---|
| WHO機能分類 | Ⅱ | Ⅲ | Ⅱ/Ⅲ | Ⅱ/Ⅲ | Ⅳ |
| 治療薬の選択 | 経口薬単剤 | 経口薬併用 | 経口薬併用 | 静注PGI$_2$製剤を含む併用 | 静注PGI$_2$製剤を含む併用 |

得られない状態が持続する場合には長期予後の改善は望めない．したがって，「重症でなく単剤でいいような症例」の見極めが最も重要となる．

## 単剤で長期予後が期待できる症例

【症例】20代女性
【主訴】失神，労作時呼吸困難
【現病歴】20XX－3年，運動時にめまいを生じ，精査にて特発性PAHと診断された．ベラプロストの内服を開始したが，その後も労作時に失神を繰り返し，20XX年，精査加療のため紹介となった．
【既往歴】甲状腺癌術後
【家族歴】肺高血圧の家族歴なし
【検査所見】
　心電図：洞調律，正常軸，V$_1$R波増高，陰性T波（V$_2$～V$_4$）．胸部X線写真：CTR 49%
【右心カテーテル検査】肺動脈楔入圧9 mmHg，肺動脈圧90/36/52 mmHg，心係数3.6 L/min/m$^2$，肺血管抵抗839 dyne･sec･cm$^{-5}$
【治療経過】
　急性血管反応性試験を行ったところ，レスポンダーであることが判明したため，ベラプロストを中止しニフェジピンの投与を開始した．半年後のカテーテル検査では肺動脈圧40/14/26 mmHg，心係数3.8 L/min/m$^2$，肺血管抵抗507 dyne･sec･cm$^{-5}$と改善した．110 mg/日で投与を継続し，治療開始17年後の検査でも肺動脈圧49/19/32 mmHg，心係数2.8 L/min/m$^2$，肺血管抵抗362 dyne･sec･cm$^{-5}$と良好な血行動態を維持していた．
【ポイント】
　本症例では，ベラプロストによる治療開始後3年経過した後でも50 mmHgを超えていた肺動脈圧が，カルシウム拮抗薬単剤投与で著明に低下し，良好な血行動態を長期間維持できている．日本人肺高血圧症患者における急性血管反応性試験の陽性率は非常に低いとされるが，もしレスポンダーであった場合には，1剤のみで予後が改善する[2]．肺高血圧症治療ガイドラインの治療アルゴリズムで，特発性PAHの診断時には最初に急性血管反応性試験を行うことが推奨されており[1,3]，レスポンダーであるかどうかを確認することが重要である．

## 単剤の経口肺高血圧症治療薬で治療を行う

　上記のようなカルシウム拮抗薬単剤による治療の対象とならない症例で，「重症でなく単剤でいいような症例」とは，どのような症例だろうか．欧米の肺高血圧症治療ガイドラインで単剤での治療が推奨されているのは「WHO機能分類Ⅱ度の症例」である[3]．しかしながら，運動耐容能の改善が予後の改善につながらないことがメタアナリシスで判明し，また，筆者らの施設で治療を行った肺高血圧症症例のデータ解析結果から，肺動脈圧の低下が予後の改善につながることが明らかとなった[4]．そこで，筆者らの施設では，単剤で治療を行う対象となるのは，「平均肺動脈圧＜40 mmHgでなおかつWHO機能分類Ⅱ度の症例」としている（**表1**）[5]．さらに，その治療効果が不十分であれば併用療法あるいはPGI$_2$持続静注製剤へのステップアップを検討する．治療効果の判定のためのカテーテル検査は治療開始後1～2週で行い，効果が確認できれば外来治療に移行し，6カ月後，その後は1年ごとに行う．また，治療効果不十分，とする定義は「平均肺動脈圧＜30 mmHgでなおかつWHO機能分類Ⅱ度」を達成できないこと，と考えている．定期的な治療効果の確認と見直しが重要である．

　単剤の経口肺高血圧症治療薬で治療可能な症例は，特発性PAHではこれまでに経験がなく，多くは膠原病などの疾患に続発した肺高血圧症の症例で

ある．具体的にどの肺高血圧症治療薬を選択すべきか，については，各薬剤を直接比較したデータが不足しているため，現時点では明らかではない．重症度，基礎疾患や併存疾患，併用薬との相互作用などにより選択する．3系統の薬剤のうち，より血管拡張効果の強いERAあるいはPDE5-Iを使用して治療反応性を確認し，改善がなければ他系統の薬剤を追加している．

## 肝疾患に伴うPAHの治療

慢性肝疾患や門脈体循環シャントをもつ症例でPAHを発症することが知られている．このような症例における肺高血圧症治療薬の有効性について確立されたエビデンスはないが，病理学的に特発性PAHと同様であることなどから，肺高血圧症治療薬が使用される．治療薬は3系統の薬剤がいずれも使用されるが，肝機能の低下した症例では原疾患の悪化をもたらす危険性があり，また，心拍出量の多い症例が多く，薬剤によりさらに心拍出量が増加する可能性もあり，注意を要する．特に，ERAのうちボセンタンは肝細胞毒性があり，使用しづらい．

【症例】50代女性
【主訴】労作時呼吸困難
【現病歴】20XX−1年頃より息切れが出現し，前医での心臓カテーテル検査で平均肺動脈圧34 mmHg，心係数4.6 L/min/m$^2$，肺血管抵抗310 dyne・sec・cm$^{-5}$であったため，肺高血圧症と診断された．ベラプロストを開始したが症状の改善を認めず，20XX年当院紹介となった．
【既往歴】B型肝炎，門脈圧亢進症，慢性甲状腺炎，Sjögren症候群
【家族歴】なし
【投薬】ベラプロスト180μg/日，ウルソデオキシコール酸300 mg/日，レボチロキシン50μg/日
【検査所見】心電図：洞調律，52 bpm，正常軸，陰性T波（V$_2$～V$_4$）．胸部X線写真：CTR 52%．血液検査：WBC 3,200/μl，Hb 12.1 g/dl，PLT 10.7×10$^4$/μl，TP 7.5 g/dl，Alb 3.7 g/dl，T.Bil 0.8 mg/dl，AST 22 U/L，ALT 11 U/L，LDH 179 U/L，ALP 202 U/L，γ-GTP 9 U/L．肝臓エコー検査：大きさ正常，表面整，辺縁鈍，内部エコーrough，門脈拡張なし，肝内胆管拡張なし
【右心カテーテル検査】肺動脈楔入圧11 mmHg，肺動脈圧47/17/28 mmHg，右房圧7 mmHg，心係数3.3 L/min/m$^2$，肺血管抵抗302 dyne・sec・cm$^{-5}$

【治療経過】
肺高血圧症の原因疾患の精査を行ったところ，CTで脾静脈などの側副血行路の異常な発達を認め，肝硬変に伴う門脈圧亢進症によるPAHと考えられた．血行動態的には軽症であり，外来で治療を継続投与した．しかし，頭痛やほてり感などの副作用が強く，3年後にアンブリセンタンに切り替えた．開始前は平均肺動脈圧31 mmHg，心係数2.9 L/min/m$^2$，肺血管抵抗408 dyne・sec・cm$^{-5}$であり，アンブリセンタン開始6カ月後の平均肺動脈圧は32 mmHgと不変であったが，心係数（4.8 L/min/m$^2$）と肺血管抵抗（239 dyne・sec・cm$^{-5}$）は改善した．治療開始から10年後のカテーテル検査では平均肺動脈圧19 mmHg，心係数4.6 L/min/m$^2$，肺血管抵抗160 dyne・sec・cm$^{-5}$であった．

【ポイント】
ERAのなかでもボセンタンは最初に発売された強力な治療薬であるが，肝機能障害が高頻度に起こることが知られているため，本症例では使用しなかった．その後発売されたアンブリセンタンは肝機能障害の発現率が低く[6]，肝疾患を背景とする症例でも安全に使用することが可能である．本症例でも肝機能障害の発現なく，10年間1剤のみで治療を行い，血行動態の改善をみた．エンドセリン受容体AとBの両方に対して拮抗作用をもつマシテンタンは，ボセンタンの化学構造を改良し，受容体結合時間が延長し，組織透過性が増強している．PAHに対する二重盲検プラセボ対照無作為化試験（SERAPHIN試験）において，マシテンタン3 mg群，10 mg群いずれにおいても治療開始から死亡，肺移植，PAH増悪などの複合エンドポイント発生までの期間が有意に延長した[7]．低用量で効果を発揮

し，肝機能障害の発生も少ない点が期待される．

## 膠原病に伴うPAHの治療

膠原病では，一般人口に比較して肺高血圧症の合併頻度が高い．全身性エリテマトーデス（systemic lupus erythematosus；SLE）や混合性結合組織病（mixed connective tissue disease；MCTD）に伴うPAHでは，ステロイドとシクロフォスファミドによる免疫抑制療法が有効であることが報告されている[8]．MCTDに伴う肺高血圧については，日本循環器学会の肺高血圧症治療ガイドラインでは，混合性結合組織病調査研究班の治療ガイドラインに則って治療を行うことが推奨されている[1,9]．原疾患の活動性がある場合にはまず免疫抑制療法を行い，原疾患の活動性が低い場合は肺高血圧症治療薬を優先的に使用する．これに対して，強皮症に伴うPAHについては免疫抑制療法は無効である．

どの肺高血圧症治療薬を使用すべきか，については明確なエビデンスはないため，膠原病の基礎疾患の種類，合併症，呼吸器疾患の有無や，併用薬との相互作用などを考慮しながら治療薬を選択する．指尖潰瘍を有する症例では，ERAのなかでもボセンタンは指尖潰瘍に対する適応があるため，その使用を検討する[10]．しかし，既に潰瘍が進行している症例での有効性は証明されていない．

膠原病肺を合併する症例に対する肺高血圧症治療薬の効果についても明確なエビデンスがない[11]．背景となる膠原病の種類や，1群と3群のいずれの要素が強いのかによって，適切な治療は異なる．低酸素血症や心不全に対する支持療法を十分に行ったうえで，肺高血圧症治療薬の適応を検討する．PDE5-Iは，換気の良好な部位で特に効果を発揮するとされ，シルデナフィルは肺線維症でガス交換を悪化させなかったとする報告がある[12]．このため，肺線維症を合併する症例ではPDE5-Iが選択されることが多い．

また，薬剤相互作用に関しては，ボセンタンは免疫抑制薬のシクロスポリン・タクロリムスとの併用が禁止されている．これに対してアンブリセンタンはその禁忌がない点が期待されたが，肺線維症を悪化させる可能性が報告されており，慎重に適応を考慮する．

【症例】30代女性

【主訴】労作時呼吸困難

【現病歴】SLEにて前医で加療されていたが，20XX-1年より労作時呼吸困難を感じるようになった．20XX年2月肺高血圧症が疑われ，前医でカテーテル検査にて肺動脈圧36 mmHgと肺高血圧を認め，ワルファリンとボセンタンが開始された後，同月，当院に紹介となった．

【既往歴】SLE

【家族歴】なし

【投薬】ボセンタン 125 mg/日，ワルファリン 3.5 mg/日，プレドニゾロン 15 mg/日

【検査所見】

BP 115/70 mmHg，HR 84 bpm，$SpO_2$ 99%，NT-proBNP 320 pg/ml．心電図：洞調律，75 bpm，正常軸，$V_1R$増高．心エコー図：右室拡大軽度，左室圧排所見なし，三尖弁逆流圧較差 60 mmHg．胸部X線写真：CTR55% 左第2弓突出，肺野に異常所見なし

【治療経過】

SLEを背景とする肺高血圧症で，ステロイド投与中であり，血行動態的には重症ではないため，ボセンタン1剤による治療を継続した．250 mg/日までの増量を検討していたが，白血球減少が起こり，ボセンタンを1カ月中止せざるを得なかった．翌月から再度導入し，3カ月後にはボセンタンを250 mg/日まで増量した．治療開始から2年後には肺動脈圧44/17/25 mmHgと改善し，治療開始から6年後の右心カテーテル検査では，平均肺動脈圧17 mmHgとさらに改善を認め，ボセンタンを継続して経過観察中である．

【ポイント】

本症例はSLEを背景とする肺高血圧症で，紹介時既にステロイド投与中であった．膠原病による肺病変の合併はなく，血行動態的には重症ではないため，ERA 1剤による治療を行い，血行動態は長期間にわたり改善した状態を維持できている．

【症例】30代女性
【主訴】労作時呼吸困難
【現病歴】20XX－2年頃より，前屈位で呼吸困難が出現していた．20XX年になり，2階まで階段を上ると呼吸困難感や動悸が出現するようになった．心エコー図検査にて三尖弁逆流圧較差の上昇と心嚢液貯留を認め，肺高血圧症の疑いで当院紹介受診となった．
【既往歴】甲状腺機能亢進症
【家族歴】父：強皮症，肺線維症
【投薬】レボチロキシン 100μg/日，フロセミド 40mg/日，スピロノラクトン 25mg/日
【身体所見】心雑音なし，肺野ラ音なし，肝腫大なし，下腿浮腫なし．顔面紅斑あり，関節腫脹なし，手指ソーセージ様腫脹あり，冷感あり，光線過敏なし，1年前の冬から寒いとき手が真っ白になることがあった．
【検査所見】BNP 346.2 pg/ml，抗核抗体 1,280倍，リウマチ因子 43 IU/ml，抗RNP抗体≧256倍．心電図（図1a）：洞調律，97 bpm，右軸偏位，右室肥大，陰性T波（Ⅱ，Ⅲ，aVF）．心エコー図（図1a）：右室拡大，左室圧排所見あり，三尖弁逆流圧較差 65 mmHg，心嚢液 前面 7 mm，後面 11 mm．呼吸機能検査：%VC 66%，FEV1.0% 92.6%，DLco 61.4%．胸部CT：両側肺底部で気管支肥厚がみられ，胸膜直下にすりガラス影や索状影を軽度認める．皮膚生検：真皮の膠原線維の増生を認めた．
【右心カテーテル検査】肺動脈楔入圧 3 mmHg，肺動脈圧 78/35/53 mmHg，右房圧 6 mmHg，心係数 1.8 L/min/m$^2$，肺血管抵抗 1,760 dyne·sec·cm$^{-5}$
【治療経過】
　平均肺動脈圧＞40 mmHgであったため，ただちにタダラフィル 40 mg/日とボセンタン 125 mg/日を開始した．入院時の採血で抗核抗体と抗RNP抗体が陽性で，レイノー現象，手指腫脹，顔面紅斑，心嚢液貯留を認めることから膠原病の合併が疑われた．膠原病専門医により，MCTDと診断され，プレドニゾロン 40 mgを2週間投与し，その後2週ごとに5 mgずつ減量していくこととなった．治療経過によってはシクロホスファミドの併用が必要となることが予想された．
　治療開始から約1カ月後，プレドニゾロン 30 mg/日，タダラフィル 40 mg/日，ボセンタン 125 mg/日投与下で血行動態を再検したところ，肺動脈圧は 54/19/33 mmHg と低下し，半年後のフォローアップ検査でも血行動態に変化は認めなかった．治療を継続し，初診から5年後の心電図や心エコー図検査では，肺高血圧症の所見は著明に改善している（図1b）．カテーテル検査でも肺動脈圧は 35/14/24 mmHg，肺血管抵抗 270 dyne·sec·cm$^{-5}$ と，血行動態の改善は維持されていた．

【ポイント】
　本症例では，初診時の血行動態が重症であったため，早期から併用療法を行ったが，心臓カテーテル検査で平均肺動脈圧＜40 mmHgであった場合には，単剤で治療をする．投与する薬剤は，ERAとPDE5-Iのいずれでもかまわない．また，本症例は肺高血圧症で発症したが，精査にてMCTDの診断に至り，ステロイドによる治療も併用した．背景となる疾患の診断が指摘されていない症例もあるため，安易に特発性PAHと考えず，原疾患の探索を行う．また，本症例では，CTで軽度線維化を認めるが，軽度の拘束性障害にとどまっており，膠原病肺は軽度であった．膠原病肺を考慮し，低酸素血症を悪化さないとされるPDE5-Iを治療薬の中心としたところ，血行動態が著明に改善した．

## CTEPHに対する治療

　CTEPHでは，器質化した血栓により肺動脈が狭窄・閉塞し，肺高血圧に至る．CTEPHに対する根治療法は，肺動脈から器質化血栓を中膜の一部とともに外科的に除去する肺動脈内膜摘除術であるが[13]，手術手技の難易度が高く，血栓が肺動脈の末梢に存在する末梢型CTEPHや，高齢者や併存疾患のある症例では手術適応とされない．また，一部の症例では術後に肺高血圧が持続または再発する．このような，「外科的治療不適応または外科的治

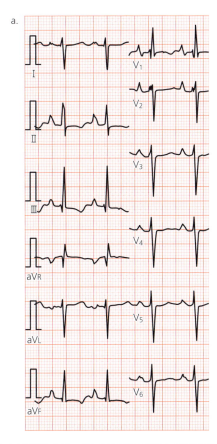
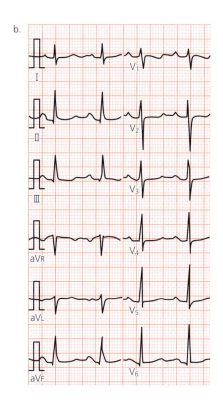

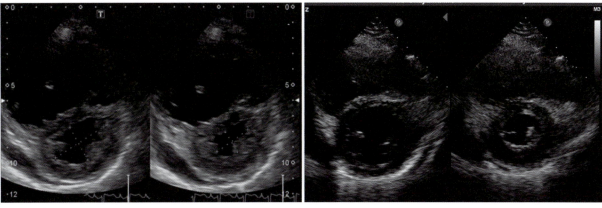

**図1** 膠原病を伴う肺高血圧症症例の心電図と心エコー図
当院初診時（a）と5年後（b）の心電図（上段）と心エコー図（下段）を示す．
初診時の心電図では右軸偏位と右室負荷を認めるが，5年後には正常軸となり，右室負荷所見は軽快している．心エコー図でも，初診時にみられた右室拡大と左室圧排所見は治療後には軽快し，右室後面の心嚢液は消失した．

後に残存・再発したCTEPH症例」に対して，リオシグアトのみが適応となっている．

リオシグアトは，心臓や肺に存在するNOの受容体である可溶性グアニル酸シクラーゼを刺激する薬剤である．内因性NO依存性ならびにNO非依存性に，血管拡張や細胞増殖・線維化などを調節し，肺高血圧症に対して効果を発揮する．CTEPHを対象とした多施設共同無作為化二重盲検プラセボ対照比較試験では，リオシグアト群で6分間歩行距離，WHO機能分類やNT-proBNP濃度の有意な改善を認め，肺血管抵抗が31％減少した[14]．リオシグアトはPAHに対する効能・効果についても承認されている．

【症例】70代女性
【主訴】労作時息切れ
【現病歴】20XX年1月に急性肺塞栓を発症し，前

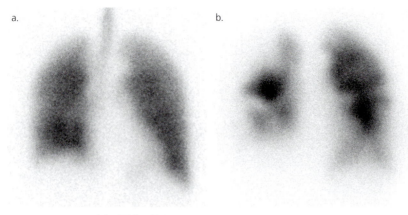
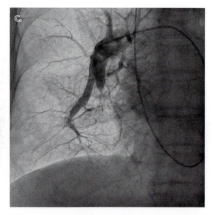

**図2** CTEPHの一例の画像所見
a：肺換気シンチグラフィでは，肺野全体に一様に取り込みが認められる．
b：肺血流シンチグラフィでは，右上・下葉と左下葉に楔状の血流欠損があり，換気血流ミスマッチを認める．
c：肺動脈造影で，右A8にweb，A9とA10にtotal病変を認める．

医にて抗凝固薬の投与が開始された．3月の心エコー図検査にて三尖弁逆流圧較差が54 mmHgと高く，肺血流シンチグラフィにて末梢の血流欠損像を認め，CTEPHが疑われた．精査加療目的で5月当院に紹介受診となった．

【既往歴】血小板増多症
【家族歴】特記事項なし
【投薬】エドキサバン30 mg/day，エソメプラゾール 20 mg/day
【検査所見】心電図：洞調律，61 bpm，正常軸，$V_1R$波増高．胸部X線写真：CTR＝53％．6分間歩行距離：150 m（酸素2 L/min投与下）．肺換気シンチグラフィ（図2a）：肺野全体に一様に取り込みが認められる．肺血流シンチグラフィ（図2b）：右上・下葉と左下葉を中心に楔状の血流欠損がみられる．
【右心カテーテル検査】肺動脈楔入圧14 mmHg，肺動脈圧81/24/45 mmHg，右房圧6 mmHg，心係数2.2 L/min/m$^2$，肺血管抵抗853 dyne・sec・cm$^{-5}$．肺動脈造影（図2c）：右A8にweb，A4，5，9，10にtotal病変など，右肺を中心にCTEPHに特徴的な狭窄・閉塞病変を多数認める．
【治療経過】
　上記精査にてCTEPHの診断が確定し，外科医にコンサルトしたところ肺動脈内膜摘除術の適応なしと判断された．リオシグアトを開始し7.5 mg/日まで増量した後，外来で投与を継続したところ，平均肺動脈圧は半年後には32 mmHg，1年後には29 mmHgまで低下した．

【ポイント】
　肺高血圧症の診断アルゴリズムのうち，肺血流シンチグラフィを忘れてはならない．CTEPHを診断するための重要な検査の一つであり，CTEPHの診断の決め手は，シンチグラフィでの換気血流ミスマッチと肺動脈造影で特徴的な所見を認めることである[15, 16]．換気血流ミスマッチを認めた場合には肺動脈造影検査を行って，CTEPHの診断を行う．
　膠原病を背景にもつ症例では，前述した通り，肺高血圧症を合併しやすく，膠原病の存在をもとに膠原病関連PAHと診断されることが多いが，抗リン脂質抗体症候群などの凝固異常を合併し，CTEPHを発症する症例もあるため，初診時に必ずシンチグラフィを行ってCTEPHの可能性も検討する必要がある．リオシグアトはCTEPHに適応をもつ唯一の肺高血圧症治療薬である．本症例のように，肺血管抵抗や肺動脈圧が改善する症例もあるが，長期予後に対する有効性はまだ証明されていない．

## おわりに

　近年，日本でも数多くの肺高血圧症治療薬が使用可能になり，肺高血圧症治療の選択肢が広がってきた．それに伴って，どの薬剤から開始し，どう治療をしていくのか，について悩む場面も増えてきた．

個々の症例で，肺高血圧症の原因疾患の特定を行い，各病態に最適の治療法を選択し，単剤で治療可能な症例の見極めを確実に行うことが基本である．また，単剤で治療を開始した後も，継続治療が可能かどうか，定期的な治療効果の確認と治療方針の見直しを行い，治療の強化が必要な症例に対しては薬剤の変更，増量，併用を行っていくことが，長期予後の改善につながると考える．

## 文献

1) 日本循環器学会．循環器病の診断と治療に関するガイドライン（2011年度合同研究班報告）：肺高血圧症治療ガイドライン（2012年改訂版）．http://wwwj-circ.or.jp/guideline/pdf/JCS2012_nakanishi_h.pdf
2) Rich S, Kaufmann E, Levy PS : The effect of high doses of calcium-channel blockers on survival in primary pulmonary hypertension. N Engl J Med 327 : 76-81, 1992
3) Galiè N, Humbert M, Vachiery JL, et al : 2015 ESC/ERS Guidelines for the diagnosis and treatment of pulmonary hypertension : The Joint Task Force for the Diagnosis and Treatment of Pulmonary Hypertension of the European Society of Cardiology (ESC) and the European Respiratory Society (ERS) : Endorsed by : Association for European Paediatric and Congenital Cardiology (AEPC), International Society for Heart and Lung Transplantation (ISHLT). Eur Heart J 37 : 67-119, 2016
4) Ogawa A, Ejiri K, Matsubara H : Long-term patient survival with idiopathic/heritable pulmonary arterial hypertension treated at a single center in Japan. Life Sci 118 : 414-419, 2014
5) 松原広己：V．特発性および遺伝性肺動脈性肺高血圧症の診療指針と実践　2．治療フローチャート．新肺高血圧症診療マニュアル（伊藤　浩・松原広己編），南江堂，東京，pp 106-109, 2017
6) Galiè N, Badesch D, Oudiz R, et al : Ambrisentan therapy for pulmonary arterial hypertension. J Am Coll Cardiol 46 : 529-535, 2005
7) Pulido T, Adzerikho I, Channick RN, et al : Macitentan and morbidity and mortality in pulmonary arterial hypertension. N Engl J Med 369 : 809-818, 2013
8) Sanchez O, Sitbon O, Jaïs X, et al : Immunosuppressive therapy in connective tissue diseases-associated pulmonary arterial hypertension. Chest 130 : 182-189, 2006
9) 吉田俊治，深谷修作，京谷晋吾，他：混合性結合組織病（MCTD）の肺動脈性肺高血圧症（PAH）診断の手引き改訂について．厚生労働省難治性疾患克服研究事業　混合性結合組織病調査研究班　混合性結合組織病の病態解明と治療法の確立に関する研究　平成22年度　総括・分担研究報告書　2011：7-13.
10) Korn JH, Mayes M, Matucci CM, et al : Digital ulcers in systemic sclerosis : prevention by treatment with bosentan, an oral endothelin receptor antagonist. Arthritis Rheum 50 : 3985-3993, 2004
11) Le Pavec J, Girgis RE, Lechtzin N, et al : Systemic sclerosis-related pulmonary hypertension associated with interstitial lung disease : impact of pulmonary arterial hypertension therapies. Arthritis Rheum 63 : 2456-2464, 2011
12) Ghofrani HA, Wiedemann R, Rose, F, et al : Sildenafil for treatment of lung fibrosis and pulmonary hypertension : a randomised controlled trial. Lancet 360 : 895-900, 2002
13) Madani MM, Auger WR, Pretorius V, et al : Pulmonary endarterectomy : recent changes in a single institution's experience of more than 2,700 patients. Ann Thorac Surg 94 : 97-103 ; discussion 103, 2012
14) Ghofrani HA, D'Armini AM, Grimminger F, et al : Riociguat for the treatment of chronic thromboembolic pulmonary hypertension. N Engl J Med 369 : 319-329, 2013
15) Auger WR, Channick RN, Kerr KM, Fedullo PF : Evaluation of patients with suspected chronic thromboembolic pulmonary hypertension. Semin Thorac Cardiovasc Surg 11 : 179-190, 1999
16) Kawakami T, Ogawa A, Miyaji K, et al : Novel Angiographic Classification of Each Vascular Lesion in Chronic Thromboembolic Pulmonary Hypertension Based on Selective Angiogram and Results of Balloon Pulmonary Angioplasty. Circ Cardiovasc Interv 9 : e003318, 2016

特集　循環器診療　薬のギモン──エキスパートに学ぶ薬物治療のテクニック
## 肺高血圧診療でのギモン

# 良くなったら薬をやめることはできるの？

波多野 将

> **Point**
> - 肺動脈性肺高血圧症（PAH）は本来進行性の疾患なので，基本的には安易に治療薬の減量・中止をするべきではない．
> - 一方で，慢性血栓塞栓性肺高血圧症であれば，肺動脈血栓内膜摘除術や肺動脈バルーン形成術を行った後に治療薬の減量・中止を行うことは考慮してもよい．
> - PAHの場合でも，薬物誘発性など肺高血圧症の増悪因子がはっきりしていて，かつその原因が排除されている状態であれば治療薬の減量・中止を行うことが可能な場合もあるが，実際に行うかどうかは個々の症例に応じて慎重に判断する必要があるとともに，その後の増悪がないかどうか十分な経過観察が必要である．

## 治療薬の減量・中止をするべきではない場合

【症例 1】40 代女性
【現病歴】200X 年暮れ頃より労作時呼吸困難感が出現．症状改善を認めないため，200X＋1 年 2 月他院を受診．心エコーにて推定肺動脈圧（RVSP）100 mmHg と著明な肺高血圧（PH）を認めたため，同年 3 月当院を紹介受診し，精査加療のため第 1 回入院となった．
【既往歴】7 年前より高血圧，高尿酸血症のため他院通院中．
【家族歴】特記事項なし
【生活歴】飲酒：機会飲酒，喫煙：なし
【入院時現症】
身長 152 cm，体重 53 kg，意識清明，体温 36.5 度，脈拍 82 回/分・整，血圧 102/40 mmHg，酸素飽和度 92％（室内気），WHO 機能分類Ⅲ度
〔頭頸部〕頸静脈怒張なし，眼瞼結膜貧血なし，甲状腺腫大なし・圧痛なし
〔胸部〕心音：Ⅰ→Ⅱ↑（Ⅱ音分裂）Ⅲ（−）Ⅳ（−），心雑音：明確な心雑音聴取せず
〔その他〕軽度両下腿浮腫あり
【入院時検査所見】
〔血 算〕WBC 7,800/$\mu l$，RBC 459×$10^4$/$\mu l$，Hb 14.9 g/dl，PLT 16.9×$10^4$/$\mu l$
〔生化学〕TP 5.1 g/dl，ALB 2.8 g/dl，AST 40 U/L，ALT 61 U/L，LDH 398 U/L，ALP 321 U/L，$\gamma$GTP 137 U/L，T.Bil 0.7 mg/dl，BUN 19.5 mg/dl，Cre 0.92 mg/dl，Na 138 mEq/L，K 4.7 mEq/L，Cl 111 mEq/L，UA 9.7 mg/dl，CK 61 U/L，BNP 582.6 pg/ml

はたの　まさる　東京大学大学院医学系研究科重症心不全治療開発講座（〒113-8655 東京都文京区本郷 7-3-1）

**表1** 肺高血圧症の分類（文献1)より引用）

| 1. 肺動脈性肺高血圧症（PAH） | 3. 肺疾患, 低酸素血症に伴う肺高血圧症 |
|---|---|
| 1) 特発性肺動脈性肺高血圧症（idiopathic PAH）<br>2) 遺伝性肺動脈性肺高血圧症（heritable PAH）<br>　a) BMPR2　b) ALK1, endoglin, SMAD9, CAV1, KCNK3<br>　c) 不明<br>3) 薬物もしくは毒物誘発性<br>4) 各種疾患に伴う肺動脈性肺高血圧症（APAH）<br>　a) 膠原病性血管疾患<br>　b) エイズウイルス感染症<br>　c) 門脈高血圧<br>　d) 先天性短絡性疾患<br>　e) 住血吸虫症<br>1') 肺静脈閉塞性疾患（PVOD）and/or 肺毛細血管腫症（PCH）<br>1'') 新生児持続性肺高血圧症（PPHN） | 1) 慢性閉塞性肺疾患<br>2) 間質性肺疾患<br>3) 拘束性と閉塞性の混合障害を伴う他の肺疾患<br>4) 睡眠呼吸障害<br>5) 肺胞低換気障害<br>6) 高所における慢性曝露<br>7) 発育障害 |
| | **4. 慢性血栓塞栓性肺高血圧症（CTEPH）** |
| | **5. その他の肺高血圧症** |
| **2. 左心性心疾患に伴う肺高血圧症** | 1) 血液疾患（慢性溶血性貧血, 骨髄増殖性疾患, 脾摘後）<br>2) 全身性疾患（サルコイドーシス, 肺ランゲルハンス細胞組織球症, リンパ脈管筋腫症, 神経線維腫症, 血管炎）<br>3) 代謝性疾患（糖原病, Gaucher病, 甲状腺疾患）<br>4) その他（腫瘍塞栓, 線維性縦隔炎, 慢性腎不全, 区域性肺高血圧） |
| 1) 左室収縮不全　2) 左室拡張不全　3) 弁膜疾患<br>4) 先天性/後天性の左室流入路/流出路狭窄 | |

〔血清・免疫〕CRP 0.18 mg/dl, IgA 134 mg/dl, IgG 637 mg/dl, IgM 46 mg/dl, CH50 60.0 U/ml 以上, C3 152 mg/dl, C4 30 mg/dl, 抗核抗陰性, 抗DS-DNA抗体 5.0 IU/ml 以下, 抗SS-DNA抗体 10.0 U/ml 以下, 抗U1-RNP抗体 5.0 U/ml 以下, 抗SS-A抗体 1.0 U/ml 以下, 抗SS-B抗体 1.8 U/ml, 抗Scl-70抗体陰性, 抗カルジオリピンGPI抗体 1.2 U/ml 以下, ループスアンチコアグラント 1.14（基準値 1.3未満）

〔凝固〕PT-INR 1.03, aPTT 26.2 sec, Fib 329 mg/dl, Dダイマー 0.6 μg/ml

**【心電図】**正常洞調律, 心拍数 90 bpm, 右軸偏位（159度）, 右房拡大

**【胸部単純X線】**CTR 56.7%, 右左第2弓突出, 肺野に特記すべき異常を認めず.

**【呼吸機能検査】**%VC 94.6%, 1秒率 86.4%, %DLCO 78.7%

**【胸部造影CT】**肺動脈内に明らかな血栓像を認めず. 肺野に特記すべき異常を認めない.

**【肺血流シンチグラム】**明らかな区域性の血流低下を認めず.

**【心エコー】**左室拡張/収縮末期径＝28/17 mm, 左室駆出率 71%, 推定RVSP 100 mmHg

**【運動負荷試験】**6分間歩行距離 353 m（$O_2$ 3 L吸入下で施行, $SpO_2$ 97%→81% まで低下）, 心肺機能検査：嫌気性代謝閾値 7.9 ml/kg/min（正常対照の49%）, 最大酸素摂取量（peak $VO_2$）9.5 ml/kg/min（正常対照の40%）

**【右心カテーテル検査】**心拍数 88 bpm, 右房圧 11 mmHg, 肺動脈圧 101/43/65 mmHg, 肺動脈楔入圧 8 mmHg, 心拍出量 2.20 L/min（心係数 1.46 L/min/m$^2$）, 肺血管抵抗 2,073 dyne・sec/cm$^5$

**【鑑別診断とその後の経過】**

PHは表1のように分類されるが, 診断により当然治療方針が大きく異なってくるので, まずは正しい鑑別診断が重要である. 図1のフローチャートに従って鑑別診断を行うが, 本症例では上記の検査所見から第2〜5群のPHは否定され, 肺動脈性肺高血圧症（PAH）と診断した. さらに膠原病, 門脈圧亢進症, 先天性シャント性疾患なども否定され, PHの家族歴もなかったことから, 特発性肺動脈性肺高血圧症（IPAH）と診断した.

診断確定後, ボセンタン, タダラフィル, ベラプロスト徐放剤を下記の通りに導入した.

200X＋1年3月Y日　ボセンタン 125 mg 開始, 1週後　タダラフィル 40 mg 追加, 2週後　ベラプロスト徐放剤 180 μg 追加, 3週後　ベラプロスト徐放剤 360 μg に増量, 4週後　ボセンタン 250 mg に増量

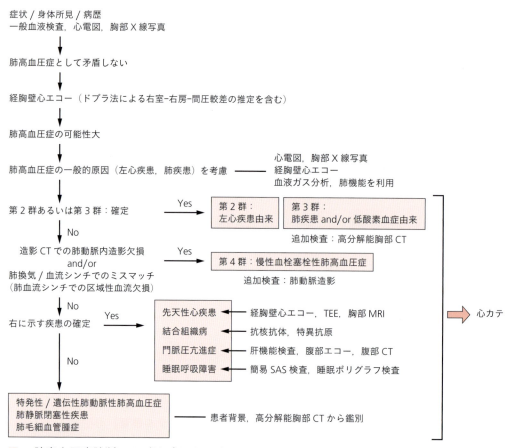

**図1** 肺高血圧症診断アルゴリズム（文献[1]より引用）

この結果，投与開始15週後には平均肺動脈圧（mPAP）19 mmHgまで低下し，6カ月後はmPAP 18 mmHg，2年後も18 mmHgと，長期にわたって病状は良好にコントロールされていた（**表2**）．この間に遺伝子検査が行われ，本症例は肺高血圧の家族歴のない孤発例であるが，BMPR2遺伝子変異が存在することが確認された．その後は自覚症状もWHO機能分類I度で推移しており，心エコー上のRVSPも40 mmHg程度で安定して推移していたため，右心カテーテルによる評価は行われていなかったが，200X+5年に行った心エコーにて推定RVSP 62 mmHgと上昇を認めた．BNPは11.8 pg/mlと上昇なく，peak VO$_2$ 19.4 ml/kg/min（正常対照の82％）と運動耐容能は保たれていたが，右心カテーテルを再検したところ，mPAP 40 mmHgと上昇を認めた（**表2**）．これに対し，シルデナフィル60 mgを追加して2カ月後に右心カテーテル再検を行ったが，mPAP 46 mmHgとさらに上昇を認め

たため，トレプロスチニル持続皮下注を開始した．20カ月後，トレプロスチニルを114 ng/kg/minまで増量して心肺運動負荷試験および右心カテーテルを再検したところ，peak VO$_2$ 21.2 ml/kg/min（正常対照の89％），mPAP 23 mmHgと，運動耐容能および血行動態の改善を認め，現在も同量でトレプロスチニル持続皮下注継続中である．

【本症例のポイント】

本症例は肺高血圧の家族歴のない孤発例であるが，BMPR2遺伝子変異を認める症例であった．PAH発症の機序として，複数の因子が関与する，いわゆる"two-hit theory"が想定されている．遺伝子異常は"first attack"としての役割を果たしており，そこに何らかの"second attack"が加わった結果PAHを発症するものと考えられる．何が"second attack"となったかがわかれば，肺血管拡張薬による治療とともに"second attack"となった要因を排除するということが治療上有用となるが，本症

表2 症例1における血行動態・運動耐容能・BNPの推移

| 肺血管拡張薬 | 初診時 | 15週後 | 2年後 | 5年2カ月後 | 5年4カ月後 | 7年1カ月後 |
|---|---|---|---|---|---|---|
|  | なし | Bos 250 mg<br>Tad 40 mg<br>Ber 360 μg | Bos 250 mg<br>Tad 40 mg<br>Ber 360 μg | Bos 250 mg<br>Tad 40 mg<br>Ber 360 μg | Bos 250 mg<br>Tad 40 mg<br>Ber 360 μg<br>Sil 60 mg | Bos 250 mg<br>Tad 40 mg<br>Tre 114 ng/kg/min<br>Sil 60 mg |
| 心拍数（bpm） | 88 | 64 | 62 | 67 | 70 | 70 |
| 右房圧（mmHg） | 11 | 2 | 3 | 6 | 6 | 2 |
| 平均肺動脈圧（mmHg） | 65 | 19 | 18 | 40 | 46 | 23 |
| 肺動脈楔入圧（mmHg） | 8 | 3 | 6 | 10 | 12 | 5 |
| 心係数（L/min/m$^2$） | 1.46 | 2.09 | 2.28 | 2.38 | 2.23 | 3.33 |
| 肺血管抵抗（dyne·sec/cm$^5$） | 2073 | 422 | 285 | 665 | 812 | 318 |
| 最大酸素摂取量（ml/kg/min） | 9.5 | 18.7 | 21.0 | 19.4 | 17.1 | 21.2 |
| BNP（pg/ml） | 582.6 | 6.2 | 4.0 | 11.8 | 7.1 | 4.0 |

Bos：ボセンタン，Tad：タダラフィル，Ber：ベラプロスト，Sil：シルデナフィル，Tre：トレプロスチニル

例も含めてそのようなケースはむしろ稀である．一方で，遺伝子異常という"first attack"は現時点ではまだ治療可能なものとはなっていないし，既に傷害を受けた血管床が肺血管拡張薬による治療によって完全に治癒するというところまで現在の治療薬が進歩しているとは言い難い．すなわち，"first attack"が解決されていないような症例では，いったん治療によってPHの改善が得られたようなケースであっても，次の"second attack"が加われば容易に悪化しうるということである．実際，本症例においては内服3剤の初期併用療法により，mPAP 65→18 mmHgと正常化が得られた後，治療薬の減量を行ったわけでもないのに5年後にPHの再増悪を認めた．本症例ではBMPR2遺伝子変異を認めたが，BMPR2遺伝子変異を有する症例のほうが有しない症例よりも予後不良との報告もあり[2]，遺伝子変異のあるI/遺伝性（H）PAHの症例では特に慎重に治療に当たる必要がある．一方，孤発例のIPAHでは遺伝子異常が明らかでないケースのほうが多いが，恐らくは個々の症例ごとに様々な未知の"first attack"を抱えているものと考えられ，それらが排除されていない状況ではやはりPHは容易に増悪しうるものと考えられる．いずれにしても，I/HPAHは本来進行性の疾患であるので，そのような症例に対して安易に治療薬の減量・中止を行うことは慎むべきである．

## 治療薬の減量・中止を考慮してもよい場合

【症例2】50代男性

【現病歴】若年時に外傷のため輸血歴のある患者．200X年検診を契機に慢性C型肝炎・肝硬変と診断された．200X＋4年に食道静脈瘤を指摘され，同時期より肝不全進行を指摘されていた．200X＋5年11月生体肝移植術を施行された．移植時に肝肺症候群（シャント率35％，HOT使用）の合併は認めたが，経胸壁心エコー検査（TTE）では推定右室収縮期圧12 mmHgであり，肺高血圧は否定的であった．移植後は特記すべき合併症なく経過し，肝肺症候群の改善も認めてHOTを離脱できた．移植後第38病日に退院し，慢性C型肝炎に対してはPEG-インターフェロン（IFN）＋リバビリン（RBV）を導入された．200X＋7年2月労作時呼吸困難を認めるようになり，IFNによる間質性肺炎を疑われたが，CT上否定的であったため，IFNは継続された．200X＋8年5月下腿浮腫と8 kgの体重増加を認め，精査加療目的に入院となった．

【既往歴】40歳台から2型糖尿病および高血圧のため治療中

【家族歴】特記事項なし

【生活歴】飲酒：機会飲酒，喫煙：15本/日（20～47歳）

【入院時治療薬】タクロリムス 2.5 mg 1×，ミコ

表3 薬物/毒物誘発性 PAH の原因物質（文献3)より引用改変）

| 確実 | 可能性あり |
|---|---|
| アミノレックス（食欲抑制薬） | コカイン |
| フェンフルラミン（食欲抑制薬） | フェニルプロパノールアミン |
| デクスフェンフルラミン（食欲抑制薬） | セントジョーンズワート |
| 毒性の菜種油 | 抗癌剤 |
| ベンフルオレクス（食欲抑制薬） | インターフェロンαおよびβ |
| SSRI | アンフェタミンおよびその類似薬 |
| 可能性高い | 可能性が否定できない |
| アンフェタミン | 経口避妊薬 |
| L-トリプトファン | エストロゲン |
| メタンフェタミン | 喫煙 |
| ダサチニブ | |

フェノール酸モフェチル 1,500 mg 3×，メチルプレドニゾロン 2 mg 1×，イルベサルタン 200 mg 1×，シルニジピン 20 mg 2×，ビソプロロール 2.5 mg 1×，フロセミド 20 mg 1×，スピロノラクトン 25 mg 1×，ラベプラゾール 10 mg 1×，ウルソデオキシコール酸 600 mg 3×，PEG-IFN 50 μg/週

【入院時現症】身長 168 cm，体重 69 kg，意識清明，体温 36.6℃，脈拍 58 bpm・整，血圧 96/50 mmHg，酸素飽和度 91％（室内気），WHO 機能分類Ⅲ度

〔頭頸部〕頸静脈怒張なし，眼瞼結膜貧血なし，甲状腺腫大なし・圧痛なし

〔胸部〕心音：Ⅰ→Ⅱ（Ⅱp 亢進）Ⅲ（－）Ⅳ（－），心雑音：明確な心雑音聴取せず

〔その他〕末梢冷感なく四肢動脈触知良好，両下肢 pitting edema あり，手掌紅斑・クモ状血管腫なし，ばち指あり

【入院時検査所見】
〔血算〕WBC 2,900/μl，MCV 94.2 fl，MCHC 32.1 g/dl，Hb 12.6 g/dl，Plt 11.9×10$^4$/μl
〔生化学〕LDH 507 U/L，AST 28 U/L，ALT 16 U/L，γ-GTP 49 U/L，ALP 334 U/L，T-Bil 1.4 mg/dl，BUN 30.0 mg/dl，Cre 0.87 mg/dl，Glu 102 mg/dl，HbA1c 7.2%，AFP-L3%＜0.5，AFP 1.2 ng/ml，CEA 5.4 ng/ml，PIVKAⅡ 16 mAu/ml，CRP 0.07 mg/dl，KL-6 964 U/ml，BNP 1,264.0 pg/ml

【心電図】正常洞調律，心拍数 81 bpm，右軸偏位
【胸部単純 X 線】CTR 62％，右左第 2 弓突出，肺野に特記すべき異常を認めず．
【呼吸機能検査】%VC 90.0%，1 秒率 81.7%，%DLCO 68.2%
【胸部造影 CT】肺動脈内に明らかな血栓像を認めず．肺野に特記すべき異常を認めない．
【肺血流シンチグラム】明らかな区域性の血流低下を認めず．肝肺症候群を示唆する右→左シャントの所見なし．
【心エコー】左室拡張/収縮末期径＝36/21 mm，左室駆出率 74％，推定 RVSP 72 mmHg
【運動負荷試験】6 分間歩行距離 280 m（室内気で施行，SpO$_2$ 91%→77% まで低下）
【右心カテーテル検査】
　心拍数 69 bpm，右房圧 6 mmHg，肺動脈圧 81/23/52 mmHg，肺動脈楔入圧 10 mmHg，心拍出量 3.40 L/min（心係数 2.01 L/min/m$^2$），肺血管抵抗 1,884 dyne・sec/cm$^5$，肝静脈楔入圧 7 mmHg（門脈圧亢進症の所見なし）

【鑑別診断とその後の経過】
　PAH 発症との因果関係がわかっている（疑われている）薬物/毒物には表3のようなものがある[3]．IFN の有害事象としては間質性肺炎が広く知られているが，IFN α および β は PAH 発症の危険因子としても知られている．フランスのレジストリーによれば，1998 年から 2002 年の間に IFN 使用歴のあ

表4 症例2における血行動態・BNPの推移

| | 初診時 | 4カ月後 | 17カ月後 | 31カ月後 | 35カ月後 |
|---|---|---|---|---|---|
| 肺血管拡張薬 | なし | Tad 40 mg<br>Ber 180 μg | Tad 40 mg<br>Tre 50 ng/kg/min<br>Maci 10 mg | Tad 40 mg<br>Tre 8.3 ng/kg/min<br>Maci 10 mg | Tad 40 mg<br>Sel 1,200 μg<br>Maci 10 mg |
| 心拍数（bpm） | 69 | 74 | 54 | 52 | 53 |
| 右房圧（mmHg） | 6 | 4 | 4 | 3 | 1 |
| 平均肺動脈圧（mmHg） | 52 | 47 | 30 | 28 | 27 |
| 肺動脈楔入圧（mmHg） | 10 | 6 | 7 | 10 | 5 |
| 心係数（L/min/m²） | 2.01 | 1.99 | 3.43 | 3.24 | 3.02 |
| 肺血管抵抗（dyne·sec/cm⁵） | 988 | 976 | 316 | 263 | 347 |
| BNP（pg/ml） | 1264.0 | 339.9 | 129.9 | 51.6 | 58.2 |

Tad：タダラフィル，Ber：ベラプロスト，Tre：トレプロスチニル，Maci：マシテンタン，Sel：セレキシパグ

る PAH 患者が 53 名報告されている[3]．そのほとんど（48 名）は慢性 C 型肝炎に対して IFN-α が投与されたものであり，さらにその多くは HIV との重複感染や門脈圧亢進症などの，ほかの PAH の危険因子を併せ持っていた．すなわち，IFN は何らかの PAH の危険因子がある症例に対し，PAH 発症のトリガーとして働いているのではないかと考えられる．その機序として，IFN-α および β は肺動脈の血管内皮細胞からエンドセリン-1 を放出させることが基礎実験から報告されている．IFN 投与開始から PAH 発症までの平均期間は約 3 年と報告されている．

本症例では他の PH を来す疾患の存在は否定され，約 3 年にわたり IFN の投与が行われていたことから，IFN による薬物誘発性 PAH と診断した．タクロリムス投与中であったためボセンタンの投与は行えず，アンブリセンタンの投与を行ったところ著明な体液貯留を認めて一時持続的血液濾過透析（CHDF）を要した．強心薬やタダラフィル投与により状態改善を得て退院可能となったものの，退院 3 カ月後に施行した右心カテーテルでも mPAP 47 mmHg と高度な PH を認めていたため，トレプロスチニル持続静注を導入して 50 ng/kg/min まで増量した後にマシテンタンを追加したところ，200X+9 年 11 月には mPAP 30 mmHg と著明な改善を認めた（表4）．このため，トレプロスチニルを段階的に 8.3 ng/kg/min まで減量したが，200X+11 年 1 月の右心カテーテルでも mPAP 28 mmHg と PH の悪化を認めなかった（表4）．このため，経口薬への de-escalation が可能と判断し，トレプロスチニルをセレキシパグ 1,200 μg/day に変更したが，4 カ月後の右心カテーテルでも mPAP 27 mmHg と PH の悪化は認めなかった（表4）．

【本症例のポイント】

生体肝移植後に IFN 治療を受けたところ PH を発症した症例である．IFN は薬物誘発性 PAH の原因薬剤として重要なものの一つであるが，IFN による治療を受けた患者のなかで PAH を発症するのはごく一部であり，先にも述べたように肝硬変の既往のある患者や C 型肝炎ウイルスと HIV との重複感染の患者に IFN が投与された場合に PAH を発症していることがほとんどである．すなわち，門脈圧亢進症や HIV 感染などの PAH を発症する器質（="first attack"）があるところに IFN が "second attack" として作用した結果として PAH を発症するものと考えられる．本症例では生体肝移植前の推定 RVSP が 12 mmHg と，移植前に PH は発症していなかったものの，肝移植を必要とするほどの高度の門脈圧亢進状態であったことは間違いなく，肺血管床には少なからず傷害があったことが推測され，その状態のなかで IFN 投与が行われたことが PAH 発症につながったものと考えられる．薬物誘発性 PAH の治療方針は，何といっても被疑薬の中止が第一である．これにより "second attack" を排除することができ

るわけだが，本症例では生体肝移植により，門脈圧亢進症という"first attack"も排除されていたため，PAHの原因がすべてなくなった状態となった．しかしながら，圧負荷そのものが肺血管床を傷害し，PH悪化の原因となるため，一度PHを発症した後はもはや"two-hit theory"とは無関係にPHは進行してしまう．そのなかで，近年著しく進歩した肺血管拡張薬により一度圧負荷を解除することができれば，"first attack"も"second attack"も排除されている状況であるならば，肺血管拡張薬の減量・中止を考慮できる場合がある．

　薬物誘発性PAHの原因薬剤として近年注目を集めているものとしてダサチニブがある．チロシンキナーゼ阻害薬は一時期PAH治療薬として期待され，イマチニブはPAH患者を対象として国際共同Ⅱ/Ⅲ相試験も行われたが，その高い有害事象発現率から予後を改善することができず，PAH治療薬としての開発が断念された．一方，チロシンキナーゼ阻害薬の一つであるダサチニブは，逆にPAH発症との関連が指摘されている．フランスでダサチニブによる治療を受けた慢性骨髄性白血病（CML）患者2,900人のうち，13人がPAHを発症し，欧州全体ではダサチニブ投与によりPAHを発症した患者は約100人に上るとされている．ダサチニブによるPAH発症率は少なくとも0.45%以上と考えられている[4]．ダサチニブ誘発性PAHの場合の治療においても，原因薬剤の中止は当然のことであるが，CML自体が表1の通り第5群のPHの原因疾患となりうることから，この"first attack"のコントロール状況によってはダサチニブの中止だけでは不十分な場合もあるものと思われる．実際，Weatherald Jらによれば，21人のダサチニブ誘発性PAHの患者のうち，全例でダサチニブは中止されるとともに，11人においては肺血管拡張薬の投与を必要としたとのことであった．肺血管拡張薬投与はより重症例に行われ，ダサチニブ中止±肺血管拡張薬投与によりmPAP 45→26 mmHg（p＜0.01），PVR 6.1→2.6 wood単位（p＜0.01）と全体としてPHは良好に改善したものの[5]，その後肺血管拡張薬の減量・中止を行えるかどうかについてはCMLのコントロール状況なども含めて総合的に判断するべきと考えられる．

　さらに近年，わが国において潰瘍性大腸炎をはじめとした炎症性腸疾患に合併するPAHの患者が多く報告され，それらの患者に共通することとして，数カ月以上にわたる青黛による治療歴があることが明らかとなった[6]．青黛とはリュウキュウアイ，ホソバタイセイなどの植物から得られるもので，中国では生薬などとして，国内でも染料（藍）や健康食品などとして用いられている．青黛は近年潰瘍性大腸炎に対する有効性が期待され，臨床研究が実施されたほか，患者が個人の判断で摂取する事例が認められている．田村らは，2017年6月に行われた第2回日本肺高血圧・肺循環学会において，同学会と厚生労働省が行った全国調査の結果を報告し，炎症性腸疾患を合併したPAH患者が21人おり，そのうち10人は青黛摂取後に発症したものであった．その内訳は潰瘍性大腸炎10人，Crohn病1人であり，青黛摂取開始からPAH発症までの期間は平均52.7カ月であった．全例で肺血管拡張薬による治療が行われ，青黛の服薬中止と併せてPHは改善することが多いと報告されたが，青黛摂取開始から4年経過してPAHを発症し，エポプロステノール持続静注を経てトレプロスチニル持続皮下注により加療されている潰瘍性大腸炎の患者が，青黛の服薬を中止して3カ月後の右心カテーテル検査においてもmPAP 43 mmHg，肺血管抵抗547 dyne・sec/$cm^5$と，青黛服用中止前の結果（mPAP 45 mmHg，肺血管抵抗558 dyne・sec/$cm^5$）と不変であったとの経験もあり，その予後についてはまだ不明な点が多く，今後追加の報告が待たれる．

　そのほかに治療薬の減量・中止を考慮してもよい場合としては，免疫抑制療法施行によってPHの改善を得たときの膠原病性PAHが考えられる．全身性エリテマトーデス，混合性結合組織病，シェーグレン症候群によるPAHの場合には，免疫抑制療法の有効性が期待できるケースがあるため，ガイドライン上も原疾患の活動性がある場合には免疫抑制療法を考慮するべきとされている[1]．筆者らの施設で

は，そのような場合にはまず免疫抑制療法を先行して施行し，その反応をみて追加治療としての肺血管拡張薬投与を行うことを原則としているため，肺血管拡張薬は当初から必要量が投与されていることが通常であり，このような場合には肺血管拡張薬の減量は困難であるが，重症例においては免疫抑制薬と肺血管拡張薬が同時に投与されることも少なくない．このような症例において免疫抑制療法が著効した場合，肺血管拡張薬は結果的に必要量よりも過剰に投与されていることもあるため，このような場合には慢性期に肺血管拡張薬の減量・中止は考慮できるものと思われる．ただし，もともと免疫抑制薬自体が漸減するべきものであるため，まずは免疫抑制薬が維持量になるまでは肺血管拡張薬の減量は行うべきではなく，肺血管拡張薬の減量は免疫抑制薬が維持量になっても一定期間以上安定した血行動態を維持している場合に限るべきである．

また近年，肺血管拡張薬およびデバイスの進歩により，心房中隔欠損症（ASD）をはじめとした先天性シャント性疾患で，PAHを合併している場合であっても欠損孔を閉鎖できるケースが増えてきている．PAHの治療を行いつつ先天性シャント性疾患の原因を治療する，いわゆる"Treat and Repair"という考え方が次第に普及しつつあるが，Repairを行う前に使用していた肺血管拡張薬は，Repair後の血行動態が正常ないしそれに近い状態に改善した場合には，減量・中止することが可能かもしれない．ただし，先天性シャント性疾患においては，シャント量が同じであってもPAHを発症する場合と発症しない場合があり，PAHを発症するような症例においてはIPAHなどと同様なPAHを発症し得る器質を有しているという考え方もある．PHを発症・進行させる器質を有している症例における安易な治療薬の減量・中止はその後の再増悪を招く恐れもあるので，このような症例において治療薬の減量・中止を行うかどうかについてもやはり慎重に考えるべきと思われる．

さらには，PAHではないが，慢性血栓塞栓性肺高血圧症（CTEPH）も治療薬の減量・中止を考慮してもよい疾患として挙げられる．手術適応のない末梢型CTEPHに対しては，現在肺血管拡張薬としてリオシグアトが使用可能である．一方で，わが国においては末梢型CTEPHに対して肺動脈バルーン形成術（BPA）が広く普及しており，複数回のBPA施行によりmPAPが25 mmHgを切るところまでPHを改善できることが多くなった．BPAも手技の進歩により以前より安全性の高いものとなったが，それでも血行動態の悪い時に行うBPAは合併症のリスクも増えるため，BPA施行前にリオシグアトを導入して血行動態のある程度の改善を得てからBPAを行う，という考え方は至極当然のことである．逆に一方で，いったん導入した場合，どこまで血行動態が改善すればリオシグアトの減量・中止が可能かということについては，現時点では結論は得られていない．PHの診断基準を満たさない（mPAP＜25 mmHg）ところまで改善している症例においては，抗凝固療法を中断するようなことがなければPH自体が予後にかかわるということは通常考えられないため，この点においてはリオシグアトの中止は十分可能と考えられる．しかしながら，CTEPHにおいては，血行動態は十分に改善しているにもかかわらず，低酸素血症が遷延したり，運動耐容能が十分に改善しなかったりといったケースをしばしば経験する．CTEPHの予後が飛躍的に改善した現代においては，生命予後の改善だけでなく，以前は成し得なかったQOL，ADLの改善にまで配慮した治療を行うべきと考えられる．CTEPH患者に対して治療薬の減量・中止を行うべきかについては，運動耐容能の評価なども行い，QOL，ADLを改善する観点から必要かどうかということも十分に考慮したうえで決定するべきと考えられる．

文献

1) 日本循環器学会. 循環器病の診断と治療に関するガイドライン（2011年合同研究班報告）：肺高血圧症治療ガイドライン（2012改訂版）
2) Evans JD, Girerd B, Montani D, et al：BMPR2 mutations and survival in pulmonary arterial hypertension：an individual participant data meta-analysis. Lancet Respir Med 4：129-137, 2016
3) Simonneau G, Gatzoulis MA, Adatia I, et al：Updated clinical classification of pulmonary hypertension. J Am Coll Cardiol 62（25 Suppl）：D34-41, 2013
4) Montani D, Bergot E, Günther S, et al：Pulmonary arterial hyperten-

sion in patients treated by dasatinib. Circulation 125:2128-2137, 2012
5) Weatherald J, Chaumais MC, Savale L, et al : Long-term outcomes of dasatinib-induced pulmonary arterial hypertension : a population-based study. Eur Respir J, 2017（In press）
6) 厚生労働省ホームページ「健康食品の安全性に関する情報等（通知等）」http://www.mhlw.go.jp/stf/seisakunitsuite/bunya/kenkou_iryou/shokuhin/hokenkinou/houreituuti.html

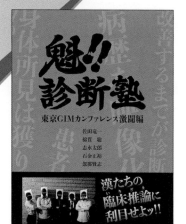

次号予告

# 循環器ジャーナル 2018 Vol.66 No.2

**特集**

## Structural Heart Disease インターベンション
―最新のエビデンス，治療の実際と今後の展望

企画：林田健太郎（慶應義塾大学医学部循環器内科）

### I．総論

総論
林田健太郎

### II．TAVI

AS 患者における適切な治療選択とピットフォール
馬原啓太郎

中等度―低リスク患者における TAVI vs. SAVR
渡邊雄介

二尖弁に対する TAVI
山中 太

冠動脈疾患合併例に対する TAVI
長沼 亨

腎機能障害合併例に対する TAVI
白井伸一

TAVI と frailty
山本真功

TAVI 術後 CT と至適抗血栓療法
柳澤 亮

TAVI と費用対効果
坂巻弘之

### III．MitraClip

これまでのエビデンスと現在進行中のトライアル
鶴田ひかる

functional MR に対する MitraClip の適応と治療の実際
松本 崇

degenerative MR に対する MitraClip の適応と治療の実際
天木 誠

### IV．先天性，その他

ASD/VSD/PDA closure 治療の適応と実際
原 英彦

AMI における VSP 閉鎖
これまでのエビデンスと治療の実際
多田憲生

BPA 治療の適応と実際
松原広己

PTSMA 治療の適応と実際
高見澤 格

PVL closure 治療の適応と実際
有田武史

### V．新しいインターベンション

PFO closure
赤木禎治

左心耳閉鎖デバイス
中島祥文

腎動脈アブレーション
東森亮博

僧帽弁，三尖弁に対する新しいカテーテル治療
大野洋平

**編集委員（五十音順）**

小室一成　東京大学大学院医学系研究科循環器内科学教授
清水　渉　日本医科大学大学院医学研究科循環器内科学分野大学院教授
平山篤志　日本大学医学部内科学系循環器内科学分野教授
福田恵一　慶應義塾大学医学部循環器内科教授

**今後の特集テーマ（予定）**

Vol. 66 No. 2　Structural Heart Disease インターベンション
Vol. 66 No. 3　肺高血圧症 Cutting Edge

**年間購読のお申込みについて**

・年間購読お申し込みの際は，最寄りの医書店または弊社販売部へご注文ください．
　また，弊社ホームページでもご注文いただけます．http://www.igaku-shoin.co.jp
　［お問い合わせ先］　医学書院販売部　電話：03-3817-5659

---

## 循環器ジャーナル Vol. 66 No. 1

2018年1月1日発行（年4冊発行）

本誌は，2017年に『呼吸と循環』誌をリニューアルしたものです．巻号はそのまま引き継ぎ，本誌と『呼吸器ジャーナル』の2誌に分けて継続発行いたします．

定価：本体 4,000 円＋税
2018 年年間購読料（送料弊社負担）
冊子版 15,480 円＋税，電子版／個人 15,480 円＋税，冊子＋電子版／個人 20,480 円＋税

発行　株式会社　医学書院
　　　代表者　金原　優
　　　〒113-8719　東京都文京区本郷 1-28-23

担当　吉冨・今田
　　　電話：編集室直通 03-3817-5703　　FAX：03-3815-7802
　　　E-mail：kotojun@igaku-shoin.co.jp　　Web：http://www.igaku-shoin.co.jp

振替口座　00170-9-96693

印刷所　三美印刷株式会社　電話 03-3803-3131

広告申込所　㈱文京メディカル　電話 03-3817-8036

ISBN　978-4-260-02948-3

Published by IGAKU-SHOIN Ltd. 1-28-23 Hongo, Bunkyo-ku, Tokyo ©2018, Printed in Japan.

・本誌に掲載された著作物の複製権・翻訳権・上映権・譲渡権・貸与権・公衆送信権（送信可能化権を含む）は㈱医学書院が保有します．
・本誌を無断で複製する行為（複写，スキャン，デジタルデータ化など）は，「私的使用のための複製」など著作権法上の限られた例外を除き禁じられています．大学，病院，診療所，企業などにおいて，業務上使用する目的（診療，研究活動を含む）で上記の行為を行うことは，その使用範囲が内部的であっても，私的使用には該当せず，違法です．また私的使用に該当する場合であっても，代行業者等の第三者に依頼して上記の行為を行うことは違法となります．

・JCOPY〈出版者著作権管理機構 委託出版物〉
本誌の無断複製は著作権法上での例外を除き禁じられています．複製される場合は，そのつど事前に，出版者著作権管理機構（電話 03-3513-6969，FAX03-3513-6979，info@jcopy.or.jp）の許諾を得てください．
＊「循環器ジャーナル」は，株式会社医学書院の登録商標です．

一生ものの読影力を身につけたいあなたへ

**読影時必携！お役立ちシート付き**

誰も教えてくれなかった
# 胸部画像の見かた・考えかた

## 小林弘明
福井県済生会病院呼吸器外科 部長

見えかたのメカニズムから理解する目からウロコが落ちること間違いなしの胸部画像診断の入門書がついに登場！胸部X線写真は、その仕組み、陰影の写り方、見方がわかれば、たった1枚の画像からより多くの情報を取り出すことができる。本書では、「疾患ありきではなく、どうしてその陰影・線が見えるのか？」「反対にどうして見えないのか？」から紐解き解説。医学生、研修医をはじめ、すべての臨床医必読の1冊。読影時必携！ お役立ちシート付き。

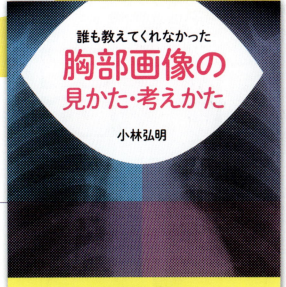

### ■目次
1. 胸部X線写真について知ろう
2. 胸部CTについて知ろう
3. 外科医が教える胸部の解剖
4. 実際の胸部X線写真を見てみよう
5. 胸膜がつくる線状影を読む
6. すりガラス陰影－それは半透明の葉っぱ
7. 肺癌を知ろう、そして見つけよう
8. こんなところを見逃しやすい
9. 無気肺を見つける
10. 気胸・ブラを極める
11. 胸水にもいろいろある
12. 縦隔・心陰影に隠れて何が見える？
13. こんなものも見える
14. 普段の胸部X線写真活用法
15. 達人への第一歩－1枚の写真をじっくり読影しよう

● B5　頁266　2017年
定価：本体5,000円＋税
[ISBN978-4-260-03008-3]

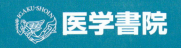
医学書院

# 誰も教えてくれなかった胸部画像の見かた・考えかた

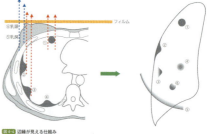

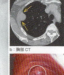
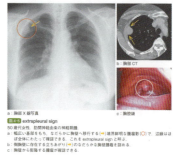

**なぜ陰影が見えるのか？そのメカニズムをイラストや写真を用いて説き起こす。**

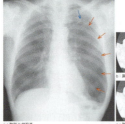

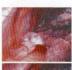

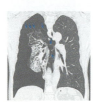

**陰影がみえる背景にはいったい何がおきているのか。CT、術中写真、病理組織像から紐解いて解説。**

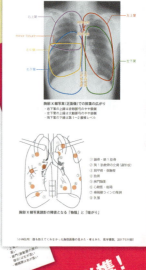

**読影時必携！お役立ちシート付き**

付録　読影時必携！お役立ちシート
読影の際に特に役立つ図を抜粋した、ポケットサイズのシート。
症例写真と見比べて、異常所見がないかを確認できます。

医学書院　〒113-8719　東京都文京区本郷1-28-23　［WEBサイト］http://www.igaku-shoin.co.jp
［販売部］TEL：03-3817-5650　FAX：03-3815-7804　E-mail：sd@igaku-shoin.co.jp

# Clinical Pharmacology & Therapeutics

# 臨床薬理学 第4版

[編　　集] 一般社団法人 日本臨床薬理学会

[責任編集] 小林　真一　昭和大学・特任教授／昭和大学臨床薬理研究所・所長／昭和大学病院臨床試験支援センター・センター長
　　　　　 長谷川純一　鳥取大学医学部薬物治療学・教授
　　　　　 藤村　昭夫　自治医科大学・客員教授／蓮田病院・学術顧問
　　　　　 渡邉　裕司　浜松医科大学臨床薬理学講座・教授／国立国際医療研究センター・臨床研究センター長

## 日本臨床薬理学会が総力を挙げて編む、待望のテキスト改訂第4版

薬物療法の重要性がますます高まり、新しい知見が日々もたらされる領域だからこそ、コアとなる知識をこの1冊に凝縮。必要事項を網羅しつつ情報は精選し、よりわかりやすくなった。医師、医学生、研修医はもちろん、看護師、薬剤師、臨床検査技師、製薬企業関係者まで、臨床薬理学に関わる医療関係者の定番書。臨床薬理専門医／認定薬剤師認定試験受験者には必携書！

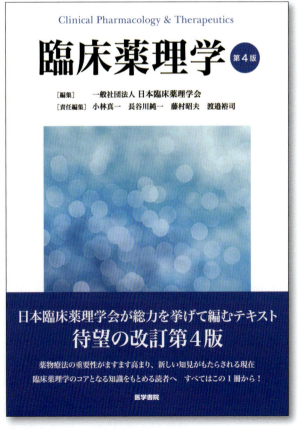

### 目次
- 第1章　臨床薬理学の概念と定義
- 第2章　臨床研究と医薬品開発
- 第3章　薬物作用と動態の基本
- 第4章　臨床薬物治療学
- 第5章　薬物治療学各論
- 第6章　医薬品開発・薬物治療の法的側面

●B5　頁460　2017年　定価：本体8,000円＋税
[ISBN 978-4-260-02873-8]

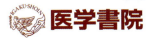
医学書院

# Clinical Pharmacology & Therapeutics
# 臨床薬理学 第4版

一流の執筆陣による、丁寧な解説

薬物ごとに押さえておくべきポイントを簡潔に提示

医学書院

〒113-8719 東京都文京区本郷1-28-23　[WEBサイト] http://www.igaku-shoin.co.jp
[販売部] TEL：03-3817-5650　FAX：03-3815-7804　E-mail：sd@igaku-shoin.co.jp

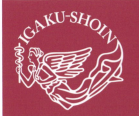

# 医学書院 2017年 発行書一覧

## 医療関係者必携

### 今日の治療指針 2017年版［デスク判］
私はこう治療している
総編集　福井次矢・高木　誠・小室一成
B5　頁2096　定価：本体19,000円＋税
[ISBN978-4-260-02808-0]

### 今日の治療指針 2017年版［ポケット判］
私はこう治療している
総編集　福井次矢・高木　誠・小室一成
B6　頁2096　定価：本体15,000円＋税
[ISBN978-4-260-02809-7]

### 治療薬マニュアル 2017
編集　北原光夫・上野文昭・越前宏俊
B6　頁2752　定価：本体5,000円＋税
[ISBN978-4-260-02818-9]

## 基礎医学系

### 3D解剖アトラス（第2版）
［3Dメガネ付］
横地千仞
B5　頁160　定価：本体2,900円＋税
[ISBN978-4-260-01614-8]

### 標準解剖学
坂井建雄
B5　頁662　定価：本体9,000円＋税
[ISBN978-4-260-02473-0]

### 標準組織学 各論（第5版）
原著　藤田尚男・藤田恒夫
改訂　岩永敏彦・石村和敬
B5　頁568　定価：本体11,000円＋税
[ISBN978-4-260-02404-4]

### プロメテウス解剖学アトラス　解剖学総論／運動器系（第3版）
監訳　坂井建雄・松村讓兒
A4変型　頁628　定価：本体12,000円＋税
[ISBN978-4-260-02534-8]

## 臨床医学系

### Dr.大津の　誰でもわかる
医療用麻薬
選べる・使える・説明できる
大津秀一
A5　頁172　定価：本体3,400円＋税
[ISBN978-4-260-03038-0]

### ENGアトラス
めまい・平衡機能障害診断のために
小松崎篤
A4　頁448　定価：本体8,200円＋税
[ISBN978-4-260-02131-9]

### OCTアンギオグラフィコアアトラス
ケースで学ぶ読影のポイント
編集　吉村長久／編集協力　加登本伸
B5　頁168　定価：本体9,000円＋税
[ISBN978-4-260-03005-2]

### PCIにいかす
OCT/OFDIハンドブック
監修　森野禎浩／編集　伊藤智範・房崎哲也
B5　頁160　定価：本体5,000円＋税
[ISBN978-4-260-03017-5]

### Pocket Drugs 2017
監修　福井次矢／編集　小松康宏・渡邉裕司
A6　頁1088　定価：本体4,200円＋税
[ISBN978-4-260-02775-5]

### SCID-5-PD
DSM-5® パーソナリティ障害のための構造化面接
監訳　髙橋三郎／訳　大曽根彰
B5　頁184　定価：本体5,000円＋税
[ISBN978-4-260-03211-7]

### あなたの患者さん，認知症かもしれません
急性期・一般病院におけるアセスメントから
BPSD・せん妄の予防，意思決定・退院支援まで
小川朝生
A5　頁192　定価：本体3,500円＋税
[ISBN978-4-260-02852-3]

### 〈ジェネラリストBOOKS〉
いのちの終わりにどうかかわるか
編集　木澤義之・山本　亮・浜野　淳
A5　頁304　定価：本体4,000円＋税
[ISBN978-4-260-03255-1]

### うつ病治療ガイドライン（第2版）
監修　日本うつ病学会
編集　気分障害の治療ガイドライン作成委員会
B5　頁160　定価：本体4,000円＋税
[ISBN978-4-260-03206-3]

### 科研費　採択される3要素（第2版）
アイデア・業績・見栄え
郡健二郎
B5　頁196　定価：本体3,800円＋税
[ISBN978-4-260-03220-9]

### 仮想気管支鏡作成マニュアル
迅速な診断とVAL-MAPのために
編集　出雲雄大・佐藤雅昭
B5　頁144　定価：本体8,000円＋税
[ISBN978-4-260-03052-6]

〈眼科臨床エキスパート〉
**画像診断から考える病的近視診療**
編集　大野京子・前田直之・吉村長久
シリーズ編集　吉村長久・後藤　浩・谷原秀信
B5　頁288　定価：本体15,000円＋税
[ISBN978-4-260-03024-3]

**学校関係者のためのDSM-5®**
原著　Tobin RM・House AE／監訳　高橋祥友
訳　高橋　晶・袖山紀子
A5　頁336　定価：本体3,400円＋税
[ISBN978-4-260-03212-4]

**眼瞼・結膜腫瘍アトラス**
後藤　浩
A4　頁176　定価：本体12,000円＋税
[ISBN978-4-260-03222-3]

**肝疾患レジデントマニュアル（第3版）**
編集　柴田　実・加藤直也
B6変型　頁308　定価：本体4,500円＋税
[ISBN978-4-260-03042-7]

**外科系医師のための　手術に役立つ臨床研究**
本多通孝
A5　頁248　定価：本体3,500円＋税
[ISBN978-4-260-03259-9]

**外科専門医受験のための演習問題と解説　第2集**
監修　加納宣康／編集　本多通孝
B5　頁264　定価：本体5,000円＋税
[ISBN978-4-260-03045-8]

**外科レジデントマニュアル（第4版）**
編集　松藤　凡・山内英子・岸田明博・鈴木研裕
B6変型　頁352　定価：本体3,800円＋税
[ISBN978-4-260-02817-2]

**血液形態アトラス**
編集　矢冨　裕・増田亜希子・常名政弘
B5　頁328　定価：本体5,800円＋税
[ISBN978-4-260-03201-8]

〈ジェネラリストBOOKS〉
**健診データで困ったら**
よくある検査異常への対応策
編集　伊藤澄信
A5　頁192　定価：本体3,600円＋税
[ISBN978-4-260-03054-0]

高次脳機能がよくわかる
**脳のしくみとそのみかた**
植村研一
A5　頁136　定価：本体2,800円＋税
[ISBN978-4-260-03195-0]

**こころの病を診るということ**
私の伝えたい精神科診療の基本
青木省三
A5　頁296　定価：本体3,000円＋税
[ISBN978-4-260-03020-5]

**子どものための精神医学**
滝川一廣
A5　頁464　定価：本体2,500円＋税
[ISBN978-4-260-03037-3]

**魁!! 診断塾**
東京GIMカンファレンス激闘編
佐田竜一・綿貫　聡・志水太郎・石金正裕・忽那賢志
A5　頁272　定価：本体3,500円＋税
[ISBN978-4-260-03194-3]

**ジェネラリストのための内科外来マニュアル（第2版）**
編集　金城光代・金城紀与史・岸田直樹
A5変型　頁736　定価：本体5,400円＋税
[ISBN978-4-260-02806-6]

**子宮頸部細胞診運用の実際（第2版）**
ベセスダシステム2014準拠
編集　坂本穆彦／執筆　坂本穆彦・今野　良・小松京子・大塚重則・古田則行
B5　頁232　定価：本体8,000円＋税
[ISBN978-4-260-03237-7]

**終末期の苦痛がなくならない時，何が選択できるのか？**
苦痛緩和のための鎮静〔セデーション〕
森田達也
B5　頁192　定価：本体2,800円＋税
[ISBN978-4-260-02831-8]

**循環器Physical Examination［動画・心音186点付］**
診断力に差がつく身体診察！
山崎直仁
B5　頁188　定価：本体5,000円＋税
[ISBN978-4-260-03235-3]

〈Navigate〉
**消化器疾患**
石橋賢一
B5　頁456　定価：本体4,200円＋税
[ISBN978-4-260-03260-5]

**小児骨折における自家矯正の実際**
骨折部位と程度からわかる治療選択
執筆　亀ヶ谷真琴／執筆協力　森田光明・都丸洋平
B5　頁212　定価：本体7,000円＋税
[ISBN978-4-260-03128-8]

**症例で学ぶ外科診療**
専門医のための意思決定と手術手技
訳　安達洋祐
B5　頁352　定価：本体8,000円＋税
[ISBN978-4-260-03058-8]

**神経眼科学を学ぶ人のために（第2版）**
三村　治
B5　頁344　定価：本体9,200円＋税
[ISBN978-4-260-03218-6]

**神経救急・集中治療ハンドブック（第2版）**
Critical Care Neurology
監修　篠原幸人
編集　永山正雄・濱田潤一・三宅康史
A5　頁672　定価：本体6,000円＋税
[ISBN978-4-260-01754-1]

## 神経症状の診かた・考えかた（第2版）
General Neurology のすすめ
福武敏夫
B5　頁424　定価：本体5,200円＋税
[ISBN978-4-260-03059-5]

## 腎臓病診療レジデントマニュアル
編集　小松康宏
B6変型　頁306　定価：本体3,600円＋税
[ISBN978-4-260-03050-2]

## 〈ジェネラリストBOOKS〉
## 身体診察 免許皆伝
目的別フィジカルの取り方 伝授します
編集　平島 修・志水太郎・和足孝之
A5　頁248　定価：本体4,200円＋税
[ISBN978-4-260-03029-8]

## 精神科レジデントマニュアル
編集　三村 將
編集協力　前田貴記・内田裕之・藤澤大介・中川敦夫
B6変型　頁352　定価：本体3,800円＋税
[ISBN978-4-260-03019-9]

## 精神障害のある救急患者対応マニュアル（第2版）
上條吉人
B6変型　頁304　定価：本体3,800円＋税
[ISBN978-4-260-03205-6]

## 脊椎手術解剖アトラス
編集　菊地臣一
A4　頁196　定価：本体16,000円＋税
[ISBN978-4-260-03044-1]

## 脊椎内視鏡下手術［Web動画付］
編集　吉田宗人／編集協力　中川幸洋
A4　頁248　定価：本体18,000円＋税
[ISBN978-4-260-03053-3]

## 多発性硬化症・視神経脊髄炎診療ガイドライン2017
監修　日本神経学会
編集　「多発性硬化症・視神経脊髄炎診療ガイドライン」作成委員会
B5　頁352　定価：本体5,400円＋税
[ISBN978-4-260-03060-1]

## 誰も教えてくれなかった胸部画像の見かた・考えかた
小林弘明
B5　頁266　定価：本体5,000円＋税
[ISBN978-4-260-03008-3]

## 〈Essence for Resident〉
## 使いこなす抗菌薬
天沢ヒロ
A5　頁262　定価：本体3,800円＋税
[ISBN978-4-260-02878-3]

## 〈Essence for Resident〉
## できる救急外来
カルテを使えばうまくいく
天沢ヒロ
A5　頁340　定価：本体4,500円＋税
[ISBN978-4-260-03028-1]

## デジタルマンモグラフィ品質管理マニュアル（第2版）
編集　NPO法人 日本乳がん検診精度管理中央機構
A4　頁152　定価：本体3,000円＋税
[ISBN978-4-260-03209-4]

## てんかんとその境界領域
鑑別診断のためのガイドブック
監訳　吉野相英／訳　立澤賢孝・角田智哉・吉野文浩
B5　頁344　定価：本体10,000円＋税
[ISBN978-4-260-03023-6]

## トワイクロス先生の緩和ケア処方薬（第2版）
薬効・薬理と薬の使い方
編集　Robert Twycross・Andrew Wilcock・Paul Howard／監訳　武田文和・鈴木 勉
A5　頁928　定価：本体5,500円＋税
[ISBN978-4-260-03031-1]

## 内分泌代謝疾患レジデントマニュアル（第4版）
吉岡成人・和田典男・永井　聡
B6変型　頁384　定価：本体3,200円＋税
[ISBN978-4-260-03039-7]

## なぜパターン認識だけで腎病理は読めないのか？
長田道夫・門川俊明
B5　頁200　定価：本体4,500円＋税
[ISBN978-4-260-03169-1]

## 日常診療に潜むクスリのリスク
臨床医のための薬物有害反応の知識
上田剛士
A5　頁164　定価：本体2,800円＋税
[ISBN978-4-260-03016-8]

## 認知症疾患診療ガイドライン2017
監修　日本神経学会
編集　「認知症疾患診療ガイドライン」作成委員会
B5　頁384　定価：本体5,400円＋税
[ISBN978-4-260-02858-5]

## 〈ジェネラリストBOOKS〉
## 認知症はこう診る
初回面接・診断からBPSDの対応まで
編集　上田 諭
A5　頁264　定価：本体3,800円＋税
[ISBN978-4-260-03221-6]

## ネルソン小児感染症治療ガイド（第2版）
監訳　齋藤昭彦／翻訳　新潟大学小児科学教室
B6変型　頁312　定価：本体3,600円＋税
[ISBN978-4-260-02824-0]

## 脳腫瘍臨床病理カラーアトラス（第4版）
編集　日本脳腫瘍病理学会／編集委員　若林俊彦・渋井壮一郎・廣瀬隆則・小森隆司
A4　頁232　定価：本体19,000円＋税
[ISBN978-4-260-03047-2]

### 発達障害支援の実際
診療の基本から多様な困難事例への対応まで
編集　内山登紀夫
B5　頁264　定価：本体5,400円＋税
[ISBN978-4-260-03239-1]

### 発達障害のリハビリテーション
多職種アプローチの実際
編集　宮尾益知・橋本圭司
B5　頁280　定価：本体4,500円＋税
[ISBN978-4-260-02846-2]

### 泌尿器病理診断トレーニング
編集　清水道生
B5　頁328　定価：本体12,000円＋税
[ISBN978-4-260-02849-3]

### ビビらず当直できる
### 内科救急のオキテ
坂本　壮
A5　頁180　定価：本体3,600円＋税
[ISBN978-4-260-03197-4]

### 皮膚科診断トレーニング
専門医が覚えておきたい100疾患
監修　石河　晃／編集　「臨床皮膚科」編集委員会
B5　頁216　定価：本体9,000円＋税
[ISBN978-4-260-03198-1]

### 標準小児外科学（第7版）
監修　髙松英夫・福澤正洋
編集　上野　滋・仁尾正記・奥山宏臣
B5　頁448　定価：本体7,000円＋税
[ISBN978-4-260-02780-9]

### 標準整形外科学（第13版）
監修　中村利孝・松野丈夫
編集　井樋栄二・吉川秀樹・津村　弘
B5　頁1056　定価：本体9,400円＋税
[ISBN978-4-260-02537-9]

### 標準的神経治療
### しびれ感
監修　日本神経治療学会
編集　福武敏夫・安藤哲朗・冨本秀和
A5　頁144　定価：本体3,400円＋税
[ISBN978-4-260-03018-2]

### 標準脳神経外科学（第14版）
監修　児玉南海雄・峯浦一喜
編集　新井　一・冨永悌二・宮本　享・齊藤延人
B5　頁498　定価：本体7,000円＋税
[ISBN978-4-260-02827-1]

### 〈ジェネラリストBOOKS〉
### 病歴と身体所見の診断学
検査なしでここまでわかる
徳田安春
A5　頁210　定価：本体3,600円＋税
[ISBN978-4-260-03245-2]

### 腹部血管画像解剖アトラス
衣袋健司
B5　頁160　定価：本体10,000円＋税
[ISBN978-4-260-03057-1]

### フットケアと足病変治療ガイドブック（第3版）
編集　一般社団法人　日本フットケア学会
B5　頁304　定価：本体3,400円＋税
[ISBN978-4-260-03036-6]

### 〈ジェネラリストBOOKS〉
### 保護者が納得！
### 小児科外来　匠の伝え方
編集　崎山　弘・長谷川行洋
A5　頁228　定価：本体3,800円＋税
[ISBN978-4-260-03009-0]

### マイヤース腹部放射線診断学
発生学的・解剖学的アプローチ
監訳　太田光泰・幡多政治
B5　頁400　定価：本体14,000円＋税
[ISBN978-4-260-02521-8]

### 臨床検査データブック 2017-2018
監修　高久史麿
編集　黒川　清・春日雅人・北村　聖
B6　頁1104　定価：本体4,800円＋税
[ISBN978-4-260-02826-4]

### 臨床検査データブック［コンパクト版］（第9版）
監修　高久史麿
編集　黒川　清・春日雅人・北村　聖
三五変型　頁406　定価：本体1,800円＋税
[ISBN978-4-260-03435-7]

### 臨床薬理学（第4版）
編集　一般社団法人　日本臨床薬理学会
B5　頁460　定価：本体8,000円＋税
[ISBN978-4-260-02873-8]

### レジデントのための腎臓病診療マニュアル（第3版）
編集　深川雅史・安田　隆
A5　頁644　定価：本体5,200円＋税
[ISBN978-4-260-03244-5]

### 〈Essence for Resident〉
### わかる抗菌薬
天沢ヒロ
A5　頁212　定価：本体3,400円＋税
[ISBN978-4-260-02876-9]

## 社会医学系

### 健康格差社会への処方箋
近藤克則
A5　頁264　定価：本体2,500円＋税
[ISBN978-4-260-02881-3]

## 医学一般

### 医療福祉総合ガイドブック　2017年度版
編集　NPO法人　日本医療ソーシャルワーク研究会
A4　頁312　定価：本体3,300円＋税
[ISBN978-4-260-03034-2]

病院早わかり読本（第5版増補版）
編著　飯田修平
B5　頁312　定価：本体2,300円＋税
[ISBN978-4-260-03051-9]

ポケット医学英和辞典（第3版）
編集　泉　孝英／編集協力　八幡三喜男・長井苑子・
伊藤　穰・Simon Johnson
新書判　頁1282　定価：本体5,000円＋税
[ISBN978-4-260-02492-1]

## 臨床看護

あらゆる状況に対応できる
**シンプル身体介助術[DVD・Web動画付]**
岡田慎一郎
B5　頁128　定価：本体2,600円＋税
[ISBN978-4-260-02847-9]

**インターライ方式ガイドブック**
ケアプラン作成・質の管理・看護での活用
編集　池上直己・石橋智昭・高野龍昭／著　早尾弘子・
土屋瑠見子・小野恵子・阿部詠子・五十嵐歩
A4　頁288　定価：本体3,600円＋税
[ISBN978-4-260-03444-9]

**エキスパートナースの実践をポライトネス理論で読み解く**
看護技術としてのコミュニケーション
編集　舩田千秋・菊内由貴
B5　頁176　定価：本体2,800円＋税
[ISBN978-4-260-03025-0]

**家族計画指導の実際**（第2版増補版）
少子社会における家族形成への支援
木村好秀・齋藤益子
B5　頁200　定価：本体3,000円＋税
[ISBN978-4-260-03048-9]

**がん看護コアカリキュラム日本版**
手術療法・薬物療法・放射線療法・緩和ケア
一般社団法人　日本がん看護学会教育・研究活動委員会
コアカリキュラムワーキンググループ　編
B5　頁412　定価：本体4,500円＋税
[ISBN978-4-260-02850-9]

**看護者が行う意思決定支援の技法30**
患者の真のニーズ・価値観を引き出すかかわり
川崎優子
A5　頁136　定価：本体2,000円＋税
[ISBN978-4-260-03022-9]

**看護データブック**（第5版）
編集　神田清子・二渡玉江
B6　頁404　定価：本体1,800円＋税
[ISBN978-4-260-02874-5]

**口から食べる幸せをサポートする包括的スキル**（第2版）
KTバランスチャートの活用と支援
編集　小山珠美
B5　頁208　定価：本体2,800円＋税
[ISBN978-4-260-03224-7]

**誤嚥性肺炎の予防とケア**
7つの多面的アプローチをはじめよう
前田圭介
B5　頁144　定価：本体2,400円＋税
[ISBN978-4-260-03232-2]

この熱「様子見」で大丈夫？
**在宅で出会う「なんとなく変」への対応法**
編集　家　研也
B5　頁224　定価：本体2,400円＋税
[ISBN978-4-260-03168-4]

サルコペニアを防ぐ！
**看護師によるリハビリテーション栄養**
編集　若林秀隆・荒木暁子・森みさ子
A5　頁244　定価：本体2,600円＋税
[ISBN978-4-260-03225-4]

**死を前にした人に　あなたは何ができますか？**
小澤竹俊
A5　頁168　定価：本体2,000円＋税
[ISBN978-4-260-03208-7]

**多職種連携で支える災害医療**
身につけるべき知識・スキル・対応力
編著　小井土雄一・石井美恵子
B5　頁208　定価：本体2,700円＋税
[ISBN978-4-260-02804-2]

治療を支える
**がん患者の口腔ケア**
編集　一般社団法人　日本口腔ケア学会　学術委員会
編集代表　夏目長門・池上由美子
B5　頁192　定価：本体3,400円＋税
[ISBN978-4-260-02439-6]

**つらいと言えない人がマインドフルネスとスキーマ療法をやってみた。**
伊藤絵美
四六判　頁272　定価：本体1,800円＋税
[ISBN978-4-260-03459-3]

**ナースポケットマニュアル**
編集　北里大学病院看護部・北里大学東病院看護部
A6変型　頁136　定価：本体1,500円＋税
[ISBN978-4-260-03193-6]

**日本腎不全看護学会誌**
第19巻　第1号
編集　一般社団法人　日本腎不全看護学会
A4　頁52　定価：本体2,400円＋税
[ISBN978-4-260-03166-0]

**日本腎不全看護学会誌**
第19巻　第2号
編集　一般社団法人　日本腎不全看護学会
A4　頁44　定価：本体2,400円＋税
[ISBN978-4-260-03534-7]

飲んで大丈夫？　やめて大丈夫？
**妊娠・授乳と薬の知識**（第2版）
編集　村島温子・山内　愛・中島　研
A5　頁192　定価：本体2,200円＋税
[ISBN978-4-260-03021-2]

## 基礎看護

### イラストでまなぶ解剖学（第3版）
松村讓兒
B5 頁288 定価：本体2,600円＋税
[ISBN978-4-260-03252-0]

### 学生のための カレントメディカルイングリッシュ（第4版）
飯田恭子・マーシャル スミス
A5 頁192 定価：本体2,400円＋税
[ISBN978-4-260-02865-3]

### 看護医学電子辞書11
電子辞書 価格：本体55,500円＋税
[JAN4580492610193]

### 看護学生スタートブック
藤井徹也
A5 頁112 定価：本体1,200円＋税
[ISBN978-4-260-03011-3]

### 看護管理者のための組織変革の航海術
個人と組織の成長をうながすポジティブなリーダーシップ
市瀬博基
A5 頁256 定価：本体2,600円＋税
[ISBN978-4-260-03216-2]

### 看護教育のためのパフォーマンス評価
ルーブリック作成からカリキュラム設計へ
糸賀暢子・元田貴子・西岡加名恵
B5 頁200 定価：本体2,700円＋税
[ISBN978-4-260-03199-8]

### 看護師長ハンドブック
編集　古橋洋子
A5 頁140 定価：本体2,200円＋税
[ISBN978-4-260-03006-9]

### 看護者のための倫理的合意形成の考え方・進め方
吉武久美子
B5 頁132 定価：本体2,400円＋税
[ISBN978-4-260-03129-5]

### 看護診断
第22巻　第1号
編集　日本看護診断学会
B5 頁74 定価：本体2,800円＋税
[ISBN978-4-260-03049-6]

### 看護におけるクリティカルシンキング教育
良質の看護実践を生み出す力
楠見　孝・津波古澄子
B5 頁162 定価：本体2,500円＋税
[ISBN978-4-260-03210-0]

### 看護のための人間発達学（第5版）
舟島なをみ・望月美知代
B5 頁312 定価：本体3,000円＋税
[ISBN978-4-260-02875-2]

### 黒田裕子の看護研究 Step by Step（第5版）
黒田裕子
B5 頁396 定価：本体2,600円＋税
[ISBN978-4-260-03015-1]

### 根拠と事故防止からみた基礎・臨床看護技術（第2版）
編集　任　和子・井川順子・秋山智弥
編集協力　京都大学医学部附属病院看護部
A5 頁868 定価：本体5,500円＋税
[ISBN978-4-260-03219-3]

### シミュレーション教育の効果を高めるファシリテーター Skills & Tips
内藤知佐子・伊藤和史
A5 頁264 定価：本体2,600円＋税
[ISBN978-4-260-03014-4]

### 授業が変わる！　学びが深まる！看護教員のための授業研究
吉崎静夫・蔵谷範子・末永弥生
B5 頁136 定価：本体2,600円＋税
[ISBN978-4-260-02868-4]

### 〈看護教育実践シリーズ・3〉授業方法の基礎
シリーズ編集　中井俊樹／編集　中井俊樹・小林忠資
A5 頁200 定価：本体2,400円＋税
[ISBN978-4-260-03202-5]

### 心理学【カレッジ版】
山村　豊・髙橋一公
B5 頁272 定価：本体2,300円＋税
[ISBN978-4-260-02870-7]

### 図解　看護・医学事典（第8版）
監修　井部俊子・箕輪良行
編集　『図解 看護・医学事典』編集委員会
A5 頁1008 定価：本体5,000円＋税
[ISBN978-4-260-03158-5]

### 〈シリーズ ケアをひらく〉中動態の世界
意志と責任の考古学
國分功一郎
A5 頁344 定価：本体2,000円＋税
[ISBN978-4-260-03157-8]

### はじめて学ぶ看護過程
編集　古橋洋子
B5 頁120 定価：本体2,000円＋税
[ISBN978-4-260-02867-7]

### 発達段階からみた小児看護過程（第3版）
＋病態関連図
編集　浅野みどり・杉浦太一・山田知子
編集協力　高橋義行・濱　麻人
A5 頁816 定価：本体3,800円＋税
[ISBN978-4-260-02837-0]

**臨地実習ガイダンス**
看護学生が現場で輝く支援のために
編集　池西静江・石束佳子
B5　頁160　定価：本体2,700円＋税
[ISBN978-4-260-03442-5]

## 教科書

**系統看護学講座 2017年版**
全69巻
全巻揃い定価：本体159,600円＋税

**新看護学 2017年版**
全15巻
全巻揃い定価：本体34,600円＋税

**標準保健師講座**
全5巻
全巻揃い定価：本体15,300円＋税

**助産学講座**
全10巻
全巻揃い定価：本体39,000円＋税

## 国家試験

**2018年版　系統別看護師国家試験問題集**
必修問題・過去問題・国試でるでたBOOK
『系統看護学講座』編集室 編
B5　頁1862　定価：本体5,400円＋税
[ISBN978-4-260-03040-3]

**2018年版　准看護師試験問題集**
医学書院看護出版部 編
B5　頁572　定価：本体3,400円＋税
[ISBN978-4-260-03041-0]

**2018年版　保健師国家試験問題集**
「保健師国家試験問題集　電子版」「国試直前チェックBOOK」付
『標準保健師講座』編集室 編
B5　頁740　定価：本体3,500円＋税
[ISBN978-4-260-03033-5]

**保健師助産師看護師国家試験出題基準 平成30年版**
編集　医学書院看護出版部
A4　頁224　定価：本体2,000円＋税
[ISBN978-4-260-03229-2]

## 医療技術

**臨床検査技師国家試験問題集 解答と解説 2018年版**
編集　「検査と技術」編集委員会
B5　頁208　定価：本体3,000円＋税
[ISBN978-4-260-03253-7]

**臨床検査技師のための　血算の診かた**
岡田 定
B5　頁184　定価：本体3,500円＋税
[ISBN978-4-260-02879-0]

## リハビリテーション

**運動学で心が折れる前に読む本**
松房利憲
A5　頁144　定価：本体1,800円＋税
[ISBN978-4-260-02863-9]

**運動機能障害の「なぜ？」がわかる評価戦略**
編著　工藤慎太郎
B5　頁356　定価：本体5,200円＋税
[ISBN978-4-260-03046-5]

〈標準理学療法学　専門分野〉
**運動療法学 各論**（第4版）
シリーズ監修　奈良 勲／編集　吉尾雅春・横田一彦
B5　頁496　定価：本体5,800円＋税
[ISBN978-4-260-02791-5]

〈標準理学療法学　専門分野〉
**運動療法学 総論**（第4版）
シリーズ監修　奈良 勲／編集　吉尾雅春・横田一彦
B5　頁312　定価：本体4,700円＋税
[ISBN978-4-260-02786-1]

**片麻痺回復のための運動療法［DVD付］**（第3版）
促通反復療法「川平法」の理論と実際
川平和美・下堂薗恵・野間知一
B5　頁224　定価：本体6,200円＋税
[ISBN978-4-260-02216-3]

〈標準作業療法学　専門分野〉
**基礎作業学**（第3版）
編集　濱口豊太／編集協力　桐本 光
B5　頁232　定価：本体4,000円＋税
[ISBN978-4-260-03055-7]

**言語聴覚研究　第14巻　第1号**
編集・発行　一般社団法人 日本言語聴覚士協会
B5　頁88　定価：本体2,000円＋税
[ISBN978-4-260-03056-4]

**言語聴覚研究　第14巻　第2号**
編集・発行　日本言語聴覚士協会
B5　頁88　定価：本体2,000円＋税
[ISBN978-4-260-03226-1]

**言語聴覚研究　第14巻　第3号**
編集・発行　日本言語聴覚士協会
B5　頁184　定価：本体2,000円＋税
[ISBN978-4-260-03437-1]

**言語聴覚研究　第14巻　第4号**
編集・発行　日本言語聴覚士協会
B5　頁80　定価：本体2,000円＋税
[ISBN978-4-260-03541-5]

行動変容を導く！
**上肢機能回復アプローチ**
脳卒中上肢麻痺に対する基本戦略
監修　道免和久／編集　竹林 崇
B5　頁304　定価：本体4,000円＋税
[ISBN978-4-260-02414-3]

〈理学療法NAVI〉
**この30題で呼吸理学療法に強くなる**
高橋仁美
A5　頁252　定価：本体3,000円＋税
[ISBN978-4-260-03261-2]

〈標準作業療法学　専門分野〉
**作業療法学概論**（第3版）
シリーズ監修　矢谷令子／編集　二木淑子・能登真一
B5　頁304　定価：本体4,000円＋税
[ISBN978-4-260-02535-5]

〈標準作業療法学　専門分野〉
**作業療法評価学**（第3版）
シリーズ監修　矢谷令子／編集　能登真一・山口　昇・
玉垣　努・新宮尚人・加藤寿宏・松房利憲
B5　頁708　定価：本体5,800円＋税
[ISBN978-4-260-03003-8]

**整形靴と足部疾患**
オーソペディ・シューテクニック
原著　René Baumgartner et al
監訳　日本整形靴技術協会IVO Japan／訳　島村雅徳
A4　頁368　定価：本体13,000円＋税
[ISBN978-4-260-03010-6]

〈標準理学療法学・作業療法学　専門基礎分野〉
**整形外科学**（第4版）
監修　奈良　勲・鎌倉矩子
執筆　立野勝彦・染矢富士子
B5　頁224　定価：本体3,600円＋税
[ISBN978-4-260-03203-2]

**そのとき理学療法士はこう考える**
事例で学ぶ臨床プロセスの導きかた
編集　藤野雄次
編集協力　松田雅弘・畠　昌史・田屋雅信
B5　頁244　定価：本体3,800円＋税
[ISBN978-4-260-03004-5]

〈標準作業療法学　専門分野〉
**地域作業療法学**（第3版）
編集　大熊　明・加藤朋子
B5　頁320　定価：本体3,800円＋税
[ISBN978-4-260-03165-3]

〈標準理学療法学　専門分野〉
**地域理学療法学**（第4版）
シリーズ監修　奈良　勲
編集　牧田光代・金谷さとみ
B5　頁296　定価：本体4,700円＋税
[ISBN978-4-260-02851-6]

〈標準理学療法学　専門分野〉
**日常生活活動学・生活環境学**（第5版）
編集　鶴見隆正・隆島研吾
B5　頁384　定価：本体5,400円＋税
[ISBN978-4-260-03256-8]

〈標準理学療法学・作業療法学　専門基礎分野〉
**人間発達学**（第2版）
シリーズ監修　奈良　勲・鎌倉矩子
執筆　岩﨑清隆
B5　頁374　定価：本体5,200円＋税
[ISBN978-4-260-03264-3]

〈標準理学療法学・作業療法学・言語聴覚障害学　別巻〉
**脳画像**
前田眞治
B5　頁176　定価：本体3,500円＋税
[ISBN978-4-260-03250-6]

〈標準理学療法学・作業療法学　専門基礎分野〉
**病理学**（第4版）
シリーズ監修　奈良　勲・鎌倉矩子／監修　梶原博毅
編集　横井豊治・村雲芳樹
B5　頁312　定価：本体4,600円＋税
[ISBN978-4-260-02871-4]

〈理学療法NAVI〉
臨床の"疑問"を"研究"に変える
**臨床研究 first stage**
編著　網本　和・高倉保幸
A5　頁296　定価：本体3,000円＋税
[ISBN978-4-260-03227-8]

"私らしさ"を支えるための
**高齢期作業療法　10の戦略**
村田和香
A5　頁176　定価：本体3,400円＋税
[ISBN978-4-260-03251-3]

## 歯科医学

**AO法骨折治療　頭蓋顎顔面骨の内固定**
外傷と顎矯正手術
監訳　下郷和雄
訳者代表　近藤壽郎・前川二郎・楠本健司
A4　頁408　定価：本体28,000円＋税
[ISBN978-4-260-02869-1]

## マルチメディア

**今日の診療プレミアム Vol.27
DVD-ROM for Windows**
監修　永田　啓
DVD-ROM　価格：本体78,000円＋税
[JAN4580492610209]

**今日の診療ベーシック Vol.27
DVD-ROM for Windows**
監修　永田　啓
DVD-ROM　価格：本体59,000円＋税
[JAN4580492610223]

●書籍のご注文について
医書専門店に注文されますと、お早めに入手できます。お近くに書店がない場合は、弊社販売部にご注文ください。また、医学書院WEBサイト（www.igaku-shoin.co.jp）からもご注文いただけます。
医学書院（販売部）　Tel：03-3817-5650　Fax：03-3815-7804　E-mail：sd＠igaku-shoin.co.jp